全国高等院校医学整合教材

女性生殖系统与内分泌系统

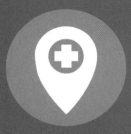

齐亚灵 周雯 主编

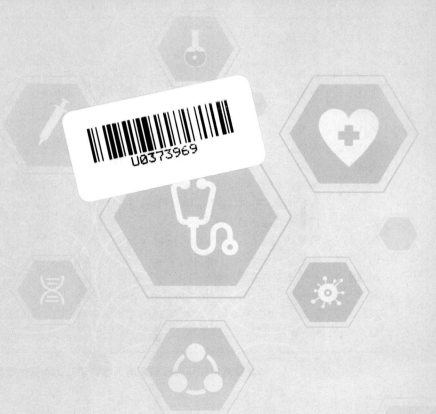

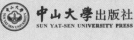 中山大学出版社

·广州·

版权所有　翻印必究

图书在版编目（CIP）数据

女性生殖系统与内分泌系统/齐亚灵，周雯主编. —广州：中山大学出版社，2022.10
（全国高等院校医学整合教材）
ISBN 978 – 7 – 306 – 07547 – 5

Ⅰ. ①女… Ⅱ. ①齐…②周… Ⅲ. ①女生殖器—人体生理学—医学院校—教材 ②内分泌系统—人体解剖—医学院校—教材 Ⅳ. ①R339.2 ②R322.5

中国版本图书馆 CIP 数据核字（2022）第 153424 号

出 版 人：王天琪
项目策划：徐　劲
策划编辑：吕肖剑
责任编辑：罗雪梅
封面设计：林绵华
责任校对：袁双艳
责任技编：靳晓虹
出版发行：中山大学出版社
电　　话：编辑部 020 – 84111997，84110283，84113349，84110779，84110776
　　　　　发行部 020 – 84111998，84111981，84111160
地　　址：广州市新港西路 135 号
邮　　编：510275　　传　　真：020 – 84036565
网　　址：http://www.zsup.com.cn　E-mail: zdcbs@mail.sysu.edu.cn
印 刷 者：广州市友盛彩印有限公司
规　　格：787mm×1092mm　1/16　16 印张　380 千字
版次印次：2022 年 10 月第 1 版　2022 年 10 月第 1 次印刷
定　　价：48.00 元

如发现本书因印装质量影响阅读，请与出版社发行部联系调换

本书编委会

主　编　齐亚灵　周　雯
副主编　谭丽艳　李跃萍　张全鹏　史　君
编　委　（按姓氏拼音排序）
　　　　　陈志强（海南医学院）
　　　　　崔志刚（海南医学院）
　　　　　黄　炜（海南医学院第一附属医院）
　　　　　贾　皓（海南医学院）
　　　　　李跃萍（海南医学院）
　　　　　陆海霞（海南医学院）
　　　　　马月宏（内蒙古医科大学）
　　　　　朴伶华（海南医学院）
　　　　　齐亚灵（海南医学院）
　　　　　谭丽艳（佳木斯大学第一附属医院）
　　　　　王　星（内蒙古医科大学）
　　　　　王明华［香港中文大学（深圳）医学院附属第二医院］
　　　　　张全鹏（海南医学院）
　　　　　周　雯（海南医学院）

前 言

本教材是在国家"卓越医生教育培养计划"、教育部等多部委联合发布《关于加强医教协同实施卓越医生教育培养计划2.0的意见》的背景下,中山大学出版社组织的器官系统整合系列教材编写专家委员会的指导下,由海南医学院主持编写,全国四所医学院校人体解剖学、组织学与胚胎学、生理学、病理学、药理学、内分泌科、妇产科的专家与教授通力合作,按照国家卓越医师培养计划的要求,以突出"三基""五性"和"三特定",推进教学方法及教学模式改革,以人才培养为目标,适应院校教学需要组织编写的整合性教材。

海南医学院开展了与"卓越医生培养计划"相关的基础医学课程改革试点工作,建设了以器官系统为基础的课程体系,已培养了6届学生,并取得了一定成绩。基于6年的教学经验,撰写器官系统整合系列教材。《女性生殖系统与内分泌系统》是系列教材之一。本教材有以下主要特点:

(1) 多学科知识有机整合。本教材突破了传统医学教材的界限,将人体解剖学、组织学与胚胎学、生理学、病理学、药理学等基础医学学科内容整合在一起,并适度结合内分泌科和妇产科等临床学科的有关基础知识,涵盖了内分泌系统和女性生殖系统各器官的形态结构、正常生理功能、病理改变,以及相应药物的作用、机制与注意事项。本教材注重各学科知识的衔接、融合、渗透与联系,对各学科知识进行有机整合,旨在培养学生从宏观到微观、从整体到局部、从正常到异常、结构与功能相联系的系统性思维能力。

(2) 突出学科特色。本教材保留了各学科的特色,采用了大量的彩色插图,使用了人体标本照片、绘图、表格等形式,力求直观明了,帮助学生观察和理解。

（3）注意启发和联系临床实践。本教材的编写注重与临床案例、生活实例的联系，设计了一些启发性问题，引导学生将多学科的知识或不同器官系统的知识进行纵向和横向的联系，利用基础医学知识对实际案例进行分析，培养学生理论联系实际的能力。

本教材注重借鉴国内外同类教材的优点，广大人体解剖学、组织学与胚胎学、生理学、病理学、药理学的专家与学者的成就为本教材的撰写奠定了良好的基础，在此向他们表示深深的敬意！

本教材在编写过程中得到各参编单位、山东数字人科技股份有限公司及绘图学生的大力支持，尤其得到中山大学出版社的鼎力相助，在此一并表示最诚挚的谢意！

本教材每章末的作者排序，是按照撰写内容顺序排列，特此声明。

由于我们的水平有限，教材中会出现一些问题，欢迎同行专家批评指正。

齐亚灵

2021 年 8 月

目 录

第一编 女性生殖系统

第一章 绪论 ·· 2
    第一节 女性生殖系统的组成及主要功能 ·· 2
    第二节 女性生殖系统的年龄性变化 ·· 2
    第三节 女性生殖系统与其他系统的关系 ·· 5

第二章 女性生殖系统形态学结构 ·· 8
    第一节 卵巢 ·· 8
    第二节 输卵管 ·· 17
    第三节 子宫 ·· 19
    第四节 乳房 ·· 26
    第五节 阴道 ·· 29
    第六节 女性外生殖器官 ·· 30
    第七节 会阴 ·· 32
    第八节 女性生殖系统的发生 ·· 35

第三章 女性生殖系统的生理功能 ·· 45
    第一节 卵巢的内分泌功能及其调节 ·· 45
    第二节 卵巢、子宫内膜周期性变化的神经内分泌调控 ·· 51
    第三节 女性性成熟表现 ·· 53
    第四节 女性性行为机制 ·· 55

第四章 常见女性生殖系统疾病病理学 ·· 59
    第一节 卵巢疾病 ·· 59
    第二节 子宫疾病 ·· 70

第三节　滋养细胞疾病 ································· 80
第四节　乳腺疾病 ······································· 82
第五节　不孕症和人工辅助生殖技术 ············· 87

第五章　女性生殖系统药理学 ························ 93
第一节　性激素类药物 ································· 93
第二节　子宫平滑肌药物 ······························ 98
第三节　避孕药物 ······································· 100
第四节　促排卵药物 ···································· 102

第二编　内分泌系统

第六章　绪论 ·· 106
第一节　内分泌系统概述 ······························ 106
第二节　激素 ··· 107

第七章　内分泌系统形态学结构 ···················· 118
第一节　甲状腺与甲状旁腺 ··························· 118
第二节　肾上腺 ·· 122
第三节　下丘脑和垂体 ································· 126
第四节　松果体 ·· 134
第五节　弥散神经内分泌系统 ························ 135
第六节　内分泌系统的发生 ··························· 136

第八章　主要内分泌器官的生理功能 ·············· 144
第一节　甲状腺 ·· 144
第二节　甲状旁腺、维生素 D 与甲状腺滤泡旁细胞内分泌 ··· 153
第三节　肾上腺 ·· 158
第四节　下丘脑、垂体及松果体 ····················· 164
第五节　胰岛的内分泌 ································· 174

第九章　常见内分泌系统疾病病理学 ·············· 182
第一节　甲状腺疾病 ···································· 182
第二节　肾上腺疾病 ···································· 190
第三节　垂体疾病 ······································· 193
第四节　糖尿病和胰岛细胞瘤 ························ 195

第十章　内分泌系统药理学 ··· 199
　　第一节　甲状腺激素及抗甲状腺药物 ··· 199
　　第二节　肾上腺皮质激素类药物 ··· 204
　　第三节　胰岛素及口服降血糖药 ··· 211

参考文献 ··· 218

彩　图 ··· 220

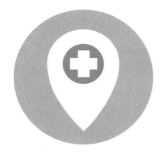

第一编 | 女性生殖系统

第一章 绪 论

 第一节 女性生殖系统的组成及主要功能

一、女性生殖系统的组成

女性生殖系统包括内生殖器、外生殖器和相关组织。女性内生殖器位于骨盆内，包括卵巢、输卵管、子宫和阴道，卵巢和输卵管合称为子宫附件。女性外生殖器又称为外阴，包括阴阜、大阴唇、小阴唇、阴蒂和阴道前庭。女性乳房与生殖系统的功能状态密切相关，因此我们将其列入女性生殖系统进行叙述。

二、女性生殖器官的主要功能

卵巢为一对性腺，能产生卵子，并分泌女性激素。输卵管为一对细长的管道，是卵子和精子结合的场所，并输送生殖细胞。子宫是产生月经并孕育胚胎的器官。阴道是性交及排出月经和分娩的通道。女性外生殖器有丰富的神经末梢分布，是女性接受性刺激的感受器。乳房是女性第二性征器官，具有哺乳功能。

 第二节 女性生殖系统的年龄性变化

女性生殖系统从发生到衰老是一个渐进的生理过程，根据发育时间和生理特点，可分为八个阶段，但各阶段之间并没有明确的界限，且受遗传、环境、营养水平等因素影响而存在个体差异。

一、胚期

从受精完成到第 8 周末为胚期（embryonic period）。性染色体 X 与 Y 决定胎儿的性别，XX 合子发育为女性。胚胎第 7 周前，两性的原始性腺在形态上无差别。胚胎发育至第 7 周时，原始性腺开始分化，原始生殖细胞分化为卵原细胞。女性胚胎发育至第 8～10 周，性腺组织开始出现卵巢的结构。

二、胎儿期

从受精后第 9 周到出生前为胎儿期（fetal period）。胚胎在第 11～12 周时，卵原细胞进入第一次减数分裂，分化为初级卵母细胞，并静止于分裂前期。性索皮质的扁平细胞围绕初级卵母细胞分化为卵泡细胞，形成原始卵泡。胚胎在第 16～20 周时，卵巢里的原始卵泡数量达到最高峰，两侧卵巢共约 600 万个。之后，原始卵泡大量凋亡，出生时有 70 万～200 万个。由于无雄激素、无副中肾管抑制因子，中肾管退化，两条副中肾管发育为女性生殖管道。

三、新生儿期

出生后 4 周内为新生儿期（neonatal period）。受母体的女性激素影响，女性新生儿外阴较丰满，乳房略微隆起或有少许泌乳。出生后，因脱离母体环境，新生儿血中女性激素水平骤然下降，可出现少量阴道流血。这些生理变化会在短期内自然消退。

四、儿童期

从出生 4 周后至 12 岁左右为儿童期（childhood）。8 岁之前，下丘脑-垂体-卵巢轴（hypothalamic-pituitary-ovarian axis，HPOA）的功能处于抑制状态，这与下丘脑和垂体对低水平雌激素的负反馈及中枢性抑制因素高度敏感有关。在这个阶段，生殖器为幼稚型。阴道上皮薄，无皱襞，细胞内缺乏糖原，阴道酸度低，抗感染力弱。子宫小，宫颈长，约占子宫全长的 2/3，子宫肌层很薄；输卵管弯曲而细；卵巢长而窄；卵泡大量自主生长（非促性腺激素依赖性），但仅发育到窦前期就退化闭锁，至青春期约仅剩 4 万个。

五、青春期

12～19 岁为青春期（adolescence or puberty）。青春期是儿童到成人的转变期，是个体由不成熟发育至成熟的阶段。

女性青春期第一性征（primary sexual characteristics）的变化表现为在促性腺激素的作用下，卵巢增大，卵泡开始生长发育并分泌雌激素，生殖器由幼稚型变为成人型。阴阜隆起，大小阴唇变厚并有色素沉着。阴道长度及宽度增加，黏膜变厚并出现皱襞。子宫增大，子宫体明显增大，子宫体占子宫全长的 2/3。输卵管变粗，弯曲度减小，黏膜出现许多皱襞和纤毛。卵巢增大，由于皮质内出现不同发育阶段的卵泡，卵巢表面稍微凹凸不平。女性初步具有生育能力，但整个生殖系统的功能尚未完善。

除生殖器外，女性其他特有的性征为第二性征（secondary sexual characteristics），包括乳房发育、音调变高、出现阴毛和腋毛、骨盆横径发育大于前后径发育以及胸部和肩部皮下脂肪增多等。

女性在青春期按照顺序依次经历以下四个不同的阶段，各阶段有重叠，共需要 4～5 年的时间。

1. 乳房萌发（thelarche）

10 岁左右，女性乳房开始发育，经过 3～5 年发育为成熟型。

2. 肾上腺功能初现（adrenarche）

6～8岁，肾上腺雄激素分泌逐渐增加，在20岁左右达到高峰，这一过程称为肾上腺功能初现，提示下丘脑-垂体-肾上腺雄激素轴功能趋于完善。肾上腺功能初现导致阴毛和腋毛生长，阴毛首先发育，约2年后腋毛发育。

3. 生长加速（growth spurt）

11～12岁，由于雌激素、生长激素和胰岛素样生长因子-1（insulin-like growth factor 1，IGF-1）分泌增加，青春期女性体格生长直线加速，平均每年生长约9 cm，月经初潮后生长减缓。

4. 月经初潮（menarche）

即女性第一次月经来潮。月经初潮晚于乳房发育2～5年。卵巢产生的雌激素促使子宫内膜增殖，雌激素达到一定水平并有明显波动时，引起子宫内膜脱落出现月经来潮。但是，由于中枢对雌激素的正反馈机制尚未成熟，卵巢排卵不规律，故月经周期常不规律，需经过5～7年才能建立规律的周期性排卵，形成规律的月经。

六、性成熟期

性成熟期（sexual maturity）又称生育期，是女性生殖功能和内分泌功能最旺盛的时期。一般从18岁左右开始，历时约30年。此时期女性卵巢功能成熟，建立规律的周期性排卵，生殖系统各器官及乳房在性激素的作用下发生周期性变化。

七、绝经过渡期

从出现绝经趋势至最后一次月经的时期，为绝经过渡期（menopausal transition period）。一般始于40岁，历时短则1～2年，长则10～20年。在这一时期，卵巢功能逐渐衰退，卵泡数量明显减少，卵泡容易发育不全，月经不规律，常发生无排卵性月经。最终，卵巢内卵泡自然耗竭，或者残存的卵泡对垂体促性腺激素丧失反应，导致卵巢功能衰竭，月经永久性停止，称为绝经（menopause）。我国80%的女性在44～54岁绝经，平均绝经年龄为48.72±3.51岁。从卵巢功能开始衰退到绝经后1年内的时期，称为围绝经期（perimenopause）。

八、绝经后期

绝经后期（post menopause）指绝经后的生命阶段。绝经后早期，虽然卵巢停止分泌雌激素，但是卵巢间质仍然能分泌少量雄激素，后者可以转化为雌激素。60岁以后，女性进入老年期（senility），卵巢功能完全衰竭，雌激素水平低，生殖器官进一步萎缩老化，女性第二性征逐渐消失。

第三节 女性生殖系统与其他系统的关系

一、神经、内分泌系统对女性生殖系统的调节

女性生殖系统的生理活动，如月经周期、排卵、性反应等，受神经系统和内分泌系统的调控。

月经周期和排卵的调节主要涉及下丘脑、垂体和卵巢之间的相互影响和相互调节。下丘脑、垂体和卵巢三者形成一个完整而协调的神经内分泌系统，称为下丘脑－垂体－卵巢轴（HPOA）。下丘脑－垂体－卵巢轴的活动受到大脑皮层高级中枢的影响，如外界环境、精神因素等均能影响月经周期和排卵。其他内分泌腺也可以影响下丘脑－垂体－卵巢轴的功能。甲状腺激素可能通过与卵巢基质细胞、卵泡细胞的受体结合，直接影响女性卵巢的发育成熟及卵泡的生长发育，从而对生殖功能产生重要影响。肾上腺皮质是女性雄激素的主要来源，若雄激素分泌过多，可对抗雌激素，抑制卵巢功能，导致出现闭经，甚至出现男性化表现。胰岛素对维持正常的卵巢功能也有影响。胰岛素不足的糖尿病患者常有卵巢功能低下的表现；胰岛素抵抗的糖尿病患者，过量的胰岛素会促进卵巢产生雄激素，导致月经失调，甚至闭经。

女性性反应也受神经系统和内分泌系统的调节。下丘脑前1/3区是性欲的主要兴奋中枢，杏仁核是性欲的抑制中枢。各种心理因素可通过兴奋各级交感中枢抑制性反应。

二、女性生殖系统对机体其他系统的影响

女性生殖系统产生的雌激素和孕激素（progestogen）不仅作用于生殖系统，对机体代谢、神经系统、心血管系统、骨骼和皮肤等也有明显影响。雌激素可促进肝脏高密度脂蛋白合成，抑制低密度脂蛋白合成，降低胆固醇水平，抑制动脉粥样硬化，维持正常骨代谢。围绝经期女性由于雌激素水平降低，可出现血管舒缩障碍和精神神经症状，表现为潮热、出汗、情绪不稳定、失眠等。绝经后女性易发生骨质疏松。孕激素可兴奋下丘脑体温调节中枢，升高基础体温，促进水钠排泄。

三、妊娠期机体各系统的变化

妊娠期，孕妇体内各系统会发生一系列变化，以满足胎儿生长发育的需要，并为分娩做好准备。

（一）女性生殖系统的变化

妊娠期女性子宫、卵巢、阴道、乳房等器官发生明显改变。

1. 子宫

体积明显增大。妊娠12周后，增大的子宫逐渐超出盆腔，在耻骨联合上方可触及。子宫血管扩张、增粗，子宫血流量增加。子宫内膜腺体增大，上皮细胞内的糖原增多，基

质细胞肥大，血管充血。子宫颈充血、水肿、变软，呈紫蓝色，腺体增生肥大。

2. 卵巢和阴道

卵泡发育和排卵停止。妊娠10周后黄体（corpus luteum）开始萎缩，妊娠5～6月，黄体退化。阴道黏膜变软，水肿、充血，呈紫蓝色，阴道结缔组织变疏松，肌细胞肥大，阴道上皮细胞内的糖原增加，乳酸含量增多，pH值降低。外阴充血，皮肤增厚，大小阴唇色素沉着，大阴唇内血管增多，结缔组织松软。

3. 乳房

妊娠期乳腺充分发育，雌激素刺激乳腺导管发育，孕激素刺激乳腺腺泡发育。妊娠早期，乳房开始增大，乳头增大，乳头和乳晕颜色加深，乳晕外围的皮脂腺肥大形成散在的结节状隆起，称为蒙氏结节（Montgomery's tubercles）。妊娠末期，挤压乳房可有少量淡黄色稀薄液体溢出，称为初乳（colostrum）。

（二）其他系统的变化

妊娠期女性其他系统也发生相应的生理改变，发生变化的主要有心血管系统、泌尿系统、呼吸系统、内分泌系统等。

1. 心血管系统

妊娠期，增大的子宫使膈肌升高，心脏沿纵轴顺时针方向扭转，向左、上、前方移位。至妊娠晚期，心脏容量增加10%，休息时心率增加10～15次/分。心排出量自妊娠10周起逐渐增加，至32～34周达到高峰，并持续至分娩，左侧卧位心排出量较未孕时约增加30%。血容量于妊娠6～8周开始增加，32～34周达高峰，增加40%～50%，平均约1450 mL，持续直至分娩。由于血浆量增加多于红细胞增加，出现生理性血液稀释。由于血液稀释，红细胞计数、血红蛋白值、血细胞比容、血浆蛋白均有所降低。凝血因子增加，血液处于高凝状态。

2. 泌尿系统

肾脏血流量增加35%，肾小球滤过率增加50%，孕妇尿量会增多。由于肾小球滤过率增加，而肾小管对葡萄糖的重吸收能力未相应增强，约15%的孕妇餐后出现生理性糖尿。增大的子宫压迫右侧输尿管，可致肾盂积水；压迫膀胱，可导致尿频。

3. 呼吸系统

孕妇肺通气量约增加40%，呼吸次数变化不大，但呼吸较深大。受雌激素影响，上呼吸道黏膜增厚，轻度充血水肿，易发生上呼吸道感染。

4. 内分泌系统

妊娠期垂体增大，催乳素（prolactin，PRL）分泌增多，促进了乳腺发育。促肾上腺皮质激素分泌增加，促使肾上腺皮质分泌的皮质醇增多3倍，但是其多与血浆蛋白结合，有活性作用的游离皮质醇仅为10%。肾上腺皮质分泌的醛固酮增加4倍，有活性作用的游离醛固酮仅为30%～40%。

5. 其他

孕妇的皮肤、新陈代谢、骨关节系统也有不同程度的变化。

四、其他系统疾病对女性生殖系统的影响

机体其他内分泌腺疾病可以影响下丘脑-垂体-卵巢轴，从而导致卵巢功能障碍。例如，松果体分泌的褪黑素可以抑制垂体卵泡刺激素（follicle stimulating hormone，FSH）和促黄体生成素（luteinizing hormone，LH）的分泌，褪黑素失调可能与功能性子宫出血、经前紧张综合征以及性欲异常有关。甲状腺功能亢进可导致月经量减少甚至闭经；甲状腺功能低下则会导致月经过多。胰岛素不足可引起卵巢功能不全，导致卵巢激素水平低下。一些代谢性疾病，如肝脏疾病、肾病、肥胖等，也会影响卵巢激素的代谢，引起卵巢功能紊乱。

> **讨论：**
> 一女性患者，孕8周，体检时发现血糖高出正常值，孕前血糖正常，请分析妊娠对该孕妇各器官系统的影响，以及对胎儿的影响。如果你是产科医生，你对该孕妇的建议是什么？

小结

1. 女性生殖系统由哪些器官构成？主要功能是什么？
2. 从发生到衰老的各个阶段，女性生殖系统的结构会发生哪些变化？这些结构的变化受哪些激素的调控和影响？
3. 妊娠期，孕妇体内各系统会发生一系列变化，改变最明显的是哪个系统？

（周雯）

单项选择题

1. 原始性腺开始分化始于受精后_____。
   A. 第3周　　B. 第4周　　C. 第5周　　D. 第6周
   E. 第7周
2. 卵原细胞来源于_____。
   A. 输尿管芽　　B. 生后肾组织　　C. 初级性索　　D. 窦结节
   E. 原始生殖细胞
3. 以下哪一项不会导致闭经_____？
   A. 糖尿病　　　　　　　　　　B. 甲状腺功能亢进
   C. 甲状腺功能减退　　　　　　D. 肝功能不全
   E. 肾功能不全

答案：
1. E；2. E；3. C

（周雯）

第二章 女性生殖系统形态学结构

第一节 卵巢

一、卵巢的形态及位置

卵巢（ovary）是女性生殖腺，为一对实质性器官，位于盆腔内，贴靠小骨盆侧壁的卵巢窝，相当于髂内、外动脉的夹角处，窝底有腹膜壁层覆盖（图2-1）。胚胎早期，卵巢沿着身体后壁侧向下移动，最后移至盆腔。异常时，卵巢可降至腹股沟管或大阴唇内。

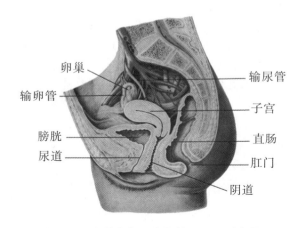

图2-1 女性盆部正中矢状面（见附彩图）

卵巢呈扁卵圆形，略呈灰红色，分内、外侧面，上、下两端和前、后两缘（图2-2）。内侧面朝向盆腔，与小肠相邻。外侧面贴靠骨盆侧壁的卵巢窝。上端与输卵管伞相接，称为输卵管端。下端通过卵巢子宫索连于子宫，称为子宫端。前缘借卵巢系膜连于子宫阔韧带，该缘中央部有血管、淋巴管和神经等出入，称为卵巢门（hilum of ovary）。后缘游离，称为独立缘。

成年女性的卵巢大小约为 4 cm×3 cm×1 cm，重 5～6 g。幼年女性的卵巢较小，表面光滑。性成熟期的卵巢最大，以后由于多次排卵，卵巢表面出现瘢痕，凹凸不平。35～40岁，卵巢开始缩小，50岁左右随着月经停止而逐渐萎缩，变得更小。

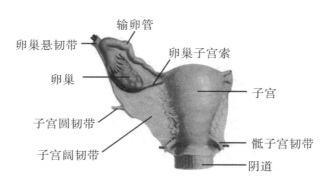

图 2-2 女性内生殖器（见附彩图）

二、卵巢的固定装置

卵巢在盆腔内的位置主要靠韧带和卵巢系膜来维持。卵巢悬韧带是由腹膜形成的皱襞，起自小骨盆侧缘，向下至卵巢输卵管端的腹膜皱襞，内含卵巢血管、淋巴管、神经丛、结缔组织和少量平滑肌纤维，是寻找卵巢血管的标志。卵巢子宫索又称卵巢固有韧带，由结缔组织和平滑肌纤维构成，起自卵巢下端，连至输卵管与子宫结合处的后下方（图 2-2）。

三、卵巢的血供与神经支配

卵巢动脉在肾动脉的起始处下方起自腹主动脉的前壁，沿着腰大肌前方下行，跨越髂总血管，经卵巢悬韧带入盆腔，分布于卵巢和输卵管壶腹。子宫动脉在子宫角处发出卵巢支，经卵巢系膜进入卵巢并分布于卵巢前部。卵巢静脉在盆腔与同名动脉伴行，左侧注入左肾静脉，右侧注入下腔静脉。

卵巢的交感神经纤维和副交感神经纤维主要发自腹主动脉丛和盆丛中的子宫阴道丛，跟随卵巢动脉和子宫动脉卵巢支到达卵巢。

四、卵巢的组织学结构

卵巢表面覆有与腹膜相连续的单层上皮，称为表面上皮（superficial epithelium），其在幼年时为单层柱状或立方上皮，以后变为单层扁平上皮。上皮深部为一薄层致密结缔组织，称为白膜（tunica albuginea）。卵巢实质分为皮质和髓质，两者无明显的界限。皮质较厚，位于实质周边，青春期后含有不同发育阶段的卵泡、黄体和闭锁卵泡等（图 2-3），其间结缔组织富含低分化的梭形基质细胞、网状纤维，平滑肌纤维散在分布，胶原纤维较少。髓质狭小，位于实质中央，由疏松结缔组织构成，富含血管、淋巴管、神经和弹性纤维。近卵巢门处的结缔组织中有少量门细胞（hilus cell），其结构类似于睾丸间质细胞，为多边形或卵圆形，核圆，核仁清晰，胞质嗜酸性，脂滴丰富，内含胆固醇酯和脂色素颗粒，可见赖因克晶体，电镜下具有分泌类固醇激素的腺细胞的结构特点。门细胞能分泌少量雄激素，在妊娠期和绝经期时，门细胞特别明显。当门细胞增生或发生肿瘤时，女性可出现男性化症状。

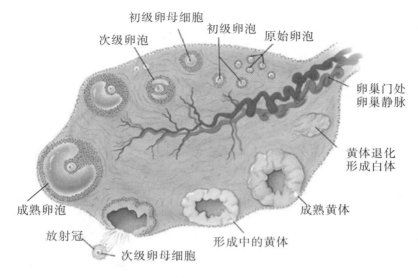

图2-3 卵巢结构（见附彩图）

（一）卵泡的发育与成熟

卵泡（ovarian follicle）呈球形，由一个位于中央的卵母细胞（oocyte）和其周围的多个卵泡细胞（follicular cell）构成。胚胎第20周时，两侧卵巢内约有600万个原始卵泡，出生时只有70万～200万个，至青春期时仅剩4万个。

卵泡的生长发育是一个连续的过程，一般可分为原始卵泡、初级卵泡、次级卵泡和成熟卵泡四个阶段。其中，初级卵泡和次级卵泡合称生长卵泡。女婴出生时，卵巢中通常仅有原始卵泡，在青春期前，卵泡偶有发育，但都不能发育为成熟卵泡。自青春期开始，在脑垂体分泌的促性腺激素作用下，卵巢中的卵泡开始生长发育，每隔28天左右，有15～20个卵泡生长发育，而通常只有一个卵泡发育成熟并排出一个卵细胞。

1. 原始卵泡

原始卵泡（primordial follicle）在出生前已形成，位于卵巢皮质浅层，数量多，体积小，直径为55～75 μm，由一个位于中央的初级卵母细胞（primary oocyte）和外周的一层扁平的卵泡细胞组成（图2-3、图2-4）。初级卵母细胞呈球形，直径为30～40 μm，核大而圆，染色质细小而稀疏呈泡状，核仁明显，胞质嗜酸性。原始卵泡是静止状态的卵泡，其中初级卵母细胞停滞于第一次成熟分裂（又称"减数分裂"）前期。电镜下，核孔明显，细小异染色颗粒沿核膜分布，细胞器聚集于细胞核一端形成核旁复合体。内质网、高尔基体环绕核旁复合体，圆形或卵圆形的线粒体排列于外周。核旁复合体内或附近常见同心圆状或板层状排列的滑面内质网，称环层板（annulate lamellae），其可能参与胞核和胞质间的物质转运。初级卵母细胞由胚胎时期的卵原细胞（oogonium）分裂分化而来，随即进行第一次减数分裂，并长期停留在分裂前期，直至排卵前完成第一次减数分裂。卵母细胞减数分裂时间较长，可能是高龄孕妇胎儿畸变率高的原因之一。卵泡细胞体积小，呈扁平形，细胞核扁圆，核膜有深陷的内褶，具有网状核仁1～2个，胞质内含丰富的散在分布的线粒体、多核糖体、粗面内质网和高尔基体。其细胞膜与卵母细胞的细胞膜相靠，间隙宽约200 nm，可形成缝隙连接，两种细胞可有突起突入间隙。卵泡细胞之间存在缝隙连接、紧密连接和桥粒，其与周围结缔组织之间有较薄的基膜。卵泡细胞对卵母细胞具有支持和营养作用。原始卵泡的卵泡细胞不具备合成分泌类固醇激素的功能。

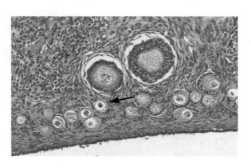

（箭头示原始卵泡）

图2-4　原始卵泡（HE，200×）（见附彩图）

2. 初级卵泡

初级卵泡（primary follicle）由原始卵泡发育而来，卵泡体积增大，移向卵巢皮质深部（图2-5、图2-6）。中央的初级卵母细胞体积增大，表现为核增大、核仁染色深、核孔增多，有利于细胞核与细胞质间的物质转运。胞质内的核旁复合体和大多数环层板消失，粗面内质网、高尔基体和游离核糖体等细胞器增多，分散于近细胞膜处。在靠近质膜的胞质中还出现圆形的电子密度高的外包平滑膜的溶酶体，称为皮质颗粒（cortical granule），内含的酶类可在受精时使透明带变性，从而避免多精受精。卵泡细胞变为立方形或柱状，随后增殖为5～6层。卵泡细胞核膜深陷、核仁清晰，胞质内脂滴、内质网、线粒体、游离核糖体和高尔基体增多。卵泡细胞排列紧密，其间出现圆形囊泡状的考尔-埃克斯纳小体（Call-Exner body），内含液体和纤维状物质，参与卵泡液的形成。在初级卵泡的生长过程中，卵泡细胞可出现卵泡刺激素、雌二醇和睾酮受体，参与调节卵泡发育。

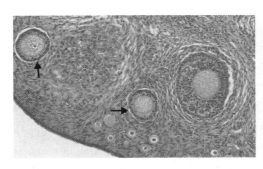
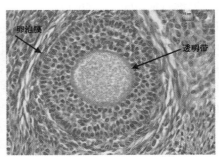

A　　　　　　　　　　B

［A：早期初级卵泡（箭头所示）；B：晚期初级卵泡］

图2-5　初级卵泡（HE，200×）（见附彩图）

在卵泡生长的同时，在初级卵母细胞和最内层的卵泡细胞之间出现的一层较厚的均质状、折光性强的嗜酸性膜，称为透明带（zona pellucida）。透明带富含糖蛋白，是由初级卵母细胞和卵泡细胞共同分泌形成，主要由透明带蛋白（zonaprotein，ZP）分子构成，包括ZP1、ZP2、ZP3和ZP4，其中ZP3为第一精子受体，能与顶体完整的精子结合并诱导顶体反应的发生；ZP2是第二精子受体，能与精子顶体内膜结合。精子与卵细胞膜开始融合时，皮质颗粒释放溶酶体酶，使ZP2和ZP3变性，从而阻止其他精子穿越透明带，保证单精受精。所以ZP2和ZP3对精子与卵细胞间的相互识别和特异性结合具有重要作用。

电镜下，初级卵母细胞的微绒毛和卵泡细胞的细突起伸入透明带中（图2-6），它们之间形

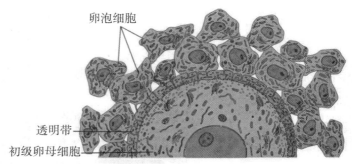

图2-6 初级卵泡超微结构模式（见附彩图）

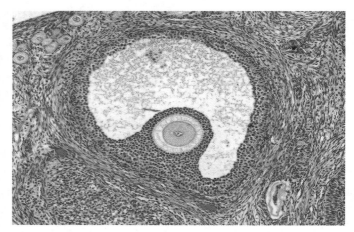

图2-7 次级卵泡（HE，100×）（见附彩图）

成缝隙连接和桥粒连接，这些结构有利于卵泡细胞输送营养物质给卵母细胞，以及彼此的信息沟通和功能协调。随着卵泡的生长，外周结缔组织中的梭形基质细胞亦增殖分化，密集围绕卵泡周围形成卵泡膜（follicular theca）。卵泡膜和卵泡细胞之间有基膜相隔。

3. 次级卵泡

次级卵泡（secondary follicle）（图2-7），由初级卵泡进一步生长增大和分化，并在卵泡细胞间出现卵泡腔（follicular cavity）而形成，其直径可达10～20 mm。卵泡直径达到200 μm左右时，相邻卵泡细胞间出现小间隙，内含卵泡液（follicular fluid），随着卵泡生长和卵泡液增多，小间隙增多并相互融合形成单个大的卵泡腔。此时，达到最大体积的初级卵母细胞（直径125～150 μm）渐居于卵泡一侧，与透明带和相邻卵泡细胞一起突入卵泡腔，称为卵丘（cumulus oophorus）。透明带变厚达5 μm左右，卵泡细胞增殖至6～12层，其中紧贴透明带的一层卵泡细胞为柱状，呈放射状排列，称为放射冠（corona radiata），分布于卵泡腔周边较小的卵泡细胞构成卵泡壁，称为颗粒层（stratum granulosum）。

此时，初级卵母细胞核大而圆，向细胞周边部移动，靠近质膜一侧出现核膜内褶，核仁较大，核膜尚存，胞质中线粒体、核糖体和内质网丰富，皮质颗粒和高尔基体常位于质膜处。卵丘处卵泡细胞呈多角形，排列紧密，细胞间存在缝隙连接、中间连接和桥粒。这

些细胞连接随卵泡成熟而减少，至 LH 峰值时，细胞间的间隙增大，仅存缝隙连接。放射冠处卵泡细胞突起穿过透明带伸至初级卵母细胞膜，随着卵泡发育，其与初级卵母细胞的连接变少。颗粒层处的卵泡细胞中核糖体、粗面内质网丰富，线粒体呈杆状，可见脂滴和滑面内质网，细胞通过桥粒和缝隙连接相连接，随着卵泡发育，其呈不规则排列，胞内 3β-羟甾脱氢酶活性升高。此期，颗粒层处卵泡细胞出现 FSH 受体、前列腺素（prostaglandin，PG）受体，催乳素受体减少。卵泡液由卵泡膜毛细血管渗出液和卵泡细胞分泌物组成，内含血浆蛋白、卵泡细胞合成的透明质酸和包括雌激素、孕激素、FSH、LH 在内的激素等。

此时，卵泡膜可分为卵泡膜内层（theca interna）和卵泡膜外层（theca externa）2 层。卵泡膜内层包含膜细胞（theca cell）和毛细血管，膜细胞呈梭形或多边形，胞质中含丰富的滑面内质网和管状嵴线粒体，具有分泌类固醇激素细胞的结构特征。卵泡膜外层由结缔组织构成，主要包含胶原纤维和平滑肌纤维。

4. 成熟卵泡

成熟卵泡（mature follicle）是次级卵泡在激素的作用下发育到最后阶段形成的（图 2-8）。自青春期始，两侧卵巢存在的一批次级卵泡在 FSH 的作用下进入周期性发育，一般只有一个卵泡可发育成熟，称之为优势卵泡（dominant follicle）。优势卵泡发育成熟后分泌抑制素（inhibin，INH），通过负反馈作用使垂体减少分泌 FSH，导致其他次级卵泡退化。成熟卵泡中卵泡液剧增、卵泡腔变大，使卵泡体积增大，直径可超过 20 mm，占据皮质全层且向卵巢表面突出。此时，由于颗粒细胞停止增殖，卵泡壁变薄，只有 2～3 层颗粒细胞组成，卵丘根部的卵泡细胞呈圆形或卵圆形，突起减少，细胞间连接消失而出现裂隙，逐渐与卵泡壁分离。排卵前，卵丘与卵泡壁完全分离，漂浮在卵泡液中。

初级卵母细胞恢复成熟分裂，核仁消失，染色体形成，核膜破裂，粗面内质网减少，滑面内质网呈管状或囊泡状，线粒体变长。在排卵前 36～48 小时，初级卵母细胞完成第一次减数分裂，产生一个较大的次级卵母细胞（secondary oocyte）和一个很小的第一极体（first polar body）。第一极体位于次级卵母细胞与透明带之间的卵周间隙内，次级卵母细胞则迅速进行第二次减数分裂，并停止于分裂中期。

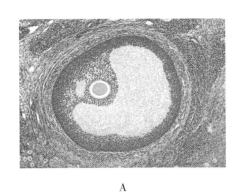
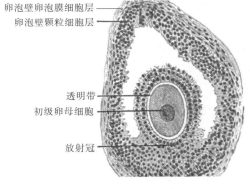

（A：HE，100×；B：成熟卵泡模式图）

图 2-8　成熟卵泡（见附彩图）

近年来，对人卵泡发育的研究揭示，卵泡的生长较慢，从原始卵泡到成熟排卵，并非在一个月经周期内完成，而是跨越数个月经周期。Gougeon 根据卵泡内层细胞分化和颗粒细胞数量将生长卵泡分为 8 个等级，第 1～4 级分别需要 25 天、20 天、15 天和 10 天，第 5～8 级分别需要 5 天左右，共需约 85 天。

次级卵泡和成熟卵泡具有合成和分泌雌激素的功能，雌激素是颗粒细胞和卵泡膜细胞在 FSH 和 LH 的作用下协同合成的。卵泡膜细胞以胆固醇为原料合成孕烯醇酮（pregnenolone），孕烯醇酮再转化为雄激素（雄烯二酮），合成的雄激素透过基膜进入颗粒细胞，在 17β-羟甾脱氢酶和芳香化酶系的作用下，合成雌激素，这是雌激素合成的主要方式，称为雌激素分泌的二细胞学说（图 2-9）。合成的雌激素小部分进入卵泡液，大部分释放入血，促进女性生殖器官的发育，维持女性第二性征，促进骨骼的生长和钙盐的沉积，因此女性绝经后易患骨质疏松症。

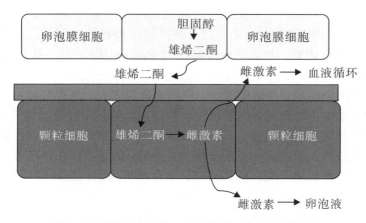

图 2-9　雌激素分泌的二细胞学说示意（见附彩图）

（二）排卵

成熟卵泡破裂，次级卵母细胞连同其周围的透明带、放射冠从卵巢排出的过程称为排卵（ovulation）（图 2-10）。排卵前，卵泡膜内层毛细血管内皮细胞之间的间隙增大、基膜断裂，使成熟卵泡内的卵泡液剧增，卵泡腔内压力增大，致使突向卵巢表面的卵泡壁及此处的卵巢组织变薄，局部缺血形成透明的卵泡小斑（follicular stigma）。在地诺前列素（$PGF_{2\alpha}$）和松弛素（relaxin）的作用下，胶原酶和透明质酸酶被激活，卵泡小斑处的结缔组织因被降解而解体，卵丘脱离卵泡壁而漂浮在卵泡液中。在自主神经末梢所分泌的去甲肾上腺素的作用下，卵泡壁平滑肌收缩，最终使卵泡小斑处破裂，次级卵母细胞、透明带和放射冠随同卵泡液一起排出，进入输卵管。生育期女性通常每隔 28 天左右于月经周期的第 14 天排 1 次卵。一般每次只排 1 个卵，左右卵巢交替排卵，偶有排 2 个或 2 个以上者。

如排出的卵 24 小时内未受精，次级卵母细胞将退化并被吸收；如果排出的卵受精，次级卵母细胞则同时完成第二次减数分裂，形成 1 个单倍体的卵细胞（ovum）和 1 个几乎没有细胞质的第二极体（secondary polar body）。经两次减数分裂后，卵细胞的染色体数目由原来的 23 对减半为 23 条,染色体核型为 23,X。

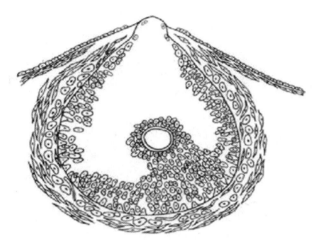

图 2-10 排卵模式图

（三）黄体的形成与退化

排卵后,残留于卵巢内的卵泡膜细胞和颗粒细胞向卵泡壁塌陷,卵泡膜的结缔组织和血管进入颗粒层后,在 LH 的作用下增大、增生、分化形成一个体积较大、富有血管的新鲜时呈黄色的内分泌细胞团,称为黄体（图 2-11）。黄体细胞包括颗粒黄体细胞和膜黄体细胞,均具有分泌类固醇激素细胞的结构特征。颗粒黄体细胞（granulosa lutein cell）是由卵泡壁的颗粒细胞增大分化而来,位于黄体的中央,数量多,体积大,呈多角形,染色浅,含有脂滴,主要分泌孕激素和松弛素；膜黄体细胞（theca lutein cell）是由卵泡膜的膜细胞分化成的黄体细胞,位于黄体的周边,数量少,体积小,呈圆形或多角形,染色深,胞质嗜酸性。膜黄体细胞与颗粒黄体细胞协同分泌雌激素。两种黄体细胞具备分泌类固醇激素细胞的结构特点,滑面内质网丰富,高尔基体发达,线粒体具管状嵴。

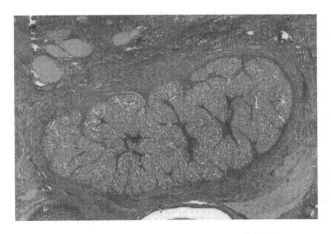

图 2-11 黄体（HE,200×）（见附彩图）

黄体存在的时间与排出的卵是否受精相关。如排出的卵未受精，则形成月经黄体（corpus luteum of menstruation），直径为1.5～2.0 cm，其发育2周左右退化；如卵受精并妊娠，则形成妊娠黄体（corpus luteum of pregnancy），其在人绒毛膜促性腺激素（human chorionic gonadotropin，hCG）的作用下继续发育增大，直径可达4～5 cm，能存在6个月左右。妊娠黄体的颗粒黄体细胞可分泌松弛素，使妊娠子宫的平滑肌松弛。

月经黄体经历增生充血期、血管形成期、成熟期和退化期4个阶段，颗粒黄体细胞开始缩小，黄体退化。妊娠黄体和月经黄体退化状况相似，是孕激素抑制下丘脑分泌促性腺激素释放激素（gonadotropin releasing hormone，GnRH），而使LH分泌减少所致。黄体退化时，结缔组织增生，黄体细胞凋亡，细胞变小自溶而被巨噬细胞吞噬，成纤维细胞增生，产生大量胶原纤维，黄体逐渐被纤维组织替代，形成瘢痕样结构，称为白体（corpus albicans）（图2-12），白体可存留数年，最后被吸收而消失。

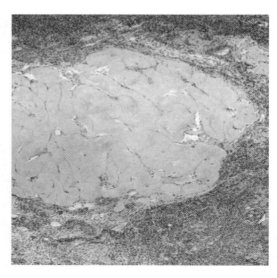

图2-12　白体（HE，200×）（见附彩图）

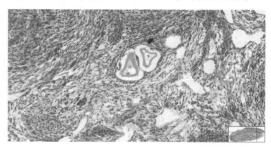

图2-13　闭锁卵泡（HE，200×）（见附彩图）

（四）卵泡的闭锁与间质腺

女性一生共有400～500个原始卵泡能够发育成熟并排出，其余卵泡均于不同年龄、不同发育阶段先后退化。退化的卵泡称为闭锁卵泡（atresic follicle）（图2-13）。

卵泡闭锁可发生于任一发育阶段，故闭锁卵泡的形态、结构差别较大，主要变化有：①卵母细胞形态变得不规则，出现核固缩，甚至出现卵母细胞死亡消失；②透明带出现皱缩、断裂，以后也会消失；③卵泡细胞退化晚于卵母细胞，表现为变小分散，可自溶消失；④有的卵泡腔内可见中性粒细胞和巨噬细胞。其中，原始卵泡和较小的初级卵泡由于卵泡细胞分化未完善，初级卵母细胞凋亡后，其细胞残片被卵巢表面上皮吞噬，其闭锁后不留痕迹。较大的初级卵泡闭锁时，初级卵母细胞溶解，透明带坍塌，卵泡形状不规则，颗粒细胞和膜细胞无黄体化现象。晚期次级卵泡和成熟卵泡闭锁时，含血管的结缔组织侵入卵丘和颗粒层，侵入卵泡腔的颗粒细胞凋亡，被吞噬细胞吞噬，卵泡膜内层细胞形态类似黄体细胞，此种闭锁卵泡形似黄体而略小，随后被结缔组织取代形成类似白体的小瘢痕，随后消失。卵泡闭锁时，内层卵泡膜细胞不退化而增大成多边形，胞质中充满脂滴，类似黄体细胞，并被伸入的结缔组织和血管分隔成细胞团索，称为间质腺（interstitial gland）（图2-14）。间质腺细胞呈多边形，体积大，含脂滴，电镜下可见滑面内质网围绕脂滴呈车轮状排列，线粒体丰富，β-羟甾脱氢酶阳性，可分泌雌激素。人的间质腺不发达，猫及啮齿动物较发达。

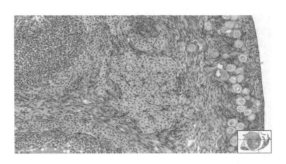

图2-14 间质腺（HE，200×）（见附彩图）

第二节 输卵管

一、输卵管的形态与位置

输卵管（uterine tube）是一对输送卵子或受精卵的肌性管道，粗细不一，全长10～14 cm，由卵巢上端连于子宫底的两侧（图2-15），位于子宫阔韧带上缘内。输卵管由内向外分为四部：①输卵管子宫部，位于子宫壁内的一段，直径最细，约1 mm，以输卵管子宫口通子宫腔；②输卵管峡，接近子宫壁外侧角的一段，短而直，壁厚腔狭，血管分布较少，水平向外移行为壶腹部，输卵管结扎术常选此部；③输卵管壶腹，约占输卵管全长的2/3，壁薄而腔大，血供较丰富，行程弯曲，卵子多在此部受精，受精后经输卵管子宫口移入子宫，若基于输卵管炎症等原因，受精卵未能移入子宫而在输卵管中发育，即称为宫外孕；④输卵管漏斗，是输卵管末端膨大的部分，向后下弯曲覆盖于卵巢内侧面和后缘，漏斗末端中央有输卵管腹腔口，开口于腹膜腔，并不直接连接于卵巢，卵子由卵巢排出后进入腹膜腔，再经输卵管腹腔口进入输卵管。输卵管腹腔口末端周边有许多细长的指状突起，称为输卵管伞，其中一个较长的突起贴于卵巢表面称卵巢伞，输卵管伞具有捕获卵子的功能。

女性生殖系统与内分泌系统

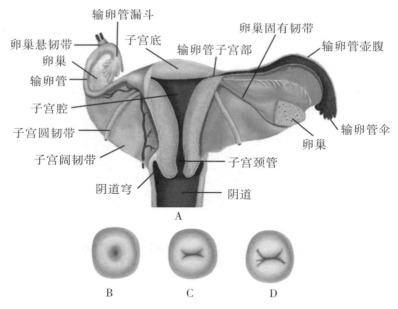

（A：子宫及其附件；B：未产妇子宫口；C：经产妇子宫口；D：经产妇子宫口）

图 2-15　女性内生殖器（冠状面）

二、输卵管的血供与神经支配

输卵管漏斗和壶腹的血液由卵巢动脉的分支供应，输卵管峡和子宫部的血液由子宫动脉的分支供应。输卵管的静脉向外侧汇入卵巢静脉，向内侧汇入子宫静脉。

输卵管的交感和副交感神经纤维主要来自腹主动脉丛和盆丛。

三、输卵管的组织学结构

输卵管壁由内向外依次分为黏膜层、肌层和浆膜三层（图 2-16），黏膜向管腔面突起形成许多纵行且分支的皱襞，尤以壶腹部发达，使管腔极不规则。

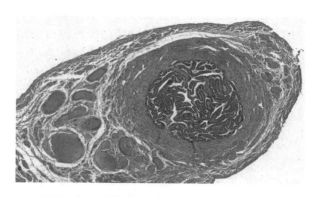

图 2-16　输卵管（HE，40×）（见附彩图）

输卵管黏膜由单层柱状上皮和固有层构成。上皮由纤毛细胞、分泌细胞及少量栓细胞、基细胞组成（图2-17）。纤毛细胞呈柱状，胞核圆形或卵圆形，染色浅，细胞游离面中心处有较多纤毛，少量微绒毛分布于周边部。电镜下，纤毛细胞杆状线粒体沿细胞长轴排列，核上区丰富。纤毛向子宫方向摆动有助于卵子向子宫方向运送。漏斗部和壶腹部的纤毛细胞最多，峡部和子宫部逐渐减少。分泌细胞，又称无纤毛细胞，呈柱状，胞核呈卵圆形，染色深，顶部存在PAS阳性颗粒，夹在纤毛细胞间，表面有微绒毛，其分泌物构成输卵管液，含有氨基酸、葡萄糖、果糖及少量乳酸等，具有营养卵细胞和防止致病菌经输卵管进入腹腔的作用。栓细胞（peg cell）呈锥体状，顶部较宽，核楔形，染色深，胞质致密。基细胞分布于上皮基部，较小，可分化为纤毛细胞和分泌细胞。输卵管黏膜的上皮受卵巢分泌激素的影响，随月经周期出现周期性变化。在子宫内膜增生期，纤毛细胞数量增多，呈高柱状，纤毛增多，分泌细胞顶部胞质中充满分泌颗粒，功能旺盛；分泌期时，两种上皮细胞均变矮，分泌细胞的分泌颗粒排出而减少，纤毛细胞减少，纤毛也减少。黏膜的固有层由薄层结缔组织构成，包含成纤维细胞、肥大细胞、淋巴细胞和胶原纤维，并有少量平滑肌。

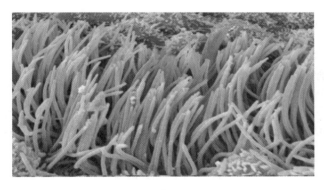

A

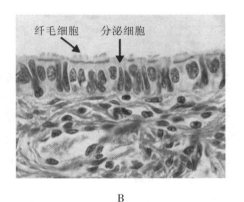

B

（A：扫描电镜；B：HE，400×）

图2-17 输卵管上皮（见附彩图）

输卵管肌层由平滑肌构成，分为内环、外纵两层，其中峡部的肌层最厚，漏斗部最薄，壶腹部环形肌明显。输卵管壁最外层的浆膜由间皮和薄层富含血管的疏松结缔组织构成。

第三节 子宫

一、子宫的形态及位置

子宫（uterus）是壁厚腔小的肌性器官，具有孕育胚胎和胎儿以及产生月经的作用。

(一) 子宫的形态

成人未孕子宫呈前后稍扁、倒置的梨形（图2-15、图2-18、图2-19），长7～9 cm，最宽径约4 cm，厚2～3 cm，重40～50 g。子宫分为子宫底、子宫体、子宫颈三部。子宫底为输卵管子宫口水平以上，宽而圆凸的部分，下端长而狭细的圆柱状部分为子宫颈，成人的子宫颈长2.5～3.0 cm，是肿瘤的好发部位。子宫底与子宫颈之间的大部分为子宫体。子宫颈分两部，其下端突入阴道内，称为子宫颈阴道部；在阴道以上部分，称为子宫颈阴道上部。子宫颈阴道上部的上端与子宫体相接的狭细部，称为子宫峡。在非妊娠期，子宫峡不明显，长约1 cm。在妊娠期，子宫峡逐渐伸长，形成所谓的子宫下段。妊娠末期，此部可伸展至7～11 cm，此时的峡壁变薄，产科常在此处前壁进行剖宫术，可避免进入腹膜腔。

子宫的内腔较为狭窄，分为上、下两部：上部在子宫体内，称为子宫腔，为前后略扁的倒三角形腔隙，两侧通输卵管，尖端向下通子宫颈管；下部呈梭形的腔隙为子宫颈管，其上口通子宫腔，下口通阴道，称为子宫口（orifice of uterus）。未产妇子宫口多为圆形，边缘光滑整齐，经产妇呈不规则的横裂状，子宫口的前、后缘分别称为前唇和后唇（图2-15）。

(二) 子宫的位置

子宫位于小骨盆腔中央，在膀胱与直肠之间，下端接阴道，两侧有输卵管和卵巢（图2-1）。未妊娠时，子宫底位于小骨盆入口平面以下，朝向前上方。子宫颈的下端在坐骨棘稍上方。当膀胱空虚时，成人子宫为轻度的前倾前屈位。前倾是指整个子宫向前的倾斜，子宫的长轴与阴道的长轴形成一个向前开放的钝角（稍大于90°）。前屈是指子宫体与子宫颈之间呈钝角向前弯曲（约170°）（图2-1）。子宫位置异常是女性不孕的原因之一，常见为后倾后屈，即子宫后倾。子宫是活动性较大的器官，膀胱和直肠的充盈程度都可影响其位置。子宫两侧的输卵管和卵巢统称为子宫附件（图2-15）。

二、子宫的固定装置

子宫借韧带、阴道、尿生殖膈和盆底肌等维持其正常位置，如果子宫的固定装置薄弱或受损伤，可导致子宫位置异常。如子宫口低于坐骨棘平面，甚至脱出阴道，则形成子宫脱垂。子宫韧带共有四对，包括子宫阔韧带、子宫圆韧带、子宫主韧带和骶子宫韧带。

1. 子宫阔韧带

子宫阔韧带（broad ligament of uterus）是由子宫前、后面的腹膜自子宫侧缘向两侧延伸达盆侧壁和盆底形成的双层腹膜皱襞，略呈冠状位（图2-2、图2-15）。子宫阔韧带上缘游离，内包输卵管，上缘外侧为卵巢悬韧带。子宫阔韧带的前叶覆盖子宫圆韧带，后叶覆盖卵巢和卵巢固有韧带。前、后叶之间的疏松结缔组织包含血管、神经和淋巴管等。该韧带可限制子宫向两侧移动。子宫阔韧带可分为后方的卵巢系膜、上方的输卵管系膜和下方的子宫系膜三部分（图2-18）。

2. 子宫圆韧带

子宫圆韧带（round ligament of uterus）由平滑肌和结缔组织构成，呈圆索状（图

2-2、图 2-15)。起自子宫体前面的上外侧,输卵管子宫口的下方,在子宫阔韧带前叶的覆盖下向前外侧弯行,经腹股沟管,止于阴阜和大阴唇的皮下。子宫圆韧带有淋巴管分布,子宫的恶性肿瘤可经此韧带转移至腹股沟浅淋巴结近侧群。该韧带的主要功能是维持子宫前倾。

3. 子宫主韧带

子宫主韧带(cardinal ligament of uterus)由结缔组织和平滑肌构成,位于子宫阔韧带的基部,自子宫颈两侧连于盆腔侧壁(图 2-18)。该韧带较坚韧,是维持子宫颈正常位置、防止子宫脱垂的重要结构。

4. 骶子宫韧带

骶子宫韧带(uterosacral ligament)由平滑肌和结缔组织构成,呈扁索状,起自子宫颈后面的上外侧,向后弯行,绕过直肠的两侧,止于第 2、3 骶椎的前面(图 2-18)。其表面有腹膜覆盖,形成弧形的直肠子宫襞。该韧带可牵引子宫颈向后上方,并与子宫圆韧带协同维持子宫的前倾前屈位。

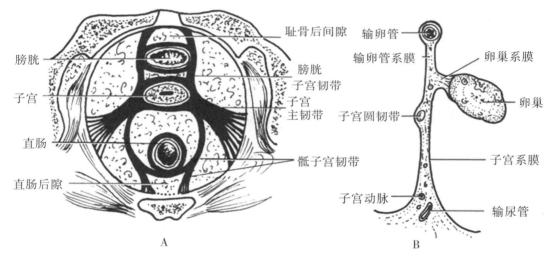

[A:子宫颈周围固定装置(盆腔上面观);B:子宫阔韧带(纵切面)]

图 2-18 子宫的固定装置

三、子宫的血供与神经支配

(1)子宫动脉为供应子宫的主要动脉,发自髂内动脉,沿盆侧壁向前内下行至子宫阔韧带基部,在此韧带两层腹膜之间向内行,在距子宫颈外侧约 2 cm 处,越过输尿管的前上方,继而在阴道穹侧部上方行向子宫颈,沿子宫侧缘迂曲上行,沿途发出分支至子宫壁(图 2-19)。当行至子宫角处,分为输卵管支和卵巢支,分布于输卵管和卵巢。子宫动脉也分布于子宫颈和阴道。

女性生殖系统与内分泌系统

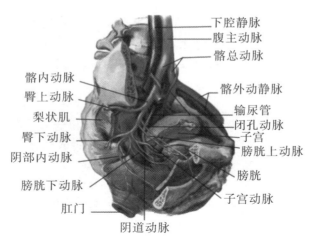

图 2-19 子宫的动脉（见附彩图）

（2）子宫静脉起自子宫阴道静脉丛，在平子宫口高度汇合成子宫静脉，汇入髂内静脉。

（3）神经支配主要发自盆丛中的子宫阴道丛，此丛位于子宫颈阴道上部外侧的子宫阔韧带基部内。交感、副交感神经纤维均通过此丛，从丛内发出的纤维分布于子宫和阴道上部。

四、子宫壁的组织学结构

子宫腔小壁厚，子宫壁的组织结构由外向内分为外膜、肌层和内膜三层（图 2-20）。

（一）外膜

外膜（perimetrium）在子宫体部和底部是浆膜，浆膜由薄层结缔组织和间皮构成；在子宫颈是纤维膜。

（二）肌层

肌层（myometrium）很厚，由大量成束的平滑肌纤维和间隔于其间的结缔组织所构成，结缔组织中未分化的间充质细胞丰富，且有分化为平滑肌细胞的倾向。肌层从外向内依次分为浆膜下层、中间层（血管层）和黏膜下层，三层间分界不明显，肌纤维相互交织。浆膜下层和黏膜下层肌层较薄，主要由纵行的平滑肌束构成；中间层较厚，由环行和斜行的平滑肌束构成，并富含大血管，呈海绵状。

成年女性子宫壁肌层的平滑肌纤维长为 30～50 μm。妊娠时受到激素作用，一方面促使子宫壁自身的平滑肌纤维分裂增殖、肌纤维体积增大；另一方面结缔组织中的未分化间充质细胞亦增殖分化为平滑肌纤维，致肌纤维数量增加，肌层增厚，肌纤维可增长数十倍，达 500～600 μm，从而使妊娠的子宫增大。分娩后，子宫壁平滑肌纤维逐渐变小，部分肌纤维发生细胞凋亡并被吸收，使肌纤维的体积、长度、数量逐渐恢复原状，增大的子宫渐至正常大小。

受精时，子宫平滑肌纤维的收缩有助于精子从子宫向输卵管中运行；在妊娠时，由于肌纤维增多、肥大，子宫壁变得厚实、坚韧，有利于胎儿在子宫内发育；分娩时，平滑肌的收缩可帮助胎儿娩出。

(三) 内膜

内膜层（endometrium）由上皮和固有层构成。上皮为单层柱状，与输卵管黏膜上皮相似，含有纤毛细胞和分泌细胞两种类型。纤毛细胞数量少，常聚集于子宫腺开口周围，散在分布于分泌细胞之间。分泌细胞较多，顶部有微绒毛。固有层结缔组织较厚，血管丰富，除含有一般的结缔组织细胞成分外，还含有大量的基质细胞（stromal cell），该细胞呈梭形或星形，细胞核大而圆，细胞质较少，具有合成和分泌胶原蛋白的能力，是一种分化程度较低的细胞，可分化为前蜕膜细胞或内膜颗粒细胞。内膜颗粒细胞可以分泌松弛素，松弛素可促使毛细血管抒张，还可分解基质中的网状纤维。此外，内膜的上皮下陷至固有层中形成许多单管状或末端分支的管状的腺体，称为子宫腺（uterine gland），腺上皮以分泌细胞为主，纤毛细胞较少。

按结构和功能特点，又可将子宫底部和体部的内膜层分为功能层（functional layer）和基底层（basal layer）两层。功能层较厚，是靠近子宫腔的内膜部分，从青春期开始，在卵巢激素的作用下发生周期性变化和剥脱出血（即月经）；妊娠时，胚泡植入此层并在此发育。基底层较薄，位于内膜深部，与肌层紧邻，此层在内膜的周期性变化中不发生脱落，并有较强的增生、修复能力，可产生新的功能层。

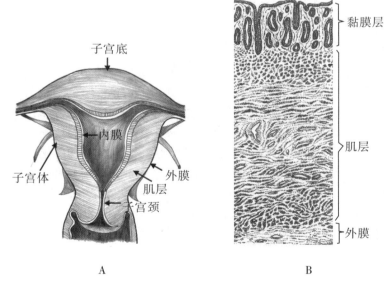

（A：大体结构；B：光镜结构模式图）

图 2-20　子宫壁结构

子宫内膜的血管来自子宫动脉的分支。子宫动脉经外膜进入肌层，至肌层的中间层发出许多放射状小动脉，与子宫腔面垂直，小动脉在进入子宫内膜时分为两支：短而直的分支分布于内膜的基底层，其不受性激素影响，称为基底动脉（basal artery）；小动脉的主干分支则从基底层延伸到功能层浅部，呈螺旋状走行，称为螺旋动脉（spiral artery），并在功能层的浅层形成毛细血管网，然后汇入小静脉，小静脉穿越肌层汇合为子宫静脉。螺旋动脉对卵巢激素敏感（图2-21）。

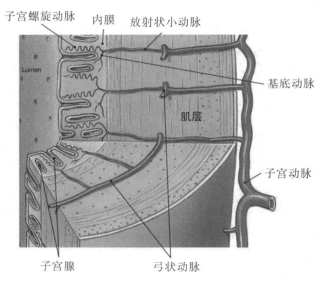

图2-21 子宫内膜血管和腺体（见附彩图）

五、子宫颈的组织学结构

子宫颈壁由外向内分为外膜、肌层和黏膜。外膜为纤维性结缔组织。肌层平滑肌较少而分散，且从上端到下段呈逐渐减少的趋势，结缔组织较多。宫颈口处有环形平滑肌，起括约肌的作用。黏膜形成许多大而分支的皱襞。相邻皱襞之间的裂隙形成腺样的隐窝，在切面上形似分支管样腺，称为子宫颈腺。黏膜上皮为单层柱状，由少量纤毛细胞和较多分泌细胞以及储备细胞（reserve cell）构成。分泌细胞在卵巢激素的影响下可分泌黏液。储备细胞较小，散在于柱状细胞和基膜之间，分化程度较低，有增殖和修复功能，此细胞在有慢性炎症时易癌变。纤毛细胞较少，散在分布于分泌细胞之间，纤毛向阴道方向摆动，可促使相邻分泌细胞的分泌物排出并流向阴道。宫颈阴道部的黏膜光滑，上皮为复层扁平，细胞内含有丰富的糖原。宫颈外口处，单层柱状上皮移行为复层扁平上皮，此处是宫颈癌好发部位。

宫颈黏膜无周期性剥落，但其分泌物的性质却随卵巢活动周期发生变化。排卵时，宫颈在雌激素的作用下，分泌增多，分泌物黏稠度降低，有利于精子穿过；黄体形成时，孕酮（又称"黄体酮"）可抑制宫颈上皮细胞分泌，分泌物黏稠度增高，使精子难以通过；妊娠时，其分泌物的黏稠度更高，起到阻止精子和微生物进入子宫的屏障作用。

六、子宫内膜的周期性变化

从青春期开始，子宫底部和体部的内膜功能层在卵巢分泌的雌激素和孕激素的作用下出现周期性变化，即每28天左右发生一次内膜的剥脱、出血和增生、修复过程，称为月经周期（menstrual cycle）。每个月经周期是从月经的第 1 天开始至下次月经来潮的前一天止。按照子宫内膜的变化，月经周期分为三个时期，即月经期、增生期和分泌期（图 2 - 22）。

（一）月经期

月经期（menstrual phase）处于月经周期的第 1～4 天。由于排出的卵未受精，卵巢中月经黄体退化，致使雌激素和孕激素水平骤然下降，引起子宫内膜功能层的螺旋动脉持续性收缩，使子宫内膜缺血、缺氧，子宫腺停止分泌，组织液减少，功能层组织发生坏死。随后，螺旋动脉又突然短暂地扩张，功能层血管破裂，血液流出淤积于内膜浅层，功能层崩溃，血液连同坏死组织一起进入子宫腔并经阴道排出，即为月经（menstruation）（图 2 - 22A）。

在月经期末，功能层全部脱落，基底层残留的子宫腺上皮细胞开始分裂并向子宫腔表面增生，使子宫内膜表面上皮逐渐修复，月经停止，子宫内膜进入增生期。

（二）增生期

增生期（proliferative phase）处于月经周期的第 5～14 天。在垂体分泌的 FSH 的作用下，卵巢内有若干卵泡开始生长发育，故此期又可称为卵泡期（follicular phase）。此时受到卵巢中生长卵泡所分泌的雌激素影响，内膜基底层开始增生，修补脱落的子宫内膜功能层，至增生期末，内膜可从 1 mm 左右增厚到 2～4 mm。增生期时，子宫内膜变化为：固有层中基质细胞分裂增殖，同时产生大量的纤维和基质；子宫腺逐渐增多、增长并弯曲，腺腔扩大；腺细胞内核糖体、粗面内质网等细胞器增多，胞质中出现糖原；增生期晚期时子宫腺开始进行分泌活动；螺旋动脉伸长且弯曲（图 2 - 22B）。增生期末，即月经周期的第 14 天时，卵巢中通常有一个卵泡已发育成熟并排卵，子宫内膜则随之进入分泌期。

（三）分泌期

分泌期（secretory phase）处于月经周期的第 15～28 天。此期，排卵后的卵巢中形成黄体，故又可称为黄体期（luteal phase）。在黄体分泌的雌激素和孕激素的作用下，子宫内膜继续增生，厚度可达 5～7 mm。分泌期时子宫内膜的变化为：子宫腺增长、弯曲，腺腔继续扩大；腺细胞内的糖原增多并从细胞顶部以顶浆分泌的方式排入腺泡腔，腺腔中充满含有糖原等营养物质的黏稠液体；固有层内组织液增多，内膜水肿；螺旋动脉变得更长、更弯曲并伸入内膜浅层；到分泌期晚期，基质细胞继续增殖肥大，胞质内充满糖原和脂滴，改称为前蜕膜细胞（predecidual cell）。如果卵子受精，前蜕膜细胞在妊娠后继续发育增大，称为蜕膜细胞（decidual cell）。如未妊娠，在分泌期末，即月经周期的第 28 天，卵巢中的月经黄体退化，雌、孕激素水平下降，子宫内膜又转入月经期；如排出的卵子受精，则妊娠黄体继续分泌雌激素和孕激素，子宫内膜维持在分泌期（图 2 - 22C）。

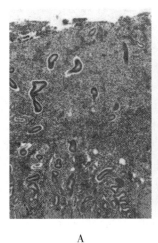 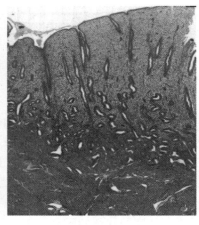 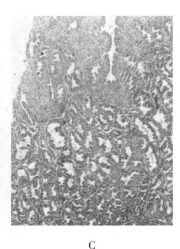

A　　　　　　　　　　B　　　　　　　　　　C

（A：月经期；B：增生期；C：分泌期）

图2-22　子宫内膜的周期性变化（HE，200×）（见附彩图）

从青春期至更年期前，子宫内膜受激素影响出现周期性变化；更年期时，由于卵巢功能逐渐退化，月经周期不规则；绝经期后，子宫内膜因失去卵巢激素的作用不再发生周期性变化，并萎缩变薄。

 第四节　乳房

一、乳房的形态及位置

乳房（breast）是由皮肤特殊分化的器官，为人类和哺乳动物特有的器官。人类仅有一对乳房。男性和小儿乳房不发达，但乳头的位置较为恒定，多位于第4肋间隙，或第4及第5肋骨水平，常作为定位标志。女性乳房在青春期开始生长发育，妊娠期和哺乳期有分泌活动，该分泌功能与女性激素相关。妊娠末期，乳腺开始分泌少量乳汁。胎儿娩出后，乳汁量随婴儿长大而增多。哺乳停止后，乳房内腺体逐渐萎缩、变小。

（一）乳房的形态

女性一生中乳房的大小和形态变化较大。成年未孕女性的乳房呈悬垂形或半球形（图2-23），紧致而富有弹性，重150～200 g。其大小、形态个体差异较大，主要由所含纤维组织和脂肪的多少不同所致。乳房表面中央有乳头，通常位于第4肋间隙或第5肋与锁骨中线相交处。乳头表面有许多小窝，内有输乳孔。乳头周围有颜色较深的环形皮肤区，称为乳晕。乳晕表面有许多小而隆起的乳晕腺，可分泌脂性物质以润滑乳头。妊娠期和哺乳期的乳头、乳晕有色素沉着而颜色变深。乳头和乳晕的皮肤均较薄弱，易受损伤而感染。

乳房由皮肤、皮下脂肪、纤维组织和乳腺构成（图2-23）。纤维组织主要包绕乳腺，形成不完整的囊，并嵌入乳腺内，将腺体分割成15～25个乳腺叶（lobe of mammary gland），每叶又分为若干乳腺小叶（lobule of mammary gland）。一个乳腺叶有一个排泄管，称为输乳管（lactiferous duct）。输乳管走向乳头，在近乳头处膨大为输乳管窦（lactiferous sinus），其末端变细，开口于乳头。乳腺叶和输乳管均以乳头为中心呈放射状排列，乳腺手术时宜做放射状切口，以减少对输乳管的损伤。乳腺周围的纤维组织还发出许多小的纤维束，向深面连于胸肌筋膜，向浅面连于皮肤和乳头，对乳房起支持和固定作用，称为乳房悬韧带（suspensory ligament of breast），或 Cooper 韧带（图2-24）。当乳腺癌侵及此韧带时，纤维组织增生，韧带缩短，牵引皮肤向内凹陷，使皮肤表面呈"酒窝征"；当肿瘤侵及浅淋巴管时，可使淋巴回流受阻引起皮肤淋巴水肿，致使皮肤表面出现许多点状小凹，类似橘皮，临床上称为橘皮样改变，是乳腺癌中晚期常有的一个体征。

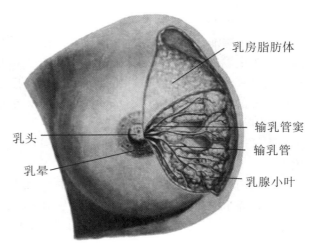

图2-23 成年女性乳房（见附彩图）

有些人的乳腺外上部常有一突出部分伸入腋窝，称为腋突（axillary process），在乳腺癌检查或手术时应予以注意。

（二）乳房的位置

乳房位于胸前部、胸大肌和胸肌筋膜的表面，上起第2～3肋，下至第6～7肋，内侧至胸骨旁线，外侧可达腋中

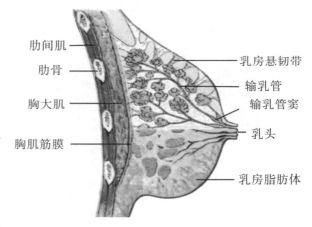

图2-24 女性乳房（矢状切面）（见附彩图）

线。胸大肌前面的深筋膜与乳腺体后面的包膜之间为乳腺后间隙（retromammary space）（图2-24），内有一层疏松的结缔组织，但无大血管存在，是隆乳术中假体植入的常见部位。有时也可将假体植入胸大肌后面的深筋膜与胸小肌之间的胸大肌后间隙。乳房后间隙脓肿宜在乳房下缘做一弧形切口引流。

二、乳腺组织学结构

乳腺（mammary gland）在青春期后受卵巢激素的影响开始发育，其结构因年龄及生理状态不同而有差异。妊娠期和授乳期乳腺有泌乳活动，称为活动期乳腺；无泌乳功能的乳腺称为静止期乳腺。

（一）乳腺的一般结构

乳腺由腺泡、导管和结缔组织构成（图2-25）。其实质被结缔组织分隔成15～25个围绕乳头呈放射状排列的锥体形的乳腺叶，每个乳腺叶又被分隔成若干个乳腺小叶，每个小叶均是一个复管泡状腺。腺泡的腔很小，其上皮为单层立方或柱状，腺上皮与基膜间有一层梭形的肌上皮细胞（myoepithelial cell）。导管包括小叶内导管（单层立方或柱状上皮）、小叶间导管（复层柱状上皮）和总导管（复层扁平上皮）。总导管即输乳管，开口于乳头，近开口处膨大为输乳管窦，与乳头表皮相移行。小叶间含有大量结缔组织和脂肪组织。

乳头内部由致密结缔组织组成，胶原纤维和弹性纤维丰富，其中，弹性纤维可延伸至乳晕。结缔组织内平滑肌环绕或平行于输乳管。乳晕深面结缔组织含输乳管窦、汗腺、皮脂腺和乳晕腺，后三者开口于皮肤表面。乳晕和乳头皮肤下无脂肪组织。

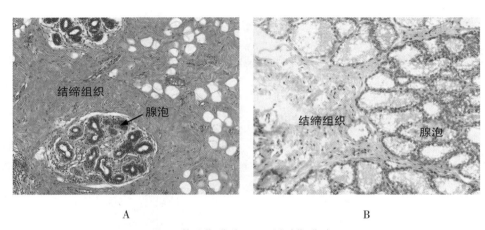

（A：静止期乳腺；B：活动期乳腺）

图2-25　乳腺（HE，200×）（见附彩图）

（二）静止期乳腺

静止期乳腺（resting mammary gland）是指性成熟后至绝经前而无泌乳活动的女性乳腺，腺体和导管不发达，腺泡小而少，分散于结缔组织中。常见小叶内导管，单层细胞呈立方形或柱状，胞质少，胞核圆形或椭圆形；梭形肌上皮细胞，胞核椭圆形，与导管长轴平行。乳腺叶之间存在与真皮乳头层相延续的致密结缔组织。乳腺小叶间的致密结缔组织与真皮乳头层相延续，细胞少，纤维粗大，称为小叶间隔（interlobular septum）。乳腺小叶内存在疏松结缔组织，内含丰富的成纤维细胞、脂肪细胞和少量的淋巴细胞、浆细胞、巨噬细胞。

静止期乳腺随月经周期表现为周期性变化：增生期，由于雌激素的作用，乳腺导管上皮细胞增生，核仁和高尔基体增大，核糖体和线粒体增多；分泌期，由于孕激素的作用，导管增厚，基膜增厚，小叶内和小叶间结缔组织的血管充血，呈水肿样，使乳腺略增大，绝经后这一现象消失。

（三）活动期乳腺

活动期乳腺（active mammary gland）是指妊娠期和授乳期的乳腺，可分泌乳汁。妊娠早期，在雌激素和孕激素作用下，乳腺小导管的上皮细胞和腺泡细胞迅速增生，数量增加，腺泡增大，腺泡管和腺泡上皮为单层立方或柱状分泌性上皮，细胞大，胞质嗜酸性，顶部有小泡和脂滴，核圆，位于细胞中央偏基底部，核仁明显。肌上皮细胞呈星状，多突起，通过桥粒与腺上皮细胞相连。而结缔组织和脂肪组织减少，毛细血管和小血管增加。乳腺体积增大。妊娠中期，腺细胞增大，顶部出现分泌颗粒、脂滴和糖原颗粒，腺腔扩大，腔内含嗜酸性分泌物。妊娠后期，在垂体分泌的催乳素作用下，腺泡以顶浆分泌的方式开始分泌淡黄色黏稠分泌物，其中含有少量脂肪、乳糖和丰富的乳蛋白、抗体等，称为初乳（colostrum）。初乳中含有的吞噬脂滴的巨噬细胞称为初乳小体（colostrum corpuscle）。此时，腺细胞高尔基体发达，包含扁平囊泡、大泡和小泡，胞质内含有大量脂滴，线粒体大而丰富。肌上皮细胞变扁，含丰富的核糖体和粗面内质网。

授乳期乳腺结构与妊娠期相似，但腺体发育更好，结缔组织更少，脂肪细胞减少，血管、淋巴细胞、浆细胞和嗜酸性粒细胞增多，腺泡多而腔大，腺泡处于不同的分泌时期。分泌前，腺细胞呈高柱状，分泌后变为立方形或扁平形，腺腔内充满乳汁。腺泡上皮细胞顶部胞质含空泡，基底部含较多粗面内质网；高尔基体发达，可合成乳糖成分；滑面内质网发达，可合成脂质。胎儿和胎盘娩出，母体失去胎盘激素的调节，腺垂体分泌催乳素增多，乳腺开始泌乳。婴儿的吮吸可抑制下丘脑分泌催乳素抑制素，促进垂体合成分泌催产素，使乳腺泌乳增强。吮吸亦可使下丘脑室旁核内神经内分泌细胞在神经垂体内释放催乳素，引起乳腺腺泡和导管的肌上皮细胞收缩，促进导管和腺泡排出乳汁，称为哺乳反射（milk ejection reflex）。

断乳后，由于催乳素水平下降，乳腺停止泌乳，腺组织逐渐萎缩，大部分腺泡退化被吸收，乳腺小叶变小，结缔组织和脂肪组织增多，乳腺又进入静止期（图2-25）。绝经期后，体内雌激素、孕激素水平下降，乳腺组织萎缩退化，仅留少量导管，结缔组织和胶原纤维减少，脂肪组织取代腺组织，乳腺体积缩小。

第五节　阴道

阴道（vagina）为连接子宫和外生殖器的肌性管道（图2-1），是女性的性交器官，也是排出月经和娩出胎儿的管道，由黏膜、肌层和外膜组成，富于伸展性。阴道有前壁、后壁和侧壁，前、后壁互相贴近。阴道的长轴由后上方伸向前下方，下部较窄，下端以阴道口（vaginal orifice）开口于阴道前庭。处女的阴道口周围有处女膜（hymen）附着，处女膜可呈环形、半月形、伞状或筛状，处女膜破裂后，阴道口周围留有处女膜痕。阴道的上端宽阔，包绕子宫颈阴道部，两者之间的环形凹陷称为阴道穹（fornix of vagina）。阴道穹分为互相连通的前部、后部和侧部，以阴道穹后部最深，其后上方即为直肠子宫陷凹，两者间仅隔以阴道后壁和覆盖其上的腹膜。临床上可经阴道后穹穿刺来引流直肠子宫陷凹内的积液或积血，进行诊断和治疗。

阴道位于小骨盆中央，前有膀胱和尿道，后邻直肠。直肠指诊可触诊到直肠子宫陷凹和子宫颈等。阴道下部穿经尿生殖膈，膈内的尿道阴道括约肌和肛提肌均对阴道有括约作用。

第六节　女性外生殖器官

女性外生殖器即外阴（vulva），包括阴阜、大阴唇、小阴唇、阴道前庭、阴蒂和前庭球（图2-26）。

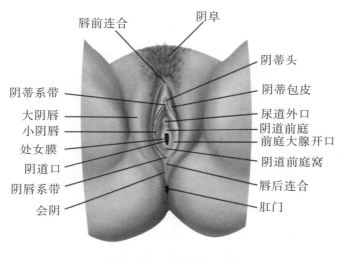

图2-26　女性外生殖器

一、阴阜

阴阜（mons pubis）为耻骨联合前方的皮肤隆起，皮下富有脂肪。性成熟期以后，生有阴毛。

二、大阴唇

大阴唇（greater lip of pudendum）为一对纵长隆起的皮肤皱襞。大阴唇的前端和后端左右互相连合，形成唇前连合和唇后连合。

三、小阴唇

小阴唇（lesser lip of pudendum）位于大阴唇的内侧，为一对较薄的皮肤皱襞，表面光滑无毛。其前端延伸为阴蒂包皮和阴蒂系带，后端两侧互相会合形成阴唇系带。

四、阴道前庭

阴道前庭（vaginal vestibule）是位于两侧小阴唇之间的裂隙。阴道前庭的前部有尿道外口，后部有阴道口，阴道口两侧各有一个前庭大腺导管的开口。

五、阴蒂

阴蒂（clitoris）由两个阴蒂海绵体（cavernous body of clitoris）组成，后者相当于男性的阴茎海绵体，亦分阴蒂脚、阴蒂体、阴蒂头三部（图2-27）。阴蒂脚（crus of clitoris）埋于会阴浅隙内，附于耻骨下支和坐骨支，向前与对侧的结合成阴蒂体（body of clitoris）；阴蒂头（glans of clitoris）露于表面，含有丰富的神经末梢。

六、前庭球

前庭球（bulb of vestibule）相当于男性的尿道海绵体，呈蹄铁形，分为较细小的中间部和较大的外侧部。中间部位于尿道外口与阴蒂体之间的皮下，外侧部位于大阴唇的皮下（图2-27）。

七、前庭大腺

前庭大腺（greater vestibular gland）又称为 Bartholin 腺，形如豌豆，位于前庭球后端的深面，其导管向内侧开口于阴道口两侧的阴道前庭内（图2-27）。该腺相当于男性的尿道球腺，其分泌物有润滑阴道口的作用。如因炎症导致导管阻塞，可形成前庭大腺囊肿。

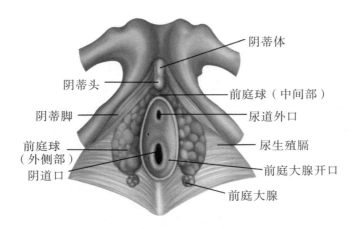

图2-27 阴蒂、前庭球和前庭大腺

第七节 会阴

会阴（perineum）有狭义和广义之分。狭义的会阴即产科会阴，指肛门与外生殖器之间狭小区域的软组织。由于分娩时此区承受的压力较大，易发生撕裂（会阴撕裂），助产时应注意保护此区。广义的会阴指封闭小骨盆下口的所有软组织，呈菱形，其前界为耻骨联合下缘，后界为尾骨尖，两侧为耻骨下支、坐骨支、坐骨结节和骶结节韧带。以两侧坐骨结节的连线为界，可将会阴分为前、后两个三角形的区域（图2-28）。前方的是尿生殖区（urogenital region），男性有尿道通过，女性有尿道和阴道通过；后方的是肛区（anal region），其中央有肛管通过。会阴的结构，除男、女生殖器外，主要是肌和筋膜。

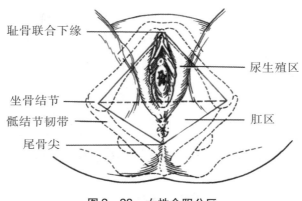

图2-28 女性会阴分区

一、会阴的肌

（一）肛区的肌

肛区（肛三角）肌群包括肛提肌、尾骨肌和肛门外括约肌（图2-29）。

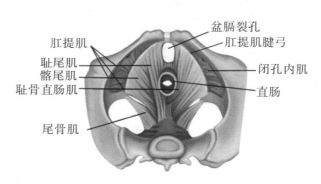

图2-29 肛提肌和尾骨肌（上面观）（见附彩图）

1. 肛提肌

肛提肌（levator ani）为一对宽的扁肌，两侧会合呈漏斗状，尖向下，封闭骨盆下口的大部分。它起自耻骨后面、坐骨棘及张于两者之间的肛提肌腱弓（tendinous arch of levator ani muscle）（由闭孔筋膜增厚而形成），纤维行向后下及内侧，止于会阴中心腱、肛尾韧带（anococcygeal ligament）（肛门和尾骨之间的结缔组织束）和尾骨等。肛提肌靠内侧的肌束，左、右结合形成"U"形襻，从后方套绕直肠和阴道。两侧肛提肌的前内侧之间留有一个三角形的裂隙，称为盆膈裂孔，位于直肠和耻骨联合之间，男性有尿道通过，女性有尿道和阴道通过。尿生殖膈从下方封闭盆膈裂孔。

肛提肌的作用是托起盆底，承托盆腔器官，并对肛管和阴道有括约作用。

2. 尾骨肌

尾骨肌（coccygeus）位于肛提肌后方，骶棘韧带上面。起于坐骨棘，呈扇形止于骶、尾骨的侧缘。具有协助封闭骨盆下口，承托盆腔脏器及固定骶、尾骨的作用。

3. 肛门外括约肌

肛门外括约肌（sphincter ani externus）为环绕肛门的骨骼肌，分为皮下部、浅部和深部。

（二）尿生殖区的肌

尿生殖区（尿生殖三角）的肌群位于肛提肌前部的下方，封闭盆膈裂孔，可分为浅、深两层（图2-30）。

1. 浅层肌

（1）会阴浅横肌（superficial transverse muscle of perineum）：起自坐骨结节，止于会阴中心腱，有固定会阴中心腱的作用。会阴中心腱（perineal central tendon）又称会阴体（perineal body），是狭义的会阴深面的一个腱性结构，长约1.3cm，多条会阴肌附着于此，有加固盆底的作用。在女性，此腱较大且有韧性和弹性，在分娩时有重要作用。

（2）球海绵体肌（bulbocavernosus）：在女性，此肌覆盖于前庭球表面，称为阴道括约肌，可缩小阴道口。

（3）坐骨海绵体肌（ischiocavernosus）：此肌在女性较薄弱，覆盖于阴蒂脚的表面，收缩时使阴蒂勃起，又称为阴蒂勃起肌。

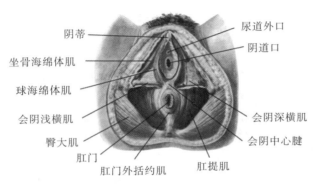

图2-30 女性会阴肌（浅层）（见附彩图）

2. 深层肌

（1）会阴深横肌（deep transverse muscle of perineum）：位于尿生殖膈上、下筋膜之间，肌束横行，张于两侧坐骨支之间，肌纤维在中线上互相交织，部分纤维止于会阴中心腱，收缩时可稳定会阴中心腱。此肌中埋有尿道球腺。

（2）尿道括约肌（sphincter of urethra）：位于尿生殖膈上、下筋膜之间，会阴深横肌前方，肌束呈环形围绕尿道膜部，是随意的尿道外括约肌。在女性，此肌还围绕阴道，称为尿道阴道括约肌（urethrovaginal sphincter），可缩紧尿道和阴道。尿道括约肌和会阴深横肌不能截然分开，有人将二者合称为尿生殖三角肌。

二、会阴的筋膜

（一）浅筋膜

肛三角的浅筋膜为富含脂肪的结缔组织，充填在坐骨肛门窝（ischioanal fossa）（图2-31）内。坐骨肛门窝曾用名为坐骨直肠窝，位于坐骨结节与肛门之间，为底朝下的锥形间隙。窝的外侧壁为闭孔内肌及闭孔筋膜，内侧壁为肛提肌和盆膈下筋膜，前界为尿生殖膈后缘，后界为臀大肌下缘。两侧的坐骨肛门窝在肛管后方相通。窝内有大量脂肪组织和会阴部的血管、神经、淋巴管等。坐骨肛门窝是脓肿的好发部位，大量积脓时，脓液可扩散到对侧，形成马蹄形脓肿，亦可穿过盆膈形成盆腔脓肿；若肛窦的炎症穿过肠壁经过坐骨肛门窝并穿通皮肤时，可形成肛瘘。

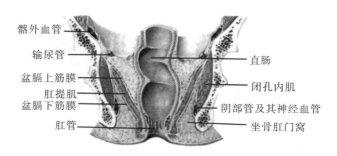

图2-31 盆腔（冠状切面）（通过直肠）（见附彩图）

（二）深筋膜

肛门三角的深筋膜覆盖于坐骨肛门窝的各壁。衬于肛提肌和尾骨肌下面的筋膜称为盆膈下筋膜；覆盖于肛提肌和尾骨肌上面的筋膜称为盆膈上筋膜，为盆壁筋膜的一部分。盆膈上、下筋膜及其间的肛提肌和尾骨肌共同组成盆膈（pelvic diaphragm），封闭骨盆下口的大部分，中央有直肠穿过，对承托盆腔脏器有重要作用。

尿生殖三角的深筋膜亦分为两层，分别覆盖在会阴深横肌和尿道括约肌的下面和上面，称为尿生殖膈下筋膜和尿生殖膈上筋膜；两侧附于耻骨下支和坐骨支，前缘和后缘两层互相愈合。尿生殖膈上、下筋膜及其间的会阴深横肌和尿道括约肌共同组成尿生殖膈

(urogenital diaphragm),封闭盆膈裂孔。男性尿道及女性尿道和阴道穿过尿生殖膈。尿生殖膈有加强盆底、协助承托盆腔脏器的作用。会阴浅筋膜与尿生殖膈下筋膜之间围成会阴浅隙(superficial perineal space),内有尿生殖三角的浅层肌,男性的阴茎根,女性的阴蒂脚、前庭球和前庭大腺等结构。尿生殖膈上、下筋膜之间的间隙称会阴深隙(deep perineal space),内有尿生殖三角的深层肌、尿道膜部和尿道球腺等结构(图2-32)。

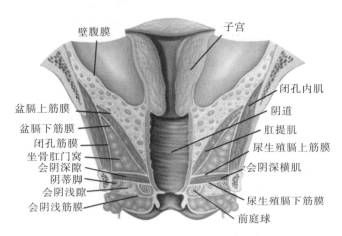

图2-32 女性盆腔冠状切面模式图(经阴道)

 第八节 女性生殖系统的发生

一、概述

生殖系统的主要器官起源于间介中胚层。人胚发育的第4周,间介中胚层尾段增生形成一对纵行的细胞索,称为生肾索(图2-33A)。第4周末,生肾索继续增生,从胚体后壁凸向胚内体腔,形成排列于中轴两侧的一对纵行隆起,称为尿生殖嵴,这是泌尿系统和生殖系统发生的原基。随后,尿生殖嵴上出现纵沟,把尿生殖嵴分成外侧粗长的中肾嵴和内侧细短的生殖腺嵴(图2-33B)。人类胚胎发育到第7周前,生殖腺的发育处于性未分化的阶段,男性胚胎和女性胚胎的生殖腺形态无差别。从第7周开始,生殖腺进入性分化阶段。

女性生殖系统与内分泌系统

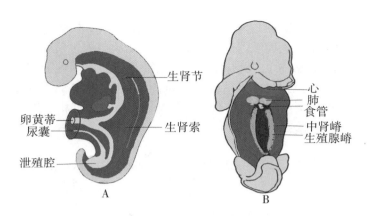

（A：内部侧面观；B：内部腹面观）

图2-33 第4周末人胚示意（见附彩图）

二、卵巢的发生

生殖腺由生殖腺嵴表面的体腔上皮、上皮下的间充质和从卵黄囊尾侧壁迁入的原始生殖细胞共同发育而成。

（一）未分化期

人胚发育的第4周初，靠近尿囊根部的卵黄囊壁的内胚层中出现大而圆的原始生殖细胞，随后，原始生殖细胞沿着后肠背系膜向生殖腺嵴迁移。第5周，生殖腺嵴表面的上皮细胞增殖，向深部的间充质伸入，形成许多不规则的细胞条索，称为初级性索（secondary sex cord）。第6周，原始生殖细胞迁入初级性索（图2-34、图2-35）。

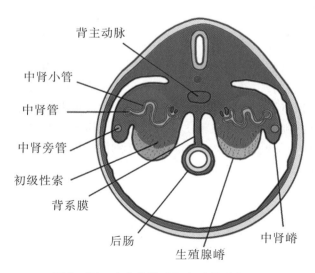

图2-34 未分化性腺示意（见附彩图）

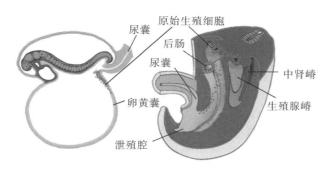

图 2-35 原始生殖细胞迁移示意（见附彩图）

（二）卵巢的形成

女性胚胎无 Y 染色体，不能合成睾丸决定因子（testis-determining factor，TDF），又由于女性胚胎无睾丸支持细胞、抗缪勒氏管激素（AMH）、睾丸间质细胞和睾酮，无法诱导性腺向睾丸方向分化，因此，女性胚胎的未分化性腺发育形成卵巢。第 10 周，初级性索退化，该部位基质和血管形成，成为卵巢髓质。性腺的表面上皮增生，向深部的间充质伸入，形成次级性索（图 2-36），又称为皮质索（cortical cord）。皮质索与上皮分离后形成卵巢皮质。上皮下的间充质形成白膜。随着皮质索体积增加，原始生殖细胞进入皮质索。第 3~4 个月时，皮质索断裂，形成许多细胞团，即原始卵泡。原始卵泡中央为原始生殖细胞分化成的卵原细胞，周围是由皮质索上皮细胞分化形成的单层扁平的卵泡细胞。卵原细胞不断进行有丝分裂，原始卵泡的数量也大量增多，在第 5 个月达到高峰。第 6 个月时，卵原细胞不再进行有丝分裂，开始了减数分裂，大量的卵原细胞退化消失。胎儿出生时，卵巢中有 70 万~200 万个原始卵泡，原始卵泡里的卵原细胞已经分化为初级卵母细胞，并停留在第一次减数分裂的前期。

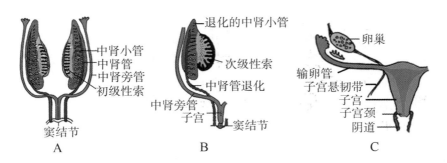

（A：未分化期尿生殖嵴；B：女性生殖系统的演变；C：出生后女性生殖系统）

图 2-36 卵巢和女性生殖管道的演变（见附彩图）

（三）卵巢的下降

生殖腺最初位于腹后壁，体积逐渐增大突入腹膜腔，由粗短的系膜悬吊于腰部。随后系膜逐渐变得细长，形成条索状的引带（gubernaculum），连于生殖腺尾端和阴唇阴囊隆起之间。随着胚体生长,腰部直立,引带相对缩短而牵拉生殖腺下降。第3个月时,卵巢到达并停留在盆腔。

三、女性生殖管道的分化

(一) 未分化期

第6周时,胚体内先后出现左右一对头尾走向的中肾管和一对中肾旁管,后者又称米勒管(Mullerian duct)。中肾旁管由尿生殖嵴头端外侧的体腔上皮凹陷闭合形成,起始部呈漏斗状,开口于体腔。中肾旁管上段较长,纵行于中肾管外侧;中段向内弯曲横行在中肾管腹侧,并在中线与对侧中肾旁管相遇;下段并列下行,末端为盲端,突入尿生殖窦背侧壁,在窦腔内形成隆起,称为窦结节(sinus tubercle)。中肾管开口于窦结节的两侧(图2-36)。

(二) 女性生殖管道的分化

由于缺乏雄激素,中肾管退化。由于无睾丸支持细胞分泌的抗中肾旁管激素,中肾旁管进一步发育。中肾旁管的上段和中段演化为输卵管,起始端形成输卵管漏斗部;下段合并后演变为子宫和阴道穹窿部。窦结节增生延长,形成阴道板。第5个月时,实心的阴道板演化为中空的阴道,下端以处女膜与阴道前庭相隔(图2-37)。

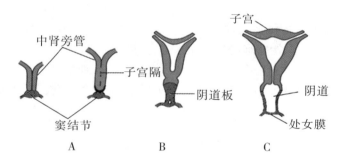

(A:子宫的形成;B:阴道的形成;C:正常子宫和阴道)

图2-37 子宫与阴道的演变(见附彩图)

四、外生殖器的发生

(一) 未分化期

第3周末,泄殖腔膜周围的间充质细胞增殖,形成两条头尾走向的弧形皱褶,称为泄殖腔褶。第6周时,尿直肠隔(urorectal septum)与泄殖腔膜融合,把泄殖腔分隔为腹侧的尿生殖窦(urogenital sinus)和背侧的原始直肠,把泄殖腔膜分隔为腹侧的尿生殖窦膜(urogenital membrane)和背侧的肛膜(anal membrane)。同时,泄殖腔褶被尿直肠隔分隔为腹侧的尿生殖褶和背侧的肛褶。尿生殖褶之间的凹陷称为尿生殖沟,沟底为尿生殖窦膜。尿生殖褶的头端增殖,两侧愈合形成生殖结节。同时,左、右尿生殖褶外侧的间充质增殖,形成一对纵行隆起,称为阴唇阴囊隆起(图2-38)。

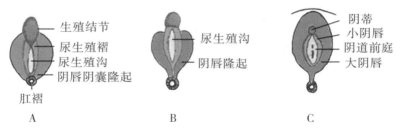

（A：尿生殖褶和肛褶的形成；B：阴唇隆起的形成；C：正常女性外生殖器）

图2-38 女性外生殖器的演变（见附彩图）

（二）女性外生殖器的分化

生殖结节演化为阴蒂。左、右尿生殖褶发育为小阴唇。两侧阴唇阴囊隆起形成大阴唇，头端合并形成阴阜，尾端合并形成阴唇后联合。尿生殖沟参与形成阴道前庭（图2-38）。

五、先天性畸形

（一）双子宫与双角子宫

正常情况下，左、右中肾旁管下段合并后演变为子宫和阴道穹窿部。左、右中肾旁管下段如果完全没有合并，则导致双子宫（double uterus），常伴有双阴道。如果只有中肾旁管下段的上半部分未合并，则形成双角子宫（bicornuate uterus）（图2-39）。

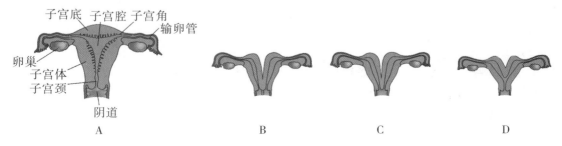

（A：正常子宫；B：双子宫双阴道；C：双子宫单阴道；D：双角子宫）

图2-39 子宫的相关畸形示意（见附彩图）

（二）阴道闭锁

正常情况下，窦结节增生延长形成阴道板，实心的阴道板演化为中空的阴道。如果窦结节没有形成阴道板，或者阴道板没有形成管道，就会导致阴道闭锁（vaginal atresia）。如果处女膜未穿通，则形成无孔处女膜（图2-40）。

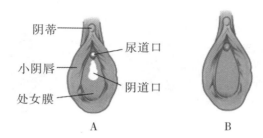

（A：正常处女膜；B：无孔处女膜）

图2-40 处女膜的相关畸形示意（见附彩图）

（三）两性畸形

两性畸形（hermaphroditism）又称为半阴阳，患者的外生殖器介于男、女两性之间。两性畸形分为以下三种。

1. 真两性畸形

患者既有睾丸又有卵巢，核型为46，XX和46，XY嵌合型，非常罕见，原因不明。

2. 男性假两性畸形

生殖腺为睾丸，核型为46，XY，因雄激素分泌不足导致外生殖器向女性方向不完全分化。

3. 女性假两性畸形

生殖腺为卵巢，核型为46，XX，因肾上腺分泌过多的雄激素导致外生殖器向男性方向不完全分化。

> 讨论：
> 2015年，一著名女演员公开自己冷冻卵子的经历，她将这称为"世上唯一的后悔药"。请问女性的生育期有多久？为什么女性绝经后就会失去生育能力？请联系正常卵泡发育过程和月经周期进行讨论分析。

小结

1. 同为生殖腺，卵巢形态跟睾丸一样吗？如果不同，是什么原因造成的？
2. 卵巢肿瘤手术切除时，结扎卵巢动脉，如何找寻该动脉？
3. 卵巢表面被覆表面上皮，其下为白膜，外周为皮质，中间为髓质。青春期前和青春期后，卵巢表面及实质结构有何不同？
4. 黄体主要由膜黄体细胞和粒黄体细胞组成，两种细胞分别由哪种细胞演变形成？具有哪些功能？妊娠黄体和月经黄体有何不同？黄体的最终结局是什么？
5. 输卵管是一对粗细不一的肌性管道，从内向外可以分为子宫部、峡部、壶腹部和漏斗部4个部分，输卵管结扎常选择在哪一部分？受精常在哪一部分？

6. 输卵管的管壁结构从内向外分为三层，分别为黏膜层、肌层和浆膜层，而黏膜层由上皮层和固有层组成，上皮层含有大量的纤毛细胞，请阐述纤毛细胞纤毛的作用机制。

7. 成人未孕时子宫前后稍扁，呈倒置的梨形，子宫颈的上端与子宫体相接的狭细部称为子宫峡，其在产科实践中有何临床应用意义？

8. 子宫的内腔较为狭窄，分为倒三角形的子宫腔和梭形的腔隙子宫颈管，试述它们的连通及其意义。

9. 子宫位于小骨盆腔中央，在膀胱与直肠之间，下端接阴道，两侧有输卵管和卵巢。当膀胱空虚时，成人子宫为轻度的前倾前屈位。其正常位置的维持靠哪些结构？

10. 子宫动脉为供应子宫的主要动脉，结扎子宫动脉时，请分析子宫动脉与输尿管的位置关系。

11. 按结构和功能特点，可将子宫底部和体部的内膜层分为功能层和基底层，青春期以后，子宫内膜出现周期性变化，称为月经周期。试比较月经期、增生期及分泌期子宫内膜的结构特点及与卵巢的功能关系。

12. 宫颈癌的好发部位在哪里？目前有何防治手段？

13. 乳腺叶和输乳管的排列特点是什么？有何临床意义？

14. 隆乳术时将假体（如硅胶等）植入，使乳房隆起，可将假体充填于什么位置？

15. 静止期乳腺和活动期乳腺在结构上有何差异？为什么要提倡母乳喂养？

16. 阴道为连接子宫和外生殖器的肌性管道，是女性的交接器官，也是排出月经和娩出胎儿的管道，阴道的上端宽阔，包绕子宫颈阴道部，两者之间的环形凹陷称为阴道穹。阴道穹在临床上有何应用？

17. 女性外生殖器包括阴阜、大阴唇、小阴唇、阴道前庭、阴蒂和前庭球，那么前庭大腺到底属不属于女性外生殖器？为什么？

18. 会阴有狭义和广义之分。狭义的会阴即产科会阴，指肛门与外生殖器之间狭小区域的软组织。广义的会阴指封闭小骨盆下口的所有软组织，呈菱形，其前界为耻骨联合下缘，后界为尾骨尖，两侧为耻骨下支、坐骨支、坐骨结节和骶结节韧带。临床上分娩时，需要重点保护产科会阴，为什么？

19. 请结合男性和女性生殖系统的形态学结构，比较男性和女性生殖系统的解剖结构异同，并分析和比较两性生殖系统的发生和分化过程。

（张全鹏，陈志强，崔志刚，周雯，齐亚灵）

👉单项选择题

1. 女性生殖腺是_____。
   A. 前庭大腺　　B. 卵巢　　C. 输卵管　　D. 子宫
   E. 阴道

2. 卵巢_____。
   A. 是腹膜外位器官　　　　　　B. 卵巢动脉起自髂内动脉
   C. 后缘有血管出入　　　　　　D. 借卵巢固有韧带连于子宫底的两侧

E. 位于腹腔内

3. 初级卵母细胞完成第一次成熟分裂是在_____。
   A. 青春期前　　B. 次级卵泡时期　　C. 成熟卵泡形成时　　D. 排卵前
   E. 受精时

4. 关于卵泡的发育，以下错误的是_____。
   A. 经历原始卵泡、初级卵泡、次级卵泡和成熟卵泡四个阶段
   B. 自青春期开始，所有的原始卵泡同时生长发育
   C. 每28天通常只有一个卵泡成熟
   D. 大部分卵泡退化成为闭锁卵泡
   E. 卵泡的退化见于卵泡发育的各个阶段

5. 关于月经周期的描述，以下错误的是_____。
   A. 自青春期起，在卵巢产生的雌激素、孕激素的作用下，子宫内膜发生周期性变化
   B. 子宫内膜的这种变化持续终身
   C. 每28天左右发生一次
   D. 其变化一般分为3期，分别为增生期、分泌期和月经期
   E. 月经期一般为周期的第1~4天

6. 关于输卵管的组织结构，以下错误的是_____。
   A. 上皮为假复层纤毛柱状上皮
   B. 上皮内无杯状细胞
   C. 黏膜形成许多纵行而分支的皱襞
   D. 纤毛细胞以漏斗部和壶腹部最多
   E. 上皮细胞的形态及功能随月经周期而变化

7. 输卵管的管壁由_____。
   A. 上皮、固有层、黏膜肌层组成
   B. 黏膜、肌层、浆膜组成
   C. 黏膜、肌层、纤维膜组成
   D. 黏膜、黏膜下层、肌层和浆膜组成
   E. 黏膜、黏膜下层、肌层和纤维膜组成

8. 关于输卵管的描述，错误的是_____。
   A. 输卵管伞是手术时识别的标志
   B. 其腹腔口通向腹膜腔
   C. 通常受精部位在壶腹部
   D. 峡部为理想的结扎部位
   E. 分为子宫部、峡部、壶腹部、漏斗部和伞部

9. 维持子宫前倾的主要韧带是_____。
   A. 子宫阔韧带　　　　　　　　　　B. 子宫主韧带
   C. 子宫圆韧带　　　　　　　　　　D. 直肠子宫韧带
   E. 耻骨子宫韧带

10. 子宫_____。
    A. 为腹膜内位器官
    B. 分为底、体、颈、峡四部分
    C. 子宫颈伸入阴道内，故有阴道部和阴道上部之分
    D. 子宫腔为梭形，颈管呈三角形
    E. 位于腹膜腔内

11. 某 26 岁产妇在剖宫产后出现发热，初步诊断为产后腹膜腔感染积液，在直立位时，积液易积聚在哪个部位_____？
    A. 肝肾隐窝   B. 骶子宫襞两侧
    C. 直肠子宫陷凹   D. 膀胱子宫陷凹
    E. 直肠膀胱陷凹

12. 某 65 岁女患者因阴道流血入院，经检查诊断为子宫颈癌，拟行子宫全切术，术中需结扎子宫动脉，该动脉走行于下述哪一结构中_____？
    A. 子宫阔韧带   B. 骶子宫韧带
    C. 卵巢悬韧带   D. 子宫圆韧带
    E. 卵巢固有韧带

13. 剖宫产手术常选择子宫下段切口，该下段是怀孕后由下述哪一结构逐渐伸长形成？_____。
    A. 子宫角   B. 子宫颈   C. 子宫底   D. 子宫峡
    E. 子宫体

14. 乳房_____。
    A. 乳腺分 15～20 个乳腺小叶
    B. 一个乳腺小叶有一个排泄管，称为输乳管
    C. 乳腺手术时宜做放射状切口
    D. 对乳房起支持和固定作用的是乳房悬韧带
    E. 由乳腺构成

15. 关于阴道的描述，错误的是_____。
    A. 阴道为女性内生殖器的一部分
    B. 阴道口开口于阴道前庭
    C. 阴道后穹最深，并与直肠子宫陷凹邻近
    D. 阴道上部较狭窄，下部较宽阔
    E. 处女的阴道口周围有处女膜附着

16. 原始生殖细胞来源于_____。
    A. 尿囊壁的内胚层
    B. 卵黄囊壁的胚外中胚层
    C. 未分化性腺的初级性索
    D. 生殖腺嵴的表面上皮
    E. 卵黄囊壁的内胚层

17. 左、右中肾旁管下段的上半部分未愈合可引起 _____。
    A. 双输尿管和双肾盂　　　　　　B. 双角子宫
    C. 双阴道　　　　　　　　　　　D. 双尿道
    E. 双子宫

答案：
1. B；2. D；3. D；4. B；5. B；6. A；7. B；8. E；9. C；10. C；11. C；12. A；13. D；14. D；15. D；16. E；17. B

（张全鹏，陈志强，崔志刚，周雯）

第三章　女性生殖系统的生理功能

第一节　卵巢的内分泌功能及其调节

卵巢是女性体内重要的内分泌腺之一。女性卵巢分泌的激素主要有雌激素、孕激素，还有少量的雄激素和抑制素。在不同时期，女性卵巢分泌的激素不同、浓度不同，对女性机体产生不同的影响。

女性卵巢在排卵前卵泡主要分泌雌激素，包括活性较强的雌二醇和活性较弱的雌酮。排卵后形成的黄体又可以分泌孕激素和雌激素。卵巢激素之间相互影响、相互转化，功能复杂。卵巢分泌的激素对女性生殖的系统功能均有着重要的调节作用。以下主要介绍雌激素和孕激素的合成、代谢和降解，雌激素和孕激素的生理作用，雄激素和抑制素，卵巢内分泌功能的调节以及卵巢功能的年龄变化。

一、雌激素和孕激素的合成、代谢和降解

雌激素属于一类含有18个碳原子的类固醇激素，主要包括雌二醇、雌酮和雌三醇。三种激素活性之比为100∶10∶3。由此可见，雌激素中雌二醇活性最强，雌酮次之，雌三醇最弱。此外，卵巢的黄体细胞还可以分泌维持妊娠所需要的孕激素，具有生物活性的主要是孕酮。

与雌激素相比，孕酮也属于一类类固醇激素，其含有21个碳原子。其结构与糖皮质激素和盐皮质激素较为相近，因此，可竞争结合血浆运载蛋白。孕酮不仅可以直接分泌入血发挥作用，也可以在酶的催化下转化为睾酮、雌二醇、皮质醇和醛固酮等发挥生物学作用。

卵巢排卵前的卵泡以分泌雌激素为主。此阶段分泌的雌激素主要由卵泡膜细胞和颗粒细胞共同参与合成。目前公认的是"二细胞学说"（图3-1），该学说认为卵泡膜细胞在黄体生成素（LH）的作用下先以胆固醇为原料合成孕烯醇酮，孕烯醇酮再转化为雄激素，其中包括睾酮和雄烯二酮，此过程在卵泡中发生，发生的场所和卵泡大小无关。当卵泡的颗粒细胞发育到一定程度时，在腺垂体分泌的卵泡刺激素（FSH）的作用下可以表达芳香化酶，此酶不仅是雌激素合成的必需原料，还能将卵泡膜细胞分泌的雄激素转变为雌酮和雌二醇，并把它们分泌到血液或者卵泡液内。所以，随着卵泡不断生长，女性体内的雄激素减少，雌激素不断增加，最终达到高峰。

女性生殖系统与内分泌系统

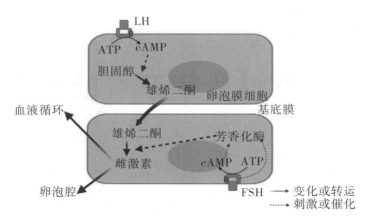

图3-1 卵巢雌激素合成的二细胞学说示意（见附彩图）

女性体内腺垂体分泌的LH在高峰出现前夕，通过LH的作用，卵巢的颗粒细胞逐渐发生黄体化，此时开始分泌少量孕酮，此孕酮又称为天然孕激素。由于此阶段颗粒细胞内缺乏17α-羟化酶，因此孕酮主要通过弥散作用进入相邻的卵泡膜细胞，在卵泡膜细胞内借助酶的催化作用转化为雄激素，随后再转入颗粒细胞内转化为雌激素。

卵巢排卵后，颗粒细胞和卵泡膜细胞转变为黄体细胞。颗粒黄体细胞能合成大量孕酮，且膜黄体细胞可以提供17α-羟化酶和17-裂解酶等，可以在特定条件下将合成的雄激素转化为雌激素。因此，此阶段的黄体也可以分泌雌二醇。

由此可见，在女性体内，雌激素、孕激素和雄激素三者密不可分、互相转化、互相影响。

血液中的雌激素和孕激素呈现为结合和游离两种形式。其中，结合型激素约占99%，这是因为雌激素和孕激素均属于类固醇激素，可与血浆中各种蛋白质结合，但这种结合型激素是不具有生物活性的。虽然如此，但结合型激素易于释放到靶细胞产生作用。游离型激素占1%，具有生物活性。正常情况下，在机体内，结合型激素和游离型激素可以保持动态平衡，有利于防止激素作用过强。肝脏是雌二醇和孕酮主要的降解场所。性激素大部分最终会以葡萄糖醛酸盐或硫酸盐的形式随尿排出，小部分经粪便排出。

二、雌激素和孕激素的生理作用

雌激素和孕激素发挥作用的途径主要有两种：一种是激素进入靶细胞，随后与胞内受体结合发挥效应；另一种是与膜受体或膜上的特异位点结合，通过跨膜信号转导的方式产生生物学效应。雌激素和孕激素对女性生殖系统的作用既互为协同，又互为拮抗，共同维持女性生殖系统正常的生理功能活动。

（一）雌激素的生理作用

雌激素的主要生理作用是促进女性生殖器官的发育和第二性征的出现并维持正常的生理功能活动。此外，雌激素对代谢也有重要的影响。

1. 对生殖器官的作用

（1）促进子宫发育、内膜增生，从而使子宫内膜发生增生期变化。

（2）促进子宫肌增生，使肌细胞内肌纤蛋白和肌凝蛋白的含量增加，子宫肌的兴奋性增高，动作电位发放频率增加，自发性收缩幅度力量加强，对催产素敏感性增强。

（3）促使排卵期宫颈口松弛，宫颈分泌大量清亮、稀薄的黏液，有利于精子的穿行。此时对黏液进行涂片检查，干燥后可出现羊齿植物样的结晶体。

（4）促进阴道上皮细胞增生，表浅细胞角化，黏膜增厚出现皱褶。加速上皮细胞内糖原分解，使女性的阴道呈酸性（pH值为4～5），这种酸性条件有利于增强阴道对细菌的抵抗力，使得女性阴道有自净功能。

（5）促进输卵管上皮细胞的增生，加强分泌细胞和纤毛细胞的活动，促进输卵管运动，有利于受精卵运行。

（6）与促性腺激素协同促进卵泡发育。

（7）促进外生殖器的发育。

2. 对乳腺和其他第二性征的作用

雌激素能刺激乳腺导管和结缔组织增生，促使脂肪组织在乳腺聚集，以便形成女性乳房的外部形态。雌激素还可使全身脂肪和毛发分布具有女性第二性征的特点，如骨盆宽大、臀部肥厚、音调增高等。

3. 对骨骼生长发育的作用

雌激素能刺激成骨细胞活动，抑制破骨细胞活动；加速骨骼生长，促进钙盐沉积；还可以促进长骨骨骺软骨愈合。故此，虽然青春期早期女孩生长较男孩快，但成年期女性平均身高较男性低。女性绝经后或切除卵巢后，雌激素减少，骨质疏松，易发生脊柱弯曲或骨折。

4. 对心血管系统的作用

雌激素能降低主动脉弹性蛋白和血浆胆固醇含量，显著增加 α-脂蛋白和减少 β-脂蛋白含量，防止动脉硬化，对心血管系统具有保护作用。

5. 对中枢神经系统的作用

雌激素对腺垂体 LH 和 FSH 的分泌有反馈性作用。促进神经细胞的生长、分化、再生和突触的形成，对神经递质的合成、释放及代谢也有影响。

6. 其他作用

雌激素可以影响肝细胞合成蛋白质，还可以使体液向组织间隙转移，导致水钠潴留。

（二）孕激素的生理作用

孕激素的主要生理作用是保证受精卵着床和维持妊娠。由于孕酮受体的含量受到雌激素的调节，因此孕激素常常在雌激素作用的基础上才可发挥生理学作用。

1. 对生殖器官的影响

（1）抑制子宫内膜细胞发生进一步增殖，促进内膜上皮细胞分泌期变化及内膜基质细胞的蜕膜化，有利于早期胚胎的发育和着床。

（2）使子宫肌细胞发生超极化，阈值升高，兴奋性降低，抑制其收缩，同时也降低其对催产素的敏感性，防止妊娠期胚胎排出子宫。

（3）使宫颈黏液减少且变黏稠，黏蛋白分子弯曲，交织成网状，阻止精子通过。

(4) 促进输卵管上皮细胞分泌黏性液体，为受精卵提供营养。

(5) 抑制阴道上皮增生，使其角化程度降低。

2. 对乳腺的作用

在雌激素作用的基础上，进一步促进乳腺腺泡与导管发育，并为妊娠后泌乳做准备。

3. 抑制排卵

通过负反馈抑制腺垂体 LH 和 FSH 的分泌，妊娠期女性体内高浓度的孕激素可抑制卵泡发育和排卵，从而避免女性妊娠期二次受孕。

4. 产热作用

不仅可以增强能量代谢，也可通过提高下丘脑体温调节中枢上的体温调定点水平使体温升高。孕激素可使基础体温在排卵后升高 $0.2 \sim 0.5℃$。基础体温在排卵前相对稍低，排卵后升高，呈双相变化。临床上将这一基础体温变化作为判断排卵的标志之一。

5. 其他作用

使血管和消化道平滑肌松弛，张力下降。故此，妊娠期女性易发生静脉曲张、便秘和痔疮等。孕激素还可促进水钠排泄。

三、雄激素和抑制素

雄激素也属于类固醇类激素，结构上与孕激素和雌激素有相似性。由于胆固醇在卵泡膜细胞和颗粒细胞内转化为雄激素，且雄激素可以在酶的作用下转变为雌激素，因此雄激素不仅存在于男性体内，在女性体内也可见。但女性体内雄性激素水平仅为男性体内的 1/20～1/10，按血清浓度大小依次为：硫酸脱氢表雄酮（dehydroepiandrosterone sulphate，DHEA-S）、脱氢表雄酮（dehydroepiandrosterone，DHEA）、雄烯二酮（androstenedione）、睾酮（testosterone）和双氢睾酮（dihydrotestosterone，DHT）。由于 DHEA-S、DHEA 和雄烯二酮在体内必须转化为睾酮和双氢睾酮才可发挥雄激素作用，因此，三者又称为"前雄激素"。女性体内 1% 的雄激素呈游离状态、19% 的雄激素与血清白蛋白结合、80% 的雄激素与性激素结合球蛋白结合。处于游离状态的雄性激素才是发挥作用的主要激素。

（一）来源

女性体内的雄激素主要来源于卵巢和肾上腺。下丘脑-腺垂体分泌的促性腺激素（FSH 和 LH）和促肾上腺皮质激素可以调节女性体内的雄激素水平，腺体内细胞也可起到调节作用。近年来的研究发现，LH 作用于卵泡膜细胞调节雄激素生成的通路主要有以下几种：第一种是通过环磷酸腺苷-蛋白激酶 A-环磷酸腺苷反应元件结合蛋白（cAMP-PKA-CREB）信号通路；第二种是细胞外调节蛋白激酶（ERK）信号通路；第三种是磷脂酰肌醇 3 激酶-Akt 信号通路；第四种是磷脂酶 Cβ-磷酸肌醇（PLCβ-IP）通路；第五种是 Wnt-CTNNB1 信号通路。人绒毛膜促性腺激素（hCG）不仅与 LH 结构相似，还与其有着共用受体，二者均可以调控卵泡膜细胞雄激素的生成。女性体内的 DHEA-S 主要来源于肾上腺网状带；DHEA 约 80% 来源于肾上腺网状带，约 20% 来自卵巢膜细胞；雄烯二酮 50% 来自肾上腺，剩余的 50% 来自卵巢基质；睾酮 25% 来源于肾上腺束状带，25% 来自卵巢基质直接合成，剩余的 50% 来源于血液循环中的雄烯二酮在肾上腺外的组织

（例如卵巢）的转化；DHT 其中有 80% 由雄烯二酮还原得到，20% 由睾酮在 5α 还原酶的作用下转化而来。因此，DHEA 为评价肾上腺雄激素水平的指标，睾酮为卵巢雄激素分泌的主要指标，DHT 为评价女性周围组织雄激素水平的指标。

抑制素（INH）作为卵巢局部调控因子之一，主要来源于性腺和胎盘。α-INH 前体蛋白来源于卵泡膜细胞，可以通过直接刺激卵泡膜参与雄激素的产生，也可通过局部调控促进雄激素合成酶的增多而生成更多的雄激素。

（二）生理作用

1. 对肌肉的作用

雄激素可以通过促进肌肉蛋白质合成来促进肌肉的生长和发育。

2. 对骨骼的作用

雄激素通过结合雄激素受体（androgen receptor，AR）促进长骨骨质的生长，影响身高，还可促进骨皮质生长及骨骺愈合，促进钙盐沉积。这是女性绝经后易发生骨质流失及骨质疏松的原因之一。

3. 对肾脏的作用

雄激素不仅具有促进肾近曲小管对钠重吸收的作用，还有刺激肾脏合成促红细胞生成素等作用。

4. 对生殖系统的作用

女性阴部和腋下的组织通过将睾酮转化为 DHT，使皮肤局部转化生成雄激素的浓度增加，进而刺激女性的阴毛和腋毛的生长。雄激素过多可出现女性多毛症。

5. 对卵泡发育的影响

在卵巢，雄激素除作为雌激素合成前体物质以外，对卵巢和卵泡的直接作用并不明显。近年有研究表明，雄激素能促进卵泡发育和增加排卵率，但过高则会导致多囊卵巢综合征。

（三）代谢和排出

女性体内雄激素主要在肝脏代谢。80% 的睾酮在肝内代谢，以葡萄糖醛酸化物或磺酸盐的形式经肾脏通过尿液排泄。

四、卵巢内分泌功能的调节

（一）卵巢的内分泌功能受下丘脑-垂体-卵巢轴的反馈调节

卵巢为女性的重要生殖器官，不仅具有排卵功能，还具有内分泌的作用。其内分泌功能主要受到下丘脑-垂体-卵巢轴的影响。垂体分泌的高位激素对卵巢具有刺激作用，而下位激素对下丘脑-垂体具有反馈性作用（图 3-2），通过这种调节方式维持女性体内激素水平的相对恒定。在卵巢的轴系反馈活动中，不仅有负反馈调节，也有正反馈调节。例如，卵巢卵泡在雌激素的作用下发育成熟后，正反馈作用到下丘脑腺垂体轴，使其分泌的 LH 增高，出现雌激素的分泌高峰，促使卵巢发生排卵。下丘脑-垂体-卵巢轴的这种反馈作用，使女性体内的激素呈周期性变化。

女性生殖系统与内分泌系统

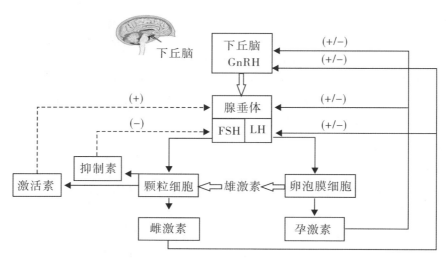

图3-2 下丘脑-垂体-卵巢轴的反馈调节

青春期前，女性机体下丘脑神经元发育尚未完全成熟，对腺垂体的调控能力较低，因此轴系活动水平较低。青春期后，下丘脑神经元发育成熟，通过脉冲式释放促性腺激素释放激素（GnRH）上调腺垂体的促性腺激素细胞，使其分泌FSH和LH增加，通过远距分泌作用于靶腺器官，从而影响卵巢的功能活动，形成女性特有的周期性活动规律。这种活动规律随着年龄增长，呈现越来越规律的周期。临床上常常通过连续性或脉冲式使用GnRH或类似药物，干扰神经元对于腺垂体的影响，下调垂体促性腺激素细胞上的GnRH受体，最终发挥抑制促性腺激素分泌的作用。腺垂体分泌的高位激素FSH主要作用是促进卵泡的早期发育，并促进雌二醇合成与分泌，调节优势卵泡的选择和非优势卵泡的闭锁。在卵泡发育晚期，FSH与雌激素协同，共同诱导颗粒细胞生成LH，为卵巢的排卵和黄体的形成做准备。雌激素在卵泡期的前半期阶段一直维持在较低水平，随着卵泡发育到后半期阶段，颗粒细胞分泌的雌二醇增加，FSH稍有降低，最终在卵泡期末达最低值。在这种轴系反馈作用下，雌激素在卵巢排卵前24小时迅速增加，24小时后直线下降。卵巢在黄体期时，FSH一直维持着低水平，月经期前达最低，在女性月经开始时才稍有增加。

腺垂体分泌的高位激素LH在卵泡期的前半期阶段一直维持着低水平，之后逐渐增加，在排卵前24小时与FSH一同出现高峰，但比FSH更为高耸，称LH高峰，同样24小时后分泌急剧减少。黄体期时，LH水平较FSH水平略高，黄体后期逐渐降低，月经前达最低水平。LH在与孕酮的共同作用下，可以诱导卵泡破裂而发生排卵。排卵后，颗粒细胞和内膜细胞在LH作用下转变为黄体，此时卵巢内的黄体会分泌大量孕激素和雌激素。如若排出的卵子未能受精，由于LH分泌降低，黄体的寿命仅有12～15天。

（二）卵巢激素的反馈性作用

卵巢分泌的激素（雌激素、孕激素和抑制素）对下丘脑和腺垂体具有反馈性作用。雌激素和孕激素主要进行的是负反馈调节，但在排卵前的一段时间内则起正反馈性作用，这一点比较特殊。抑制素主要是选择性抑制FSH合成和分泌，从而维持激素水平的恒定。

在卵巢卵泡不同阶段，其反馈作用方式不同。卵泡期时，由于在FSH作用下卵泡开始发育，雌激素分泌增加。卵泡后期，由于雌激素对 FSH 分泌的负反馈作用和颗粒细胞产生的抑制素选择性抑制 FSH 分泌，FSH 水平会下降。排卵前一天，雌激素浓度达到高峰，此时下丘脑增强 GnRH 的分泌，刺激腺垂体分泌 LH 和 FSH，对 LH 影响明显，故此时形成 LH 高峰。此时的 LH 高峰是由雌激素正反馈调节引起的。黄体期时，雌激素和孕激素均增加，对下丘脑-垂体会产生负反馈性抑制作用，从而导致 GnRH 释放减少，LH 和 FSH 的分泌也减少。

五、卵巢功能的年龄变化

女性的卵巢从出生后经历发育、成熟与衰退三个阶段。一般女性性成熟期从青春期开始到绝经期约持续 30 年。女性在 40～50 岁时，卵巢功能就开始出现不同程度的衰退，通常把女性从卵巢功能的开始减退到完全丧失的时期称为围绝经期，一般持续一年。围绝经期的时间长短因人而异，与遗传、生活习惯、自身健康程度和疾病等因素均有关。处于围绝经期的女性由于体内雌激素水平略低，通常会出现自主神经功能紊乱导致的一系列症候群，这些症状称为围绝经期综合征。围绝经期内，机体的卵巢内卵泡数量开始明显减少，且卵巢对垂体促性腺激素的敏感性降低。虽偶尔会有排卵，但通常为卵泡发育不全或无排卵现象。不仅如此，机体由于卵巢雌激素和抑制素分泌不足，对下丘脑-垂体的反馈作用减弱，导致雌激素分泌水平进一步偏低。围绝经期是女性的自然生理过程，多数女性可通过神经、体液和自身调节适应身体的变化，也有少数人群症状明显，必要时可在专科医生的指导下通过补充雌激素以缓解症状。

女性的绝经年龄多有不同，其主要与遗传、环境、感染或肿瘤等因素相关。女性到绝经期时，卵巢功能进一步衰退，发生完全无法排卵的现象，性激素分泌明显减少导致子宫内膜无法发生周期性变化，月经现象完全停止。女性到绝经后期，卵巢进一步萎缩并发生纤维化，其内分泌功能消退，最后女性的生殖器官也会发生退化萎缩现象。

第二节　卵巢、子宫内膜周期性变化的神经内分泌调控

下丘脑-腺垂体系统可以通过分泌促性腺激素调节卵巢的活动而使之发生周期性变化，卵巢分泌的类固醇激素可以通过远距分泌作用于子宫，从而使子宫内膜发生周期性变化。

一、卵巢对卵泡生长的调控

（一）卵泡期

卵泡的生长发育要经历原始卵泡、初级卵泡、次级卵泡及成熟卵泡四个时期，在原始卵泡和初级卵泡之间有窦前卵泡，在次级卵泡及成熟卵泡之间有窦（状）卵泡。根据卵泡的生长发育时期的特点，可将卵泡的生长发育分为 FSH 非依赖的缓慢生长、FSH 反应性生长及 FSH 高度依赖的快速生长三个时期（图 3-3）。

女性生殖系统与内分泌系统

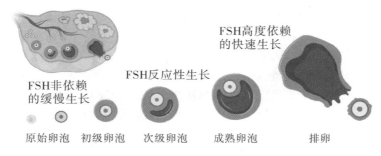

图3-3 卵泡的生长过程（见附彩图）

在卵泡颗粒细胞出现前，卵泡的发育主要受卵巢自身的调控，因此此时切除垂体并不会影响前期过程。但是自此往后，卵泡的发育受到垂体促性腺激素的调控。

FSH可诱发颗粒细胞分泌卵泡液，FSH协同雌激素诱发颗粒细胞与卵泡膜细胞生成LH受体。随着卵泡的发育成熟，受体数量增加，卵泡对LH的敏感性增强。在FSH和LH的共同作用下，卵泡产生的雌激素增加，血液中的雌激素含量增高，雌激素含量略微增高可选择性抑制FSH分泌，导致部分卵泡停止发育和退化闭锁，成为闭锁卵泡，仅剩原本个体发育较大的卵泡，称为优势卵泡。随着优势卵泡继续发育且分泌雌激素，血液中雌激素含量继续增加。当血液中雌激素达排卵前第一高峰的时候，刺激下丘脑-垂体轴，使其分泌活动增强，引发血液中LH与FSH增高，出现LH高峰。女性约在LH高峰后24小时左右发生排卵（图3-4）。由于排卵与LH高峰密切相关，临床上多数避孕药通过阻止LH高峰来达到避孕的目的。

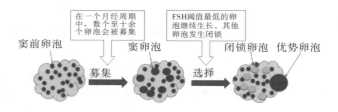

图3-4 卵泡的选择机制（见附彩图）

（二）黄体期

排卵后卵泡壁塌陷，卵泡内的颗粒细胞和卵泡膜细胞在LH的作用下发生黄素化（luteinization），分化成黄体细胞，随后形成黄体。黄体通常可维持14±2天，主要功能为分泌大量孕激素和雌激素。通常女性体内的黄体在排卵后7~8天（相当于月经周期第22天左右）可生长至约1.5cm，此时体内的雌激素与孕激素分泌达到高峰（此时雌激素的高峰是月经周期中的第二个高峰期，略低于前一个高峰）。如果卵子受精，则黄体在hCG的作用下继续发育为妊娠黄体。若卵子未受精，由于体内较高的雌激素和孕激素对下丘脑-垂体轴的反馈性抑制，FSH和LH分泌减少，黄体发生萎缩，失去分泌功能，形成白体，此为黄体期卵巢的主要变化。临床上，对于一些黄体功能不全的患者，可以通过补充hCG

促进黄体发育，或者直接补充孕激素来预防早期流产。

二、卵巢与子宫内膜周期性变化的神经内分泌调控

下丘脑通过调控腺垂体使其分泌激素，这些激素通过机体的体液循环作用于女性生殖器官，与其靶器官和靶细胞上的受体结合，促使雌激素、孕激素、雄激素和抑制素的分泌。这些性激素又通过体液循环作用于子宫，使子宫内膜在不同阶段有不同变化。

卵泡早期，卵巢的卵泡在腺垂体分泌的 FSH 作用下，发生募集生长，因此此时雌激素分泌增加，子宫内膜发生增生。直到月经周期的第 6 天左右，雌激素的分泌量达到一定程度，此时雌激素对下丘脑-腺垂体产生负反馈作用，FSH 分泌量减少，只有一个优势卵泡最终发育成熟。随着优势卵泡的成熟，体内激素水平进一步升高，此时的高浓度雌激素对下丘脑及腺垂体产生正反馈调节作用，下丘脑分泌大量的 GnRH，继而腺垂体又分泌大量的 FSH 和 LH。LH 变化幅度增大，出现 LH 高峰。子宫内膜受到雌激素的作用则继续增厚。通常 LH 高峰出现后 16~24 小时会发生排卵，临床上也根据此特点选择适当的时机进行人工授精。

卵巢排卵后形成的黄体能够分泌雌激素和孕激素。雌激素含量会发生先下降再升高的现象。在腺垂体分泌的 LH 的作用下，黄体发生发育现象，因此，雌激素和孕激素含量均会增加。通常在排卵 7~8 天后观测到雌激素的第二个高峰和孕激素的高峰现象。子宫内膜在这些激素的作用下会继续增厚，同时内膜腺体弯曲，并且在腺上皮细胞基底部出现包含糖原的小泡，子宫内膜的分泌功能增强。此时，这些增高的雌激素和孕激素对下丘脑产生负反馈影响，因此腺垂体分泌的 FSH 和 LH 水平是较低的。如果卵子未受精，排卵后 9~10 天黄体退化，黄体分泌的雌激素和孕激素会减少。这时激素对子宫内膜的维持作用就会下降，子宫内膜处的螺旋动脉发生痉挛收缩，内膜部分组织出现缺血、坏死、脱落，子宫内膜发生剥脱和出血。此时由于血液中孕激素和雌激素的浓度较低，对下丘脑-腺垂体的负反馈作用下降，接着 LH 和 FSH 的分泌逐渐增加，卵巢和子宫开始进入下一个月经周期。

第三节　女性性成熟表现

性生理学是一门从人的生理功能方面来研究人类性活动的学科，内容包括人类性成熟表现、人类性交互动中各性器官的生理反应。

青春期发动通常始于 8~10 岁，此时神经中枢负反馈抑制状态解除，GnRH 开始呈现脉冲式释放，继而女孩性成熟过程大体上先从卵巢增大开始，随后乳房发育及身高突增，然后出现阴毛、腋毛、月经来潮与骨盆增宽等现象，最后性器官及生殖功能达到成熟状态。女性性成熟的标志是第一次月经来潮。机体生殖器官的形态及功能的发育成熟，并伴有第二性征发育成熟且基本具备正常生育能力的状态称为性成熟，性成熟的过程也可称为青春期。青春期的开始年龄、发育速度及成熟年龄具有极大的个体、区域和民族差别。世界卫生组织规定的青春期年龄为 10~19 岁。

一、女性生殖器官发育

青春期前，原始卵泡一直处于静止状态。青春期后，机体在下丘脑和垂体促性腺激素的影响下，卵泡开始发育并开始分泌性腺激素。输卵管黏膜在青春期前开始有分泌作用，并在月经初潮前出现蠕动。女性胎儿出生后由于与母体分离，体内性激素迅速下降甚至消失，子宫体积反而减小，至10岁才恢复至出生时大小。青春期前，子宫内膜无增殖和分泌活动。青春期后，子宫迅速发育，子宫内膜开始增殖并伴有丰富的血管形成。

青春期时，女性除性器官显著发育外，身体的快速生长和第二性征的发育是最明显的改变。除了生理变化，在心理和行为上女性也会出现明显改变。女孩的青春期变化主要与卵巢分泌的雌激素增加有关。

二、女性第二性征出现

当女性体内的性激素达到一定水平时，开始出现第二性征的发育。女性青春期第一性征的变化是在GnRH作用下卵巢增大，卵泡开始发育和分泌雌激素，生殖器由幼稚型变为成人型。除生殖器以外，其他女性特有的性征都是第二性征，也称为副性征，主要指的是机体的性别特征。随着年龄的增长，下丘脑神经元发育成熟，女性体内的性激素水平也逐渐开始增加达到平衡。女性第二性征的发育与体内激素水平是密切相关的。随后当激素水平达到高峰时，女性的第二性征发育成熟。当女性体内激素值平衡时，少年发育为青年。女性第二性征的出现平均年龄为10~11岁。我国女性第二性征发育的顺序为乳房，随后是阴毛，再者为腋毛。女性第二性征成熟度分度标准见表3-1。女性阴毛生长标志着肾上腺皮质中的雄激素分泌开始增加。女孩进入青春期后，不仅女性第二性征开始发育，女孩的身高、体重和胸围等的生长发育也非常迅速。青春期和女性身高有着密切的关系。目前学者一致认为，青春期出现得早，生长停滞也会提前。

表3-1 青春期第二性征发育分度标准（女性）

程度	腋毛	阴毛	乳房
0	未长出腋毛	未长出阴毛	未见发育
I	开始出现稀疏且短的腋毛	沿阴唇开始出现稀疏且短的阴毛	乳头开始突出，乳晕稍显高起，乳房未见隆起
II	腋窝中心可见腋毛较密集，毛长1~2 cm	阴毛较长，波及耻骨联合处，覆盖面较成人窄	可见乳头突出，乳房隆起呈小墩状
III	腋毛密集且长，主要分布在腋窝中心及后部	阴毛更密集、更长，可盖满耻骨呈倒三角形	可见乳头突出，乳房增大呈成熟乳房状

（一）月经初潮

少女出现的第一次生理性子宫出血称为月经初潮（menarche），是青春期发育过程中最后一个出现的特征，也是性成熟过程中最重要的一个标志。月经初潮并不表示性成熟过程已经完成。月经初潮多为无排卵性月经，或伴随无正常黄体生成的排卵，故多数无受孕能力。经 5～7 年直到机体建立了规律的周期性排卵后，生殖功能才算完全成熟。我国女性月经初潮多在 12～15 岁，受地区、精神、营养与遗传等因素影响。

（二）性成熟机制及调节

性成熟的启动是一个非常复杂的过程，其主要受到下丘脑-垂体-性腺轴的调控影响，是下丘脑、垂体、性腺相互作用的结果。

女童在青春期前，下丘脑-垂体-卵巢轴活动处于负反馈平衡状态。卵巢虽然分泌少量性腺激素，但此激素对下丘脑 GnRH 有强烈的抑制作用，促激素和性激素的分泌较少，所以性发育基本静止。

随着青春期开始，GnRH 神经发育成熟，开始成脉冲式分泌，此为性成熟重要的标志。GnRH 调节垂体合成释放 LH 和 FSH。FSH 和 LH 刺激女性卵巢发育、排卵、黄体形成以及性激素的合成与分泌等。GnRH 的脉冲式释放影响女性的生殖周期：高频率且低幅度的脉冲式释放是卵泡期的特点，低频率且高幅度的脉冲式释放是黄体期的特点。

第四节　女性性行为机制

人类的性功能和性行为不仅仅是性器官的生理活动过程，而且是伴随着全身各系统协调统一的生理活动过程。现今的性学否定了以往"性的中心是生殖器"的说法，提出性是"一种以大脑为中心，以皮肤为终端"的新型概念。性功能是人类繁衍和生殖活动的重要功能。性兴奋（sexual excitation）是指人受到精神上或肉体上的性刺激后，性器官及有关部位出现的一系列生理变化。性兴奋的生理意义是为两性性器官呈现便利的交接状态，且为性结合准备条件。性行为（sexual behavior）指的是在性兴奋的基础上，两性性器官发生结合，即性交的过程。人类的性行为不单单是生理本能的反应，还是人类社会、人类心理因素与环境因素相互的结果。现今对于女性的性研究还处于十分落后的状态。根据调控性行为的特点，女性性行为机制可分为以下四个方面。

一、性行为的神经反射机制

女性性反射初级中枢位于脊髓前角的球海绵状核（nucleus of the bulbocavernosus）。球海绵状神经核轴突末梢支配女性生殖器部位的肌肉组织，其意义在于促使交配行为的完成。脊髓的性反射初级中枢也受到高位神经中枢的调控。位于下丘脑的腹内侧核是雌性动物的高级性中枢。有研究表明，当刺激腹内侧核引起雌性动物的性行为时，破除腹内侧核则可引起性行为的丧失。向切除卵巢的雌性动物体的下丘脑内注射雌激素和孕激素，性行为可发生恢复现象。向刺激性排卵动物脑内注入雌激素和孕激素，也可激活下丘脑腹内侧核并对雌性动物的性行为有易化作用。也有研究表明，雌性动物的下丘脑腹内侧核内存在大量的雌激素受体和孕激素受体，这些受体在内侧视前区和外侧隔区也有发现。由此证明雌性动物的性行为与下丘脑的特殊结构有密切关系。

雌性动物的性行为除了受下丘脑的腹内侧核调节之外,还受到大脑高级中枢的调节。不仅脑颞叶皮层在性对象识别和选择过程中有重要作用,脑干的网状下行结构对脊髓的初级中枢也起着重要的调节作用。目前有研究表明雌性动物的下丘脑腹内侧核中的神经元轴突与中脑导水管周围的灰质结构通过突触相联系。通过电刺激或激素作用可导致中脑导水管的周围神经元的发放频率增强。由此可以证明延髓的脑干网状结构与中脑的导水管周围神经元轴突相联系,经网状下行结构调节脊髓反射的中枢行为。

二、性行为的心理兴奋机制

女性因其生理特点,其心理活动比男性更加多元化,例如女性对事业、外貌和感情的需求要比男性更加突出。因为女性的神经系统具有较大的兴奋性,女性对于刺激反应较男性更加强烈。女性与男性不同,男性能对任何一个女性产生性反应,而女性则先要有一个非常满意的性关系,然后才能发生交合过程。

三、性行为的分子机制

女性的性行为调节是下丘脑、垂体、性腺和性器官四者相互作用的结果。下丘脑释放5种与性行为有关的激素至垂体,垂体通过FSH和LH作用于卵巢,卵巢则可以通过雌激素和孕激素影响女性性器官,从而影响性欲。

下丘脑-垂体通过分泌催产素(oxytocin,OT)、催乳素释放因子(prolactin releasing factor/hormone,PRH)、催乳素释放抑制因子(prolactin release inhibiting factor/hormone,PIH)作用于卵巢和子宫,从而影响生殖行为。下丘脑还可以通过释放GnRH调节垂体分泌FSH和LH,从而影响求偶行为。下丘脑神经元释放激素是呈脉冲式释放的。这种脉冲式释放通过上调腺垂体中促性腺激素细胞的GnRH受体来促进分泌LH和FSH,从而影响卵巢功能,进而使女性体内的激素含量呈周期性变化,最终使女性的性欲也呈周期性变化。当女性体内的雌激素分泌达到较高水平且出现排卵时,女性就会出现性欲。卵巢排卵后的黄体不仅可以分泌雌激素,还可以分泌孕激素。有研究表明,孕激素可以对抗女性的动情反应,故有降低女性性欲的作用。

四、性行为的生理反射机制

女性机体受到性刺激后,机体性器官及其他器官部位发生的变化称为性反应。女性的性反应是一种多器官、多系统的生理与心理变化,其功能机制复杂,个体差异较大。

女性从性欲开始到性交结束到恢复,有其特殊的周期性规律。女性从性欲唤起开始,由于神经反射,身体开始出现性紧张,性器官出现紧张性反应,与此同时出现机体血压上升、心跳加速、呼吸稍有加快及全身肌肉开始紧张等。心理上性欲开始唤醒,出现性唤起。女性的性唤起需要的时间比男性长。

随着性唤起或性紧张达到一定水平,女性性器官开始出现相应反应,此时机体血压升高较前期明显,心跳加快,呼吸加快及全身肌肉紧张性加强。女性心理上开始进入兴奋与激动的状态。在此期间,女性阴蒂勃起,长度变短,缩到阴蒂包皮的下面;阴道兴奋湿润、扩张、阴道壁充血且呈紫红色;子宫位置升高显著。

持续期后，女性的身体和心理紧张性状态进入高峰，机体进入性发泄阶段。此时，女性的性器官出现一系列反应，如阴道、子宫、会阴及骨盆部的肌肉突然出现不可控制的节律性收缩。与此同时，女性的身体也会出现一系列可观察到的变化，如面部、颈部、胸部及上腹部皮肤出现红晕，机体血压升高和心跳加快更加明显，呼吸较之前更加急促。此时全身皮肤毛孔扩张，发汗行为明显。由于女性咽喉部肌肉痉挛，会出现呻吟现象。由于血压升高，部分女性可出现瞬间眩晕、意识丢失等现象。在性高潮期间，女性阴蒂仍旧缩于阴蒂的包皮之下；阴道开始出现自主收缩，反复10余次；随着阴道的节律性收缩，子宫也发生节律性收缩现象。

性高潮之后，女性会出现一段时间以性器官和全身器官系统恢复为表现的消退期。在消退期，女性情绪逐渐稳定，全身肌肉松弛，呼吸与心跳恢复，血压下降，此时心理上会有欣快感。在消退期，女性阴蒂重新下降到原来位置，大小恢复如初；阴道松弛，阴道壁颜色恢复如常。

> **讨论：**
> 　　月经通常也称为月经来潮，女性的生理周期是28天，月球绕地球公转周期是27天，两个满月之间的间隔是29.53天。月经周期与月球公转周期是否有关联？如果在太空中生活，女性卵巢的生理周期性功能是否会发生变化呢？那时的生理性周期还会和现在一样吗？

小结

1. 女性的主要生殖器官是卵巢，卵细胞在卵巢内生长发育，最终形成成熟的卵子。众多卵子在生长发育过程中依据何种原则进行筛选？

2. 卵巢的内分泌系统可以分泌不同的激素，如雌激素、孕激素和少量的雄性激素。雌激素和孕激素都对女性乳腺、子宫、骨骼生长等有着重要的影响，二者是否可以互换？为什么？

3. 下丘脑-腺垂体通过影响卵巢分泌的激素使子宫内膜发生周期性变化，而此时卵巢的周期性活动和子宫内膜的周期性有何相关性？

4. 月经初潮是女性性成熟的标志，其间会伴有身体的第二性征发育。在性成熟过程中，下丘脑-腺垂体-性腺轴充当了哪些重要角色呢？

5. 在女性绝经期或卵巢切除术（OVX）后不久开始进行雌激素治疗是现今临床上常用的治疗手段，请试用学过的知识分析其合理性。

（朴伶华，李冬洋）

☞ **单项选择题**

1. 卵巢的分泌功能有_____。
    A. 分泌雌激素
    B. 分泌催乳素
    C. 分泌卵泡刺激素和黄体生成素
    D. 分泌血管升压素
    E. 分泌人绒毛膜促性腺激素

2. 雌激素的生理作用有_____。
    A. 促进子宫生长发育,降低子宫对催产素的敏感性
    B. 增强阴道对细菌的抵抗力,加强对女性的保护
    C. 有利于安胎
    D. 促进输卵管上皮细胞增生,抑制输卵管的分泌和运动
    E. 抑制精子活力,阻止精子穿过宫颈

3. 孕激素是卵巢分泌的重要激素之一,其生理功能有_____。
    A. 孕激素中孕酮活性最强
    B. 促进乳腺腺泡和导管的发育,为分娩后泌乳做好准备
    C. 其分泌周期与雌激素的分泌周期一致
    D. 减少宫颈黏液的分泌量,有利于女性受孕
    E. 是抑制女性性成熟的激素之一

4. 女性性成熟后,卵巢的周期性活动受下丘脑-垂体活动影响明显,女性的卵巢也会出现一系列形态和功能的变化,其可分为_____。
    A. 月经期-增殖期-分泌期
    B. 月经期-分泌期-增殖期
    C. 增殖期-分泌期-月经期
    D. 卵泡期-黄体期
    E. 黄体期-卵泡期

答案:

1. A; 2. B; 3. B; 4. D

(朴伶华,李冬洋)

第四章 常见女性生殖系统疾病病理学

 第一节 卵巢疾病

卵巢病变包括肿瘤性病变和非肿瘤性病变,其中肿瘤性病变比较常见,而非肿瘤性疾病中,卵巢囊肿比较常见。

一、卵巢肿瘤

卵巢肿瘤(ovarian tumor)是常见的妇科肿瘤,其组织学类型繁多且结构复杂。根据组织发生,卵巢肿瘤可分为上皮性肿瘤、性索-间质肿瘤、生殖细胞肿瘤、继发性肿瘤等。卵巢肿瘤可发生于任何年龄。不同组织类型的肿瘤具有不同的生物学行为。卵巢上皮性恶性肿瘤在绝经后妇女多见,卵巢性索-间质肿瘤多发生在生育年龄妇女,而卵巢生殖细胞肿瘤常见于青春期女性。

(一)卵巢上皮性肿瘤

卵巢上皮性肿瘤是最常见的卵巢肿瘤,占卵巢肿瘤的90%,分为良性、恶性和交界性肿瘤。卵巢交界性肿瘤也称为非典型增殖性肿瘤(atypical proliferative tumor),其生物学行为介于良性肿瘤和恶性肿瘤之间。根据肿瘤上皮类型,卵巢上皮性肿瘤可分为浆液性肿瘤、黏液性肿瘤和子宫内膜样肿瘤等。卵巢良性肿瘤体积小,一般无症状,常在妇科普查时发现。肿瘤明显增大时,可感到腹胀或腹部触及肿块。当肿瘤增大占据盆腔时,可出现尿频、便秘、气急、心悸等压迫症状。卵巢恶性肿瘤早期常无症状,晚期主要症状为腹胀、腹部肿块、腹腔积液及其他消化道症状,部分患者可有消瘦、贫血等恶病质表现。肿瘤向周围组织浸润或压迫,可引起腹痛、腰痛或下肢疼痛;压迫盆腔静脉可出现下肢水肿;功能性肿瘤可出现不规则阴道流血或绝经后出血。

1. 浆液性肿瘤

浆液性肿瘤是卵巢最常见的肿瘤,其中浆液性癌占全部卵巢癌的1/3。良性肿瘤和交界性肿瘤多发于30~40岁的女性,而恶性肿瘤患者则年龄偏大。

浆液性良性肿瘤包括囊腺瘤、腺纤维瘤和表面乳头状瘤。这类肿瘤的共同特点是由包含纤毛细胞的输卵管型上皮构成。上皮成分伴有明显间质细胞成分时称为囊腺纤维瘤、腺纤维瘤,缺乏间质成分时称为囊腺瘤;上皮成分呈乳头状排列时称为表面乳头状瘤。上述几种上皮和间质生长方式可组合存在。其中,浆液性囊腺瘤比较常见。

（1）浆液性囊腺瘤（serious cystadenoma）。肉眼观，浆液性囊腺瘤直径为 1～30 cm，表面光滑，切面见单个或多个纤维分隔的囊腔，囊内含有清亮液体，偶混有黏液；囊内壁光滑，一般无囊壁的上皮性增厚和乳头状突起。光镜下，纤维囊壁被覆单层立方或矮柱状上皮，细胞有纤毛，与输卵管上皮相似；上皮可增生形成乳头状结构，但乳头一般较宽大，细胞形态较一致，无异型性（图 4-1）。

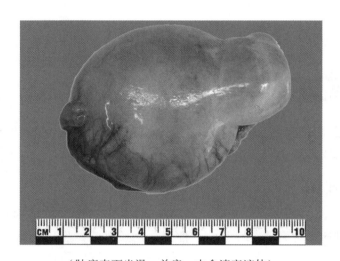

（肿瘤表面光滑，单房，内含清亮液体）
图 4-1　卵巢浆液性囊腺瘤（大体标本）（见附彩图）

（2）交界性浆液性肿瘤。交界性浆液性肿瘤有两种类型：交界性浆液性肿瘤/非典型增殖性浆液性肿瘤和交界性浆液性肿瘤-微乳头亚型/非浸润性低级别浆液性癌。前者是一种非浸润性肿瘤，其组织结构和细胞异型性介于良性浆液性肿瘤和低级别浆液性癌之间，以形成多级分支乳头状结构为特征。乳头不规则，从大到小逐渐分支，最终形成脱落的细胞簇。乳头被覆单层/复层立方或柱状上皮，细胞通常有纤毛，可有数量不等的多角形或鞋钉样细胞伴嗜酸性胞质，细胞核中度异型，可有核仁，但很少出现广泛而明显的核仁。后者亦是一种非浸润性肿瘤，以微乳头状和（或）筛状结构为特征。这里的微乳头结构是指直接从宽大的纤维乳头轴心发出的纤细而长的细胞簇，细胞簇的高度通常大于宽度的 5 倍，细胞呈立方形或多角形，通常无纤毛，核浆比高，核小而一致，核异型性更明显，核仁小而明显（图 4-2）。

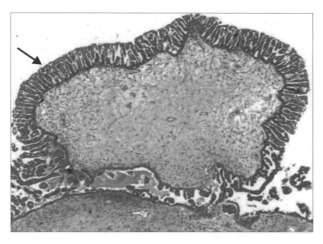

[宽大水肿的纤维血管轴心，周围被覆纤细乳头（箭头所示），乳头高度是宽度的5倍及以上]

图4-2 交界性浆液性肿瘤（微乳头亚型或非浸润性低级别浆液性癌，HE，4×）（见附彩图）

（3）浆液性癌。浆液性癌最重要的特征是有明显的癌细胞破坏性间质浸润，分为低级别和高级别两种类型。

低级别浆液性癌通常来源于良性或交界性浆液性肿瘤，并逐步进展为浸润性癌。该类型肿瘤具有高频 *KRAS* 或 *BRAF* 基因突变。此型肿瘤约占所有浆液性癌的5%，发病年龄较高级别浆液性癌小10岁，临床发展较慢，预后较好。肉眼观，肿瘤常为双侧性、囊性或囊实性。光镜下，通常表现为复杂而多的乳头分支，被覆细胞轻-中度异型，核分裂象少见（≤2个/mm^2），坏死罕见，间质常见砂粒体（psammoma bodies）。部分病例同时可见交界性浆液性肿瘤/非典型增殖性浆液性肿瘤成分。

高级别浆液性癌则起源于输卵管伞端上皮，95%以上存在 *TP*53 基因突变。其他突变率较高的基因包括 *NF*1、*RB*、*BRCA*1 和 *BRCA*2。此型肿瘤发生率较高，临床进展迅速，预后较差。肉眼观，肿瘤大小不一，呈外生乳头状、囊性或实性生长，常伴广泛出血、坏死（图4-3）。光镜下，肿瘤常呈实性、乳头状、腺样或筛状结构，细胞异型性明显，核大，深染，大且嗜酸性核仁明显，核分裂象易见，并可见病理性核分裂象；坏死常见，间质砂粒体多少不等。

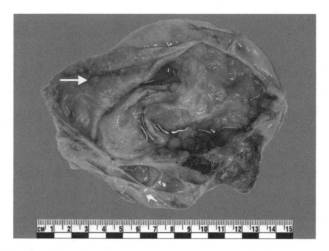

[肿瘤呈囊性，表面光滑，切面囊壁见乳头（箭头所示）形成]

图4-3 高级别浆液性癌（大体标本）（见附彩图）

2. 黏液性肿瘤

黏液性肿瘤（mucinous tumors）较浆液性肿瘤少见，占所有卵巢肿瘤的25%。其中80%的黏液性肿瘤属于良性肿瘤，交界性肿瘤和恶性肿瘤各占10%。发病年龄与浆液性肿瘤相同。

（1）黏液性囊腺瘤/腺纤维瘤。该类型肿瘤是一种良性的囊性肿瘤，囊壁被覆胃肠型黏液上皮。伴有明显纤维性间质时称为腺纤维瘤。黏液性囊腺瘤约占所有黏液性肿瘤的80%。最常见的临床表现为盆、腹腔肿块和疼痛。肉眼观，肿瘤通常（95%）为单侧性，大小不一，从数厘米至30 cm以上均可见（平均10 cm）。表面光滑，切面多为多房囊性，囊内充满黏液（图4-4）。光镜下，纤维囊壁被覆单层黏液上皮，局灶可有乳头，细胞无明显异型性，无间质浸润（图4-5）。

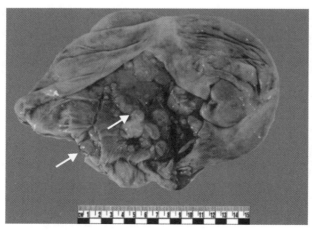

[肿瘤表面光滑，切面呈多房囊性，囊壁薄，内壁未见明显乳头（箭头示多房囊性结构）]

图4-4 卵巢黏液性囊腺瘤（大体标本）（见附彩图）

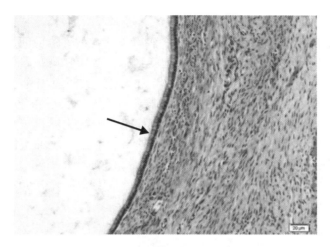

(箭头示纤维囊壁被覆的黏液柱状上皮)
图4-5 卵巢黏液性囊腺瘤（HE，100×）（见附彩图）

（2）交界性黏液性肿瘤/非典型增殖性黏液性肿瘤。肿瘤由胃肠型黏液上皮构成，细胞轻-中度异型，增殖程度大于良性黏液性肿瘤，无间质浸润。临床上，患者发病年龄平均为40～49岁。最常见的临床表现为腹部肿块。肉眼观，肿瘤通常为单侧性并局限于卵巢，大小不一，从数厘米至50 cm均可见。表面光滑，切面为多房囊性，囊内见黏液，局灶可呈实性。光镜下，纤维囊壁被覆胃肠型黏液上皮，上皮呈现不同程度的复层化、乳头状或细胞簇。细胞轻-中度异型，核大，深染。具有轻-中度异型细胞区域大于10%。

（3）黏液性癌。该类型肿瘤是一种由胃肠型上皮构成的恶性肿瘤，含有细胞内黏液，占所有卵巢原发性癌的3%～4%。临床上，患者年龄平均45岁，通常表现为腹水或疼痛。肉眼观，肿瘤通常为单侧性，体积较大，表面光滑或粗糙，切面囊实性，可有出血、坏死和包膜浸润。光镜下，细胞明显异型，形成复杂的腺体和乳头结构，可有出芽、搭桥及实性巢状区，间质明显破坏性浸润。

黏液性癌的预后取决于临床分期，一般好于高级别浆液性癌。

（二）卵巢性索-间质肿瘤

卵巢性索-间质肿瘤（sex cord-stromal tumors）起源于原始性腺中的性索和间质组织。性索和间质组织在男性和女性分化成各自不同类型的细胞，并形成一定的组织结构。女性的性索-间质细胞分别为粒层细胞（granulosa cell）和卵泡膜细胞（theca cell），男性则为支持细胞（sertoli cell）和间质细胞（leydig cell）。来源于这些细胞的肿瘤在女性分别称为粒层细胞瘤和卵泡膜细胞瘤，在男性分别称为支持细胞瘤和间质细胞瘤，亦可分别混合构成粒层细胞-卵泡膜细胞瘤和支持-间质细胞瘤。卵泡膜细胞和间质细胞可分别产生雌激素和雄激素，故患者常同时伴有内分泌功能改变。下面主要介绍粒层细胞瘤、卵泡膜细胞瘤和纤维瘤。

1. 粒层细胞瘤

粒层细胞瘤（granulosa cell tumor）包括成人型粒层细胞瘤和幼年型粒层细胞瘤两种

类型。

(1) 成人型粒层细胞瘤。该类型肿瘤是一种低度恶性的性索-间质肿瘤,由粒层细胞构成,通常伴有数量不等的纤维母细胞和卵泡膜细胞,常伴有雌激素分泌。临床上,发病年龄广泛,平均 53 岁。典型的临床表现为老年妇女绝经后阴道出血,生育期妇女月经紊乱,青春期前患者出现性早熟。肉眼观,肿瘤常为单侧性,大小变化大,平均 10 cm。切面囊实性,可伴出血及囊性变,褐色或黄色。光镜下,瘤细胞体积较小,大小较一致,椭圆形或多角形,胞质少,细胞核常见核沟,呈咖啡豆样外观。瘤细胞排列成弥漫型、岛屿型或梁索型,分化较好的瘤细胞常围绕一腔隙,形成微滤泡结构,腔隙内为嗜酸性分泌物,可伴核碎屑,称为 Call-Exner 小体 (图 4-6)。该类型肿瘤极少发生转移,但可发生局部浸润和复发,复发率为 20%~30%。

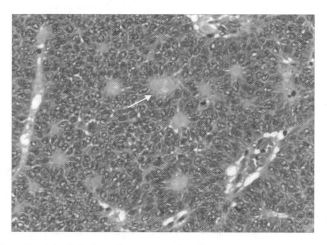

[光镜下显示肿瘤细胞大小一致,形成微滤泡结构 (箭头示 Call-Exner 小体)]
图 4-6 卵巢粒层细胞瘤 (HE, 400×) (见附彩图)

(2) 幼年型粒层细胞瘤。该类型肿瘤是一种特殊类型的粒层细胞瘤,约占粒层细胞瘤的 5%。主要发生于儿童和年轻成人,通常在 40 岁以前,平均年龄 15 岁。患者出现女性性早熟症状,青春期后患者常表现为腹痛或腹胀,可伴月经不规则或闭经。光镜下,肿瘤通常表现为富于细胞的实性肿瘤,伴或不伴局灶滤泡结构形成。实性区由纤维分隔成结节状。肿瘤细胞核圆形,深染,罕见核沟,可见核分裂象,部分病例 (10%~15%) 肿瘤细胞核异型明显;胞质丰富,嗜酸性。诊断时局限于卵巢的病例预后较好。肿瘤破裂、腹水细胞学阳性或卵巢外播散者则有较高的复发风险,复发通常发生于诊断后 2 年内。

2. 卵泡膜细胞瘤

卵泡膜细胞瘤 (thecoma) 为良性功能性肿瘤,肿瘤细胞可产生雌激素,绝大多数患者有雌激素增多的症状和体征,常表现为月经不调和乳腺增大。发病平均年龄 59 岁,84% 发生于绝经后妇女,30 岁前少见,罕见于青春期前。肉眼观,肿瘤多为单侧性,圆形、卵圆形或分叶状,表面可有包膜,大小不一,直径通常为 5~10 cm,切面实性,灰黄色。光镜下,肿瘤细胞呈实性片状排列,常与纤维束或透明变性斑块相间排列。细胞边界不清，核圆形或卵圆形，胞质中等至丰富，淡染或灰红色。瘤细胞黄素化时，与黄体细胞相似，称为黄素化的卵泡膜细胞瘤。

3. 纤维瘤

纤维瘤占所有卵巢肿瘤的4%，由梭形细胞和数量不等的胶原纤维构成。临床上，该肿瘤可发生于任何年龄，但最常见于中年（平均年龄48岁）。纤维瘤很少产生类固醇激素，但可伴发两种少见的临床综合征：Meigs综合征和基底细胞痣综合征。前者指卵巢纤维性肿瘤（通常是纤维瘤）伴有腹水和胸腔积液，肿瘤切除后，积液消退。后者包括以下几种病变：早年发生基底细胞癌、颌骨角化囊肿、硬脑膜钙化、肠系膜囊肿、其他少见异常以及卵巢纤维瘤。肉眼观，肿瘤为单侧性，表面光滑，包膜完整，切面质硬，灰白或灰黄色，漩涡状，常见水肿及囊性变。光镜下，肿瘤由梭形细胞构成，可产生胶原纤维，呈交叉束状排列，有时见席纹状结构。细胞核呈梭形或卵圆形，形态温和，核分裂象少见，胞质稀少，部分肿瘤细胞胞质可含有少量脂质和嗜酸性透明小球。肿瘤细胞密度不一，部分病例肿瘤细胞少伴间质水肿；部分病例（约10%）肿瘤细胞丰富而间质胶原稀少，同时伴有细胞核具有轻度异型性时称为富于细胞性纤维瘤。富于细胞性纤维瘤核分裂活跃（＞4个/10HPF）时称为核分裂活跃的富于细胞性纤维瘤。该类型肿瘤大多数为良性，少数可复发，尤其是肿瘤出现卵巢表面粘连、破裂或卵巢外累及时，多见于富于细胞性纤维瘤。

（三）卵巢生殖细胞肿瘤

生殖细胞肿瘤是卵巢第二大类肿瘤，仅次于卵巢上皮性肿瘤。生殖细胞肿瘤可见于任何年龄，最常见于60岁以前，60%的儿童和青春期女性卵巢肿瘤为生殖细胞肿瘤，且1/3为恶性。成人大部分（95%）生殖细胞肿瘤为良性，其中最常见的是成熟性囊性畸胎瘤。恶性生殖细胞肿瘤则多见于40岁之前。

1. 畸胎瘤

畸胎瘤是来源于生殖细胞的肿瘤，具有向体细胞分化的潜能，大多数肿瘤含有至少两个或三个胚层的组织成分。该肿瘤包括成熟性畸胎瘤（实性和囊性）、未成熟性畸胎瘤及单胚层和高度特殊化畸胎瘤三类，好发于20～30岁女性。

（1）成熟性囊性畸胎瘤（mature cystic teratoma）。该肿瘤是最常见的生殖细胞肿瘤，约占所有卵巢肿瘤的20%。临床上常表现为腹痛、腹部肿块、腹胀和阴道不规则出血等。

肉眼观，肿瘤呈囊实性，囊内充满皮脂样物，囊壁上可见头节，表面附有毛发，可见牙齿（图4-7）。光镜下，肿瘤由一个或多个胚层的各种成熟组织构成。外胚层组织以鳞状上皮及皮肤附属器为代表，其他外胚层组织包括脑组织、神经胶质、视网膜、脉络丛等，几乎所有成熟性畸胎瘤均可见到外胚层组织；中胚层以骨、软骨、平滑肌及纤维脂肪组织为代表；内胚层以胃肠道和支气管上皮及腺体、甲状腺和涎腺组织为代表（图4-8）。成熟性囊性畸胎瘤可并发肿瘤蒂扭转、破裂、感染、溶血性贫血、恶变。

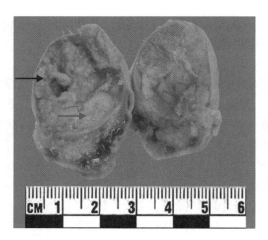

[肿瘤呈囊实性，囊内充满皮脂样物（黑色箭头所示）及少许毛发，可见头节（红色箭头所示）]

图4-7　卵巢成熟性囊性畸胎瘤（大体标本）（见附彩图）

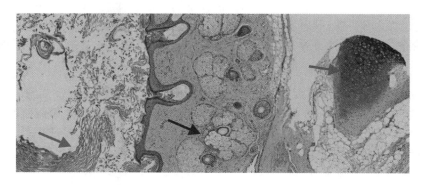

[纤维囊壁被覆复层上皮，囊壁内见皮肤附属器（黑色箭头所示）和软骨（红色箭头所示），腔内可见角化物（绿色箭头所示）]

图4-8　卵巢成熟性囊性畸胎瘤（HE，40×）（见附彩图）

以表皮和皮肤附件组成的单胚层畸胎瘤称为皮样囊肿（dermoid cyst）；以甲状腺组织为主的单胚层畸胎瘤则称为卵巢甲状腺肿（struma ovarii）。

约1%的病例可发生恶变，多见于绝经后女性，肿瘤组织学特点与发生在机体其他部位的癌相似。最常见的恶变成分为鳞状上皮，形成鳞状细胞癌（占3/4），其他肿瘤包括类癌、基底细胞癌、甲状腺癌和腺癌等。该肿瘤预后良好，复发率小于1%。

（2）未成熟性畸胎瘤（immature teratoma）。卵巢未成熟性畸胎瘤含有数量不等的不成熟性组织（通常为原始/胚胎性神经外胚层组织）。未成熟性畸胎瘤最多见于20岁前，几乎不见于绝经后患者。发病率较低，不到畸胎瘤的1%，临床表现与其他卵巢肿瘤常见的症状和体征相同。

肉眼观，肿瘤单侧多见，为实性分叶状或圆形、卵圆形肿块，切面可见囊腔。实性区可见未成熟的骨或软骨组织。光镜下，肿瘤由来自三个胚层的成熟和未成熟组织构成。未成熟组织以未成熟神经组织组成的原始神经管和菊形团最常见，偶见神经母细胞瘤的成分。其他未成熟组织包括未成熟的骨、软骨、脂肪等组织。根据未成熟神经外胚层神经组织的相对含量,未成熟性畸胎瘤分为1级、2级和3级。预后和肿瘤分化有关,高分化肿瘤一般预后较好,而主要由未分化的胚胎组织构成的肿瘤则预后较差。

2. 恶性生殖细胞肿瘤

(1) 无性细胞瘤。卵巢无性细胞瘤(dysgerminoma)是一种原始生殖细胞组成的恶性肿瘤,肿瘤细胞无特异性分化模式。同一肿瘤发生在睾丸则称为精原细胞瘤(seminoma)。无性细胞瘤仅占卵巢恶性肿瘤的1%,80%的患者年龄小于30岁,是儿童期、青春期和成年早期最常见的卵巢恶性肿瘤之一。临床表现为腹部肿块、腹胀或腹痛。肉眼观,肿瘤可发生于双侧(85%)或单侧卵巢(15%,以右侧多见)。肿瘤一般体积较大(通常直径>10 cm),结节状,切面实性、质软、鱼肉状,灰白或灰褐色。光镜下,肿瘤形态与精原细胞瘤相似,由大而一致的细胞构成,呈片状、岛状或条带状排列,周围包绕含数量不等的淋巴细胞的纤维结缔组织。肿瘤细胞大(直径15～25 μm),圆形或卵圆形,细胞膜清晰,胞质丰富淡染、颗粒状,略嗜酸性或透亮,细胞核居中,有1～2个明显的核仁,核分裂象多见。约3%的无性细胞瘤含有合体滋养细胞样巨细胞。肿瘤细胞胎盘碱性磷酸酶阳性有助于明确诊断。

无性细胞瘤对放疗和化疗敏感,5年生存率可达90%。晚期主要经淋巴道转移至髂部和主动脉旁淋巴结。

(2) 胚胎性癌(embryonal carcinoma)。胚胎性癌是一种原始生殖细胞恶性肿瘤,显微镜下显示为原始上皮分化。罕见,主要发生于儿童和年轻妇女(<30岁)。临床表现为腹部肿块、腹痛或月经异常,血清β-HCG水平常升高。肉眼观,肿瘤体积常较大(平均直径15 cm),切面实性、质软、鱼肉样,可见出血和坏死。光镜下,肿瘤由片状或巢状排列的上皮样细胞构成,伴局灶腺样分化。肿瘤细胞中等大小,圆形或多边形,边界不清,常呈合体样,胞质丰富,淡染或嗜酸性及颗粒状,细胞核居中,大而明显,空泡状或深染,核膜清晰,可见多个核仁,核分裂象多见,可见病理性核分裂。细胞异型较明显,可见多核或巨核细胞。分化好的肿瘤,除实性区外,可见肿瘤细胞被覆的裂隙、空腔等腺样分化和乳头。

胚胎性癌属高度恶性肿瘤,有局部侵袭性,在腹腔内广泛播散,早期转移。

(3) 卵黄囊瘤(yolk sac tumor)。卵黄囊瘤又称内胚窦瘤(endodermal sinus tumor),因组织形态与小鼠胎盘的结构很相似而得名。发病率在卵巢恶性肿瘤中居第二位,是儿童、青少年和年轻成人最常见的卵巢恶性肿瘤之一。临床上常表现为盆腹腔肿块和腹痛等。血清甲胎蛋白(alpha fetoprotein,AFP)水平常升高。肉眼观,肿瘤几乎总是单侧性,好发于右侧卵巢。肿瘤体积一般较大,直径为3～30 cm,圆形或椭圆形,表面光滑,常有包膜,切面灰黄,质韧,实性,分叶状,常伴有出血、囊性变或黏液样变区域(图4-9)。光镜下,肿瘤包括多种组织学结构,同一肿瘤可见所有结构,但常以1～2种结构为主:①微囊或网状结构,是最常见的形态,相互交通的间隙形成微囊和乳头,内衬立方或扁平上皮,背景呈黏液样;②内胚窦结构(Schiller–Duval小体),由含有肾小球样结构的微囊构成,中央有一纤维血管轴心,是卵黄囊瘤最具特征性的结构;③多泡性卵黄囊结构,形成与胚胎时期卵黄囊相似、大小不等的囊腔,内衬扁平上皮、立方上皮或柱状上皮，囊腔之间为致密结缔组织；④嗜酸性透明小球，是肿瘤细胞分泌并聚集于细胞内的一些蛋白质（如AFP），随着分泌的增多，细胞胀大破裂，分泌物释放到周围组织。嗜酸性透明小球是卵黄囊瘤诊断线索之一，但也常见于其他低分化肿瘤，尤其是透明细胞癌。其他结构还包括实性结构、管泡状结构、乳头状结构、肝样结构等。免疫组织化学显示肿瘤细胞AFP（+）和α-抗胰蛋白酶（+）。

卵黄囊瘤生物学行为呈高度恶性，临床进展快，病程短，盆腹腔广泛种植性转移者预后差。

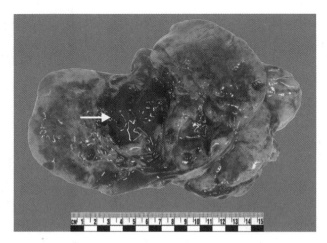

[肿瘤灰黄色，切面实性，伴出血坏死（红色箭头示坏死区呈黄色，白色箭头示出血）]

图4-9 卵巢卵黄囊瘤（大体标本）（见附彩图）

二、卵巢囊肿

从每次月经周期的改变，到女性一生不同生理时期的过渡变化，本质上都是卵巢功能定期发生作用的表现。卵巢发挥周期性生理作用的过程中，常常会产生不同于卵巢肿瘤的卵巢囊肿，其通常为良性。

（一）卵巢囊肿的分类

1. 单纯性囊肿

为超声下观察到的壁薄无回声囊肿，直径常不超过4 cm，且无任何症状和体征。多为卵泡囊肿，即卵泡成熟后由于LH分泌不足等未能及时破裂排卵，发生闭锁，卵泡腔内液体潴留而成。多数在4～6周逐渐吸收或自行破裂。

2. 黄体囊肿

排卵后卵泡膜破裂，形成黄体，若黄体腔内出血较多，则形成黄体血肿，多为单侧发生，直径3～4 cm。黄体血肿被吸收后，则形成黄体囊肿。较大的血肿破裂时可出现黄体破裂导致腹腔内出血，需要与宫外孕相鉴别。

3. 成熟卵泡

随着生殖医学的发展，某些高龄女性或者卵巢功能减退的女性，由于在月经前黄体-

月经转化期,体内 FSH 提前升高致卵泡被提前募集,于月经期经 B 超检查即发现有较大甚至成熟卵泡,性激素检测结果可以进一步提示囊肿为单纯性生理囊肿抑或成熟卵泡。

4. 卵巢肿瘤

妇科疾病如子宫内膜异位囊肿(巧克力囊肿)、成熟性囊性畸胎瘤常常在超声下首次被发现。

(二)卵巢囊肿的临床表现

卵巢囊肿多在 B 超检查时偶有发现,多无症状。囊肿增大时可感腹胀或腹部扪及肿块。双合诊检查时可在子宫一侧或双侧触及圆形或类圆形肿块,囊性表现,表面光滑,活动,与子宫无粘连。具有功能性的囊肿若持续分泌雌激素、孕激素,可致月经推迟。

生理性卵巢囊肿一般可以自行消退。自然观察 2~3 个月仍不消退者,可给予口服避孕药治疗。若卵巢囊肿反复生成,则需要进行肿瘤标志物的检查,如 AFP、CA125、CA19-9、CEA 等的检查,警惕卵巢肿瘤的可能。子宫内膜异位囊肿、畸胎瘤有一定恶性潜能,需要定期观察,必要时手术治疗。术中剥除的囊肿组织经过病理学检查,以进一步判断囊肿的性质。

三、多囊卵巢综合征

多囊卵巢综合征(polycystic ovary syndrome,PCOS)是一种育龄期高发的综合征,人群中发病率约为 7%。患者常以月经不调及不孕就诊。PCOS 患者不孕的发病率为 25%~30%。

1. 病因

PCOS 的具体发病原因至今仍未阐明,目前认为与下列因素有关。

(1)遗传因素。双生子研究表明,遗传因素在 PCOS 发病原因中占 72%,主要以常染色体显性方式遗传。近年来已发现近 100 个候选基因,与类固醇激素合成、促性腺激素的调节、胰岛素抵抗的发生、代谢异常及慢性炎症通路相关。

(2)肾上腺起源学说。1973 年有学者提出肾上腺萌动假说,认为青春期前的肾上腺疾病能引起 PCOS 的发生。雄激素过早分泌引起的高雄激素血症导致卵巢被膜纤维化增厚,抑制卵泡发育和排卵,同时反馈性地引起 HPOA 轴功能失调,激素释放节律紊乱。

(3)中枢发病机制学说。研究者认为,机体神经内分泌中枢与下丘脑垂体的调控异常可能是 PCOS 的发病因素,包括 LH 受体基因、GnRH-a 基因、孕酮受体基因、多巴胺受体基因、Kisspeptin 及下丘脑摄食调控中枢等异常,可能对 PCOS 的发生具有影响。

(4)环境干扰。饮食和生活中的环境内分泌干扰化合物(EDCs)和糖基化终末产物(AGEs)严重影响生殖内分泌功能,导致代谢异常,如肥胖、高胰岛素血症、糖尿病,这些表型与 PCOS 的部分临床特征一致。

2. 临床特征

(1)月经异常。PCOS 患者月经表现为不规则出血,月经周期延长,月经稀发或者闭经。部分患者月经规律,规律月经的病史不能排除 PCOS 的诊断。PCOS 的无排卵性子宫出血常见于雌激素突破性出血或雌激素撤退性出血。前者由于雌激素的长期刺激,过度增殖和结构脆弱的子宫内膜呈局灶性脱落，出血量表现不同。后者由于雌激素作用于子宫内膜，随着新生卵泡的闭锁致雌激素下降引起子宫大量出血。

（2）高雄激素特征。高雄激素血症的临床特点表现为多毛、脱发、痤疮及男性化体征。约 2/3 的 PCOS 患者有多毛表现，多毛与雄激素水平并不具有线性关系。约 40% 的 PCOS 患者有脱发表现，脱发与代谢综合征及胰岛素抵抗存在一定关联。高雄激素的生化特征见于 PCOS 患者的游离睾酮水平升高，性激素结合球蛋白水平下降。

（3）肥胖。肥胖是 PCOS 常见的特征表现，发生肥胖可能与遗传、饮食、生活习惯及体内激素环境相关。评价肥胖的方式包括体重指数、腰围 - 臀围比值以及近年来新推出的指标体脂率。女性腰臀比 >0.85 视为腹型肥胖。

（4）皮肤表现。多毛、痤疮、雄激素性脱发及黑棘皮症是 PCOS 相关的皮肤表现。多毛以性毛增多为主，尚有眉毛及腋毛浓密，乳晕、下腹中线可见粗黑毛以及上唇可见细须等。痤疮的发生与高雄激素水平升高有关。高雄激素可致头皮中的毛囊退化，常为全头顶弥漫性毛发脱落，毛发稀少变细，少见完全秃顶。黑棘皮症常发生在颈部、腋窝、腹股沟及乳腺下方，特点是皮肤表面有绒毛状的灰棕色的色素沉着，一般中央增厚、边缘较薄。

第二节　子宫疾病

一、子宫颈病理

子宫颈（cervix uterus）是子宫延长的纤维肌性部分，长 2.5～3.0 cm。受雌激素影响，子宫颈可发生炎症、鳞状上皮内病变和子宫颈癌等病变。

（一）慢性子宫颈炎

子宫颈可发生急性或慢性炎症，以慢性炎症居多。慢性子宫颈炎（chronic cervicitis）是育龄期女性最常见的妇科疾病。

慢性子宫颈炎的主要症状是阴道分泌物增多。分泌物多呈乳白色黏液状或淡黄色脓性，伴息肉形成时可有血性白带或性交后出血表现。若炎症波及膀胱下的结缔组织，可出现尿频、尿急。若炎症沿宫骶韧带扩散至盆腔，可伴有腰骶部疼痛、下腹坠痛等。宫颈分泌物黏稠伴脓性时不利于精子穿过，影响受孕。进行妇科检查时，可见宫颈呈不同程度的糜烂、肥大、充血、水肿等，有时可见数量不等的宫颈腺体囊肿。常见于急性宫颈炎治疗不彻底，由链球菌、肠球菌和葡萄球菌、淋球菌、沙眼衣原体、人类乳头状瘤病毒及单纯疱疹病毒感染引起。分娩、机械损伤是常见的诱发因素。

光镜下，子宫颈黏膜充血水肿，间质内有大量淋巴细胞、浆细胞和单核细胞等慢性炎细胞浸润。子宫颈腺上皮可伴增生及鳞状上皮化生。若增生的鳞状上皮覆盖或阻塞子宫颈管腺体的开口，致黏液潴留，腺体逐渐扩张呈囊性，形成子宫颈囊肿，称为纳博特囊肿（nabothian cyst）；若子宫颈黏膜上皮、腺体和间质结缔组织呈局限性增生，可形成子宫颈息肉。临床上常见的子宫颈"糜烂"实际上是子宫颈损伤的鳞状上皮被子宫颈管黏膜柱状上皮增生外移取代而形成，不是真性糜烂。由于柱状上皮较薄，上皮下血管较易显露而呈红色，病变黏膜呈边界清楚的红色糜烂样。子宫颈真性糜烂是指覆盖在子宫颈阴道部的鳞状上皮坏死、脱落，形成浅表的缺损。

（二）子宫颈鳞状上皮内病变

子宫颈鳞状上皮内病变（squamous intraepithelial lesion，SIL）为人乳头瘤病毒（human papilloma virus，HPV）感染所致，与子宫颈癌密切相关，常发生于 25～35 岁育龄期妇女。部分 SIL 可以自然消退，部分可以发展为浸润癌，宫颈癌多见 40 岁以上的女性。

SIL 是子宫颈癌前驱病变，包括低度鳞状上皮内病变（low-grade squamous intraepithelial lesion，LSIL）和高度鳞状上皮内病变（high-grade squamous intraepithelial lesion，HSIL）。SIL 主要发生于育龄期妇女，不同国家和同一国家不同人群之间 SIL 的发生率变化很大，取决于人群是否存在危险因素和是否开展宫颈癌细胞学筛查。

患者通常体检发现，无特殊临床症状。偶见阴道排液增多，可伴有或不伴有臭味。部分患者有接触性出血，发生在性生活后或者临床妇科检查后出血。宫颈一般光滑或仅有局部红斑、白色上皮，或宫颈呈糜烂样表现。

常见病因有：①HPV 感染。HPV 分型众多，共有 160 多种，其中 40 余种与生殖道感染有关。部分高危型 HPV 如 HPV16、HPV18 型与 SIL 及宫颈癌密切相关。高危型 HPV 可以产生病毒癌蛋白，分别作用于宿主细胞的抑癌基因 $p53$ 和 Rb，使其降解继而导致癌变。②性行为及分娩次数。初次性生活过早（<16 岁）、多个性伴侣、多产等与子宫颈癌的发生有关。与高危男性（包括曾患有阴茎癌、前列腺癌或其女性伴侣曾患宫颈癌）接触的妇女，患 SIL 及发展为宫颈癌的风险增加。③吸烟。调查结果显示，吸烟作为独立因素会增加感染 HPV 的效应。

SIL 特征性病理学变化包括细胞异常增生、异常成熟和细胞学非典型性。细胞学异常包括核深染、染色质分布异常、核多形性、核浆比高等。其中核的异型性是 SIL 的标志，主要表现为核不规则、染色质粗糙、染色质颗粒状或细丝状（图 4-10）。

既往宫颈癌前驱病变称为宫颈上皮内瘤变（cervical intraepithelial lesion，CIN），并根据上皮非典型增生程度及累及上皮范围，分为三级：CIN Ⅰ级，异型细胞局限于上皮层的下 1/3；CIN Ⅱ级，异型细胞累及上皮层的下 1/3 至 2/3；CIN Ⅲ级，异型细胞超过上皮的下 2/3 至全层，包括原位癌。CIN 分级与 SIL 分类的对应关系见表 4-1。

表 4-1　子宫颈鳞状上皮癌前病变的分类

子宫颈上皮内瘤变	子宫颈鳞状上皮内病变
子宫颈上皮内瘤变Ⅰ级（CIN Ⅰ）	LSIL
子宫颈上皮内瘤变Ⅱ级（CIN Ⅱ）	HSIL
宫颈上皮内瘤变Ⅲ级（CIN Ⅲ）	HSIL
子宫颈癌原位癌（CIN Ⅲ）	HSIL

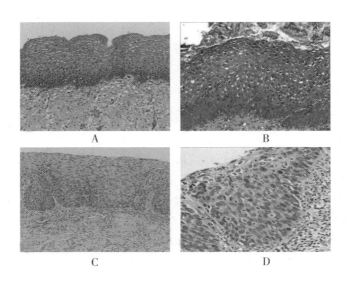

[A：正常子宫颈鳞状上皮（100×）；B：LSIL（CIN Ⅰ），中表层可见挖空细胞（400×）；C：CHSIL（CIN Ⅱ），异型增生上皮累及上皮全层2/3（100×）；D：HSIL（CIN Ⅲ），异型增生上皮累及上皮全层2/3以上（400×）]

图4-10 子宫颈（见附彩图）

（1）低度鳞状上皮内病变（LSIL）。LSIL是指由HPV复制性感染引起的形态学改变和临床表现。低级别是指并发癌或发生癌的风险低。

HPV感染导致的细胞学及组织学改变是LSIL最具特征性的改变，主要表现为明显的核的异型性：细胞核增大，深染，核大小不一，差异可达3倍，染色质粗糙，不规则，核膜皱缩。这些明显异型的细胞主要见于上皮下1/3层，中、表层细胞常见HPV复制性感染导致的特征性形态学改变：挖空细胞。挖空细胞的细胞核小而固缩、不规则，形似葡萄干，或出现双核及多核，核周出现胞质空泡或空晕，伴细胞膜增厚。LSIL的结构异常是由感染HPV的基底层细胞和旁基底层细胞增生所致，可表现为上皮呈乳头状增生或棘层肥厚。大多数LSIL（80%～85%）由高危型HPV感染引起，其余由低危型HPV感染所致的尖锐湿疣仍属于LSIL。

LSIL预后好，大部分病例在1年内消退，仅有约2%的LSIL可发展为浸润性癌。

（2）高度鳞状上皮内病变（HSIL）。HSIL是一种鳞状上皮内病变，若不治疗，则进展为浸润性癌的风险高。HSIL在阴道镜检查中可无明显病变，仅表现为醋白上皮或碘不着色。光镜下，异型细胞累及上皮全层，极性消失。基底层及旁基底层具有显著核异型性，可见核分裂象和病理性核分裂象，多位于上皮的上2/3层。细胞边界不清，核拥挤，核大，大小不一，胞质少，核/浆比高。部分HSIL（CIN Ⅱ）的上皮上层可有挖空细胞（表4-2）。

表4-2 HSIL 和 LSIL 的鉴别

病变特征	HSIL	LSIL
感染 HPV 类型	HR-HPV	HR-HPV 和 LR-HPV
未分化细胞位置	上皮上 2/3 层	上皮下 1/3 层
核分裂象出现位置	上皮上 2/3 层	上皮下 1/3 层
病理性核分裂象	常见	无
染色体	非整倍体	二倍体或多倍体
挖空细胞	可有	常有

（HR-HPV：高危型HPV，包括HPV16、HPV18、HPV31、HPV33、HPV35、HPV39、HPV45、HPV51、HPV56、HPV58、HPV59、HPV66 型。LR-HPV：低危型HPV，主要有HPV6 和 HPV11 型。）

（三）宫颈癌

宫颈癌是妇科最常见的恶性肿瘤。近年来由于宫颈细胞学筛查的普遍应用，宫颈癌和癌前病变得以早发现和早治疗，宫颈癌的发病率和死亡率均有明显下降。高发年龄为50～55岁。

1. 临床表现

宫颈癌早期可无症状和体征，病变发展可有以下临床表现。

（1）阴道流血：接触性出血多见，发生在性生活或妇科检查后。后期则为不规则阴道流血。出血量根据病灶大小、侵及间质内血管情况而变化。若侵蚀大血管，可引起大出血。年轻患者也可表现为经期延长，经量增多；绝经后女性可因发生绝经后不规则阴道流血而就诊。

（2）阴道排液：多数有阴道排液增多，白色或血性，稀薄如水样或米泔状，伴有腥臭。晚期因癌组织坏死伴感染，有大量泔水样或脓性恶臭白带。

（3）晚期症状：根据癌组织累及范围不同可有不同的继发症状。邻近组织器官及神经受累时，可出现尿频尿急、便秘、下肢肿胀或疼痛等症状。压迫输尿管时可引起输尿管梗阻、肾积水及尿毒症。晚期患者可出现恶病质、贫血等全身衰竭症状。

2. 病理变化

（1）子宫颈原位癌（carcinoma in situ）是指异型增生细胞累及子宫颈黏膜上皮全层，但病变局限于上皮层内，尚未突破基膜（图4-11）。原位癌的肿瘤细胞可由表面沿基底膜通过宫颈腺口蔓延至子宫颈腺体内，取代部分或全

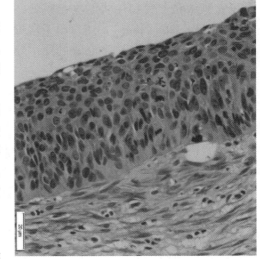

（箭头示异型增生细胞累及上皮全层，上皮中层见一病理性核分裂象）

图4-11 宫颈原位癌（HE，400×）（见附彩图）

部腺上皮，但未突破腺体基底膜，称为原位癌累及腺体，仍然属于原位癌的范畴。

（2）子宫颈浸润癌。宫颈浸润癌包括鳞状细胞癌、腺癌和其他上皮性恶性肿瘤（如腺鳞癌、腺样基底细胞癌、腺样囊性癌、神经内分泌癌和未分化癌等），其中鳞状细胞癌最常见，占宫颈浸润性癌的70%～80%；腺癌和腺鳞癌占10%～15%；其余占10%～15%。我国女性宫颈癌发病率仅次于肺癌和乳腺癌，居第三位。

1）鳞状细胞癌。鳞状细胞癌是一种浸润性上皮恶性肿瘤，由不同分化程度的鳞状细胞构成。几乎所有鳞状细胞癌的发生都与一种HR-HPV持续感染有关，其中HPV16型和HPV18型最常见，尤其是HPV16型。肉眼观，分为四型：①糜烂型：病变处黏膜潮红，呈颗粒状，质脆，触之易出血。在组织学上多属原位癌和早期浸润癌。②外生菜花型：癌组织主要向子宫颈表面生长，形成乳头状或菜花状突起，表面常有坏死和浅表溃疡形成（图4-12）。③内生浸润型：癌组织主要向子宫颈深部浸润生长，使宫颈前后唇增厚变硬，表面常较光滑，临床检查容易漏诊。④溃疡型：癌组织除向宫颈深部浸润外，宫颈表面同时有大块坏死脱落，形成溃疡，似火山口状。

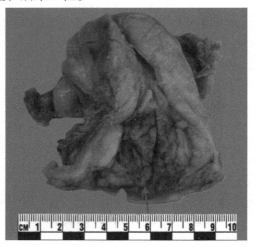

（红色箭头示肿瘤呈菜花状）

图4-12　宫颈鳞状细胞癌（大体标本）（见附彩图）

光镜下，子宫颈上皮的鳞状细胞癌大多累及子宫颈鳞状上皮和柱状上皮交界处，即移行带（transformation zone），或来源于宫颈内膜化生的鳞状上皮。根据肿瘤进展过程，分为早期浸润癌和浸润癌。

①早期浸润癌（early invasive carcinoma）。早期浸润癌又称微小浸润性鳞状细胞癌，指癌细胞突破基底膜，向固有膜间质内浸润，在固有膜内形成一些不规则的癌细胞巢或条索，但浸润深度不超过基底膜下5 mm者（图4-13）。早期浸润癌一般肉眼不能判断，只有在显微镜下才能确诊。

②浸润癌（invasive carcinoma）。浸润癌指癌组织向间质内浸润性生长，浸润深度超过基底膜下5 mm者。根据肿瘤细胞分化程度，浸润分为角化型鳞状细胞癌和非角化型鳞状细胞癌。前者的组织学特征为肿瘤由分化良好的鳞状上皮构成，呈巢状排列。细胞核大，核分裂

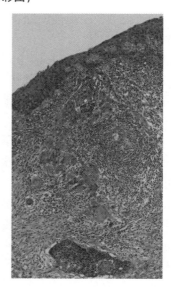

（红色箭头示宫颈固有层内小灶肿瘤细胞呈不规则小巢团状浸润，浸润深度不超过5 mm）

图4-13　宫颈微小浸润性癌（HE，100×）（见附彩图）

象少见，可见细胞内角化珠形成。部分病例不形成角化珠，肿瘤细胞胞质丰富、嗜酸性，可见细胞间桥。后者组织学特征为肿瘤细胞不形成角化珠，但可见单个细胞角化。细胞边界相对不清，细胞核圆形或卵圆形，染色质粗，核分裂象易见。部分肿瘤细胞胞质透明，呈实性排列。部分肿瘤由基底样小细胞构成，核深染一致，胞质少，核浆比高，核分裂象易见。鳞状细胞癌的组织学分级见表4-3。

表4-3 鳞状细胞癌的组织学分级

分级	形态学特征
高分化（1级）	肿瘤细胞分化成熟，胞质丰富、嗜酸性；细胞排列紧密，细胞间桥明显；角化珠或单个细胞角化明显；细胞核大，不规则，深染，核分裂象不明显
中分化（2级）	肿瘤细胞异型性较1级明显，胞质较不丰富，细胞边界不清，细胞间桥不明显；角化珠罕见，可见单个细胞角化；细胞核大而不规则，核分裂象增多
低分化（3级）	肿瘤细胞异型性明显，胞质稀少，无细胞间桥、角化珠或单个细胞角化；核大深染，核浆比高，核分裂象易见，可见坏死

2020版WHO女性生殖系统肿瘤分类将宫颈鳞状细胞癌分为HPV相关性癌和HPV无关性癌两大类。

2）子宫颈腺癌（cervical adenocarcinoma）。子宫颈腺癌包括一组异质性肿瘤，其中普通型腺癌最常见，其次为子宫内膜样腺癌。其他少见的类型如黏液性癌（非特殊型、胃型、肠型和印戒细胞型）、绒毛状腺癌、透明细胞癌、中肾管型腺癌（中肾腺癌）等。腺癌的前驱病变是原位腺癌。高危型HPV感染是主要的致病因素，以HPV16型和HPV18型多见，尤其是HPV18型。

2020版WHO女性生殖系统肿瘤分类将宫颈腺癌分为HPV相关性和HPV无关性腺癌两大类。

①原位腺癌（adenocarcinoma in situ，AIS）。又称宫颈高级别腺上皮内瘤变（HG-CGIN），平均发病年龄约为40岁，早于腺癌10~15年发生。阴道镜下可无明显改变。光镜下，肿瘤性上皮取代颈管表面和腺体的正常上皮，但局限于上皮和腺体基底膜内。肿瘤性上皮呈柱状，排列拥挤或假复层状，细胞核增大，椭圆或杆状，染色质粗糙，核分裂及凋亡常见，胞质内黏液明显减少或消失。

②普通型腺癌。大体观，大部分腺癌呈乳头状、息肉状或结节状肿块，或呈溃疡状，部分病例难以发现病变，或宫颈因肿瘤浸润而增大呈桶状。光镜下，肿瘤细胞呈不规则腺样、筛状或乳头状排列，细胞柱状，排列紧密或复层状，细胞核长而深染，不规则，染色质粗，胞质嗜酸或嗜双色性。

根据肿瘤结构特征和细胞分化程度进行分级：高分化腺癌以腺样结构为主，实性片状细胞成分小于10%；中分化腺癌指11%~50%的肿瘤成分由实性片状细胞构成；低分化腺癌指大于50%肿瘤成分呈实性片状排列。

二、子宫体病理

（一）子宫内膜异位症

子宫内膜异位症（endometriosis）是指子宫内膜腺体和间质出现在子宫内膜以外的部位而引发的一种疾病。子宫内膜异位可发生于几乎全身任何部位，但最常见于盆腔脏器和壁腹膜，以卵巢（80%）和宫骶韧带最常见，其次为子宫阔韧带、直肠阴道陷窝、盆腔腹膜、腹部手术瘢痕、脐部、阴道、外阴和阑尾等。如子宫内膜腺体及间质异位于子宫肌层中（距子宫内膜基底层2 mm以上），称为子宫腺肌病（adenomyosis）（图4-14）。异位的子宫内膜与在位的子宫内膜同样受卵巢激素的影响，可出现增生期和分泌期的改变。子宫内膜异位症的临床症状常表现为痛经或月经失调、不孕、性交不适、急腹痛等。子宫内膜异位症的病因未明，目前有以下几种学说。

（1）种植学说：月经期子宫内膜经输卵管反流至腹腔器官；子宫内膜因手术种植在手术切口或经淋巴管和血管播散至远处器官，发生异位种植。

（2）体腔上皮化生学说：异位的子宫内膜由体腔上皮化生而来。

（3）诱导学说：未分化的腹膜在内源性生物化学因素诱导下分化成子宫内膜组织。

（4）淋巴及静脉播散学说：子宫内膜碎片通过淋巴及静脉播散而发生良性转移，如发生在肺、胸膜、手、大腿等处的异位病灶。

（5）遗传及免疫学说：子宫内膜异位症患者腹腔液中巨噬细胞增多，白细胞介素如IL-1、IL-6、IL-8及IL-10含量高于正常人，说明子宫内膜异位症的发生发展与局部免疫、细胞因子的改变有关。

肉眼观，异位的子宫内膜呈点灶状紫红或棕黄色结节，质软，病灶出

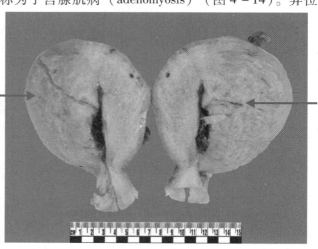

（红色箭头示子宫肌壁弥漫增厚，切面灰白，实性，质韧，可见点状出血点）

图4-14　子宫腺肌症（大体标本）（见附彩图）

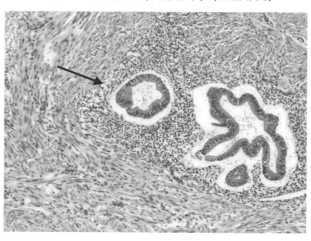

（黑色箭头示子宫平滑肌间见子宫内膜腺体和间质）

图4-15　子宫腺肌症（HE，100×）（见附彩图）

血区机化可与周围器官发生粘连。若发生在卵巢,反复周期性出血致使卵巢体积增大,形成囊腔,内含黏稠的咖啡色液体,称为巧克力囊肿。光镜下,病变区可见正常的子宫内膜腺体、子宫内膜间质及含铁血黄素;病程较长时,可仅见增生的纤维组织和吞噬含铁血黄素的巨噬细胞(图4-14、图4-15)。

(二)子宫内膜增生症

子宫内膜增生(endometrial hyperplasia,EH)是指子宫内膜的腺体发生不规则的增殖和腺体结构的改变(包括形状和大小的改变),同时伴有腺体/间质比例的增加。自2014年起,子宫内膜增生分为子宫内膜增生不伴不典型增生(endometrial hyperplasia without atypia,EH)及子宫内膜增生伴不典型增生(atypical hyperplasia,AH)两大类。

子宫内膜增生最常见的症状为发生异常子宫出血,包括月经量增多、经间期出血、不规则出血、雌激素替代治疗中突破性出血以及绝经后发生的子宫出血,是由于内源性或外源性雌激素升高引起的子宫内膜腺体或间质增生。

1. 子宫内膜增生不伴不典型增生(EH)

EH包括既往称为无非典型增生的子宫内膜单纯性增生和复杂性增生。光镜下,子宫内膜腺体数量增加,腺体与间质的比例高于增生期子宫内膜,大于1:1但小于3:1,腺体大小和形状不一,腺体之间有数量不等的间质分隔,或腺体拥挤,背靠背排列,仅有少量间质分隔;部分腺体可扩张呈囊性。衬覆腺体的上皮为单层或假复层,细胞呈柱状,形态无异型性。1%~3%的无非典型性子宫内膜增生可进展为高分化子宫内膜癌。

2. 子宫内膜增生伴不典型增生(AH)/子宫内膜上皮内瘤变(EIN)

AH或子宫内膜上皮内瘤变(endometrial intraepithelial neoplasia,EIN)包括既往称为的复杂性非典型子宫内膜增生和简单性非典型子宫内膜增生。光镜下,非典型增生表现为细胞复层化、极性消失和核浆比增高;细胞核大,大小和形状不规则,但倾向于变圆,染色质粗糙,核膜厚,核仁明显,核分裂象易见。组织结构异型明显或不明显。

(三)子宫内膜癌

子宫内膜癌(endometrial adenocarcinoma)是来源于子宫内膜上皮细胞的恶性肿瘤,多见于绝经期和绝经期后妇女,55~65岁为发病高峰。根据临床、病理和分子遗传学特征不同,子宫内膜癌大致可分为两大类:Ⅰ型和Ⅱ型。Ⅰ型最常见的类型是子宫内膜样腺癌,Ⅱ型多发生于绝经后女性,最常见的肿瘤类型是浆液性癌。

1. 子宫内膜样腺癌

子宫内膜样腺癌占所有子宫内膜癌的3/4以上,发病年龄范围较广,多见于绝经后或围绝经期妇女,平均年龄59岁。常见的临床表现为不规则阴道流血或绝经后阴道流血。患子宫内膜样腺癌的年轻女性大多也患有多囊卵巢综合征。该病与雌激素长期持续作用和子宫内膜增生有关,肥胖、糖尿病、不孕和吸烟均是其高危因素。

肉眼观,子宫内膜样腺癌分为弥漫型和局限型。弥漫型表现为子宫内膜弥漫性增厚,表面粗糙不平,常有出血坏死,并不同程度地浸润子宫肌层(图4-16)。局限型多位于子宫底或子宫角,常呈息肉或乳头状生长突向宫腔;如果肿瘤组织小且表浅,可在诊断性刮宫时全部刮出,在切除子宫标本内找不到癌组织。光镜下,根据组织结构和细胞核标准对子宫内膜癌进行分级：①高分化腺癌：腺体成分所占比例为 95%，腺体排列拥挤、紊乱，细胞轻中度异型，形态似增生期的子宫内膜腺体。②中分化腺癌：腺体成分占 50%～94%，腺体不规则，排列紊乱，细胞向腺腔内生长形成乳头状、筛状、复杂分支结构及实性生长区（可达 6%～50%），肿瘤细胞异型性明显，核分裂象易见。③低分化腺癌：腺体成分所占比例小于 50%，癌细胞分化差，腺样结构显著减少，多呈实体片状生长，核异型性明显，核分裂象多见。上述肿瘤分级主要由组织结构决定，若结构级别与细胞核级别不一致，则参考核的级别修正肿瘤分级。若 3 级核区域大于 50%，肿瘤分级应提高 1 级。

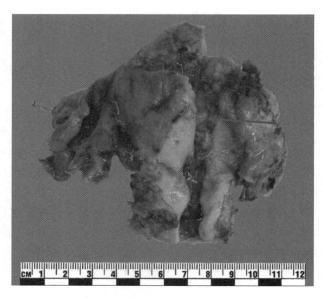

（红色箭头示子宫腔内充满乳头状生长的肿瘤组织）

图 4-16　子宫内膜癌（大体标本）（见附彩图）

2. 子宫浆液性癌

子宫浆液性癌一般见于绝经后女性，平均年龄约 70 岁，临床表现多为绝经后阴道出血。患者平均年龄偏大，患病与雌激素作用无关，这类肿瘤常有 $p53$ 基因突变，$p53$ 免疫组化染色呈弥漫强阳性。根据癌组织的累及范围，子宫内膜癌临床分期如下：Ⅰ期，癌组织局限于子宫体；Ⅱ期，癌组织累及子宫颈；Ⅲ期，癌组织向子宫外扩散，尚未侵入盆腔外组织；Ⅳ期，癌组织已超出盆腔范围，累及膀胱和直肠黏膜。Ⅰ期患者手术后 5 年生存率接近 90%，Ⅱ期降至 30%～50%，晚期患者则低于 20%。

光镜下，肿瘤呈复杂的乳头状和/或腺样结构，瘤细胞具有显著异型性。免疫组化显示瘤细胞 $P53$ 弥漫强阳性表达或完全阴性。$BRAC1/2$ 基因种系突变可能与浆液性癌发生有关。

（四）子宫平滑肌瘤

子宫平滑肌瘤（leiomyoma of uterus）是女性生殖系统最常见的肿瘤，为良性肿瘤。30 岁以上妇女的发病率高达 75%。多数肿瘤在绝经期以后可逐渐萎缩。多无明显症状，仅在体检时偶然发现。症状与肌瘤部位、有无变性相关，而与肌瘤大小、数目关系不大。临床上，患者最主要的症状是由黏膜下平滑肌瘤引起的出血，经量增多及经期延长；白带增多，或压迫膀胱引起的尿频；血流阻断可引起突发性疼痛。其次，平滑肌瘤可导致自然流产、胎儿先露异常和绝经后流血。

该病确切病因尚未明了。因平滑肌瘤好发于生育年龄，青春期前少见，绝经后萎缩或消退，提示其发生可能与女性性激素相关。

多数肿瘤发生于子宫肌层，也可位于黏膜下或浆膜下，脱垂于子宫腔或子宫颈口。肌瘤小者仅镜下可见，大者可超过 30 cm。单发或多发。多者达数十个，称为多发性子宫肌瘤。肿瘤表面光滑，界清，无包膜，切面灰白，质韧，编织状或旋涡状（图 4-17）。有时肿瘤可出现均质的透明、黏液变性或钙化。当肌瘤间质血管内有血栓形成时，肿瘤局部可发生梗死伴出血，肉眼观呈暗红色，称红色变性。

光镜下，瘤细胞与正常子宫平滑肌细胞相似，梭形，束状或旋涡状排列，胞质红染，核呈长杆状，两端钝圆，核分裂象少见，异型性不明显。肿瘤与周围正常平滑肌界限清楚（图 4-18）。

平滑肌瘤极少恶变，多数子宫平滑肌肉瘤从开始即为恶性。如肿瘤组织出现坏死，边界不清，细胞异型，核分裂增多，应考虑为平滑肌肉瘤。

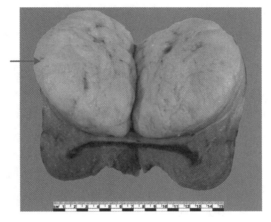

（箭头示子宫底部肌壁间平滑肌瘤，切面灰白、实性、质韧、编织状）

图 4-17 子宫平滑肌瘤（大体标本）（见附彩图）

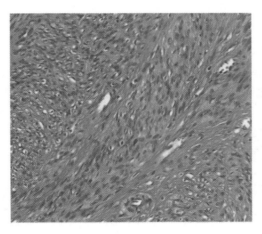

（肿瘤由梭形细胞构成，呈纵横交错排列，细胞无明显异型性，细胞核呈短杆状）

图 4-18 子宫平滑肌瘤（HE，200×）（见附彩图）

第三节 滋养细胞疾病

妊娠滋养细胞疾病（gestational trophoblastic disease，GTD）是一组来源于胎盘滋养细胞的疾病。组织学分类包括葡萄胎、侵蚀性葡萄胎、绒毛膜癌及胎盘部位滋养细胞肿瘤。其中，侵蚀性葡萄胎与绒毛膜癌组织学证据获得困难，但临床表现、诊断及处理基本相同，故自 2000 年开始一起被称为妊娠滋养细胞肿瘤。该疾病分为无转移性滋养细胞肿瘤（病变局限于子宫）及转移性滋养细胞肿瘤（病变超出子宫以外部位）。

一、葡萄胎

葡萄胎（hydatidiform mole）又称水泡状胎块，妊娠后由于胎盘绒毛滋养细胞增生、间质水肿，形成大小不一、借蒂相连的水泡，故名葡萄胎。它是发生于胎盘绒毛的一种良性肿瘤。根据大体、镜下、分子生物学改变和临床表现，葡萄胎分为完全性葡萄胎和部分性葡萄胎。绝大多数葡萄胎发生于子宫，个别病例可发生于子宫外异位妊娠的所在部位。

葡萄胎的病变局限于宫腔内，不侵入子宫肌层。完全性葡萄胎的所有绒毛均出现水肿，呈透明或半透明薄壁水泡，内含清亮液体，有蒂相连，大体呈葡萄状；部分性葡萄胎部分绒毛出现水肿，部分绒毛正常，伴或不伴有胎儿或其附属器官（图 4-19）。光镜下，葡萄胎有以下三个特点：①绒毛间质高度疏松水肿或黏液变性；绒毛可见中央池形成，表现为明显的完全无细胞的中央空隙，尤以完全性葡萄胎为典型。②绒毛间质血管消失，或仅见少量无功能的毛细血管，内无红细胞。③滋养层细胞不同程度增生，增生的细胞包括细胞滋养细胞（cytotrophoblast）和合体滋养细胞（syncytiotrophoblast），两者以不同比例混合，细胞轻度异型。滋养细胞增生是葡萄胎最重要的特征（图 4-20）。发生完全性葡萄胎时，增生滋养细胞围绕绒毛排列。

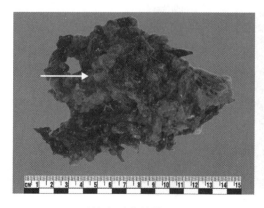

（箭头示水肿绒毛）

图 4-19 葡萄胎（大体标本）（见附彩图）

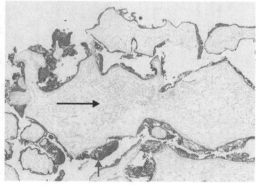

（黑色箭头示绒毛间质水肿，红色箭头示细胞滋养细胞和合体滋养细胞增生）

图 4-20 葡萄胎（HE，40×）（见附彩图）

二、侵蚀性葡萄胎

侵蚀性葡萄胎（invasive mole）是介于葡萄胎和绒毛膜癌之间的交界性肿瘤。与葡萄胎相比，侵蚀性葡萄胎最重要的特点是水肿绒毛侵入子宫肌层，引起子宫肌层出血、坏死，甚至向子宫外侵袭累及阔韧带，或绒毛入血栓塞至阴道、肺和脑等器官。绒毛在栓塞部位不会继续生长并可自然消退，与转移有明显区别。

大体观可见子宫体积增大，子宫肌壁间出血坏死，绒毛水肿（图4-21）。

镜下可见子宫肌壁间见水泡状绒毛或坏死绒毛，滋养层细胞增生程度和异型性比葡萄胎显著，常见出血、坏死。有无绒毛结构是侵蚀性葡萄胎与绒毛膜癌最重要的区别。

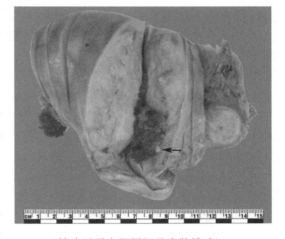

（箭头示子宫肌层间见水肿绒毛）

图4-21 侵蚀性葡萄胎（大体标本）（见附彩图）

三、绒毛膜癌

绒毛膜癌（choriocarcinoma）简称绒癌，是发生于妊娠绒毛滋养层上皮的高度侵袭性恶性肿瘤，少数可发生于性腺或其他组织的多潜能干细胞。

绝大多数绒癌与妊娠有关，约50%发生于葡萄胎后，25%发生于自然流产后，20%发生于正常分娩后，5%发生于早产和异位妊娠后。绝大多数绒毛膜癌发生于生育期妇女，20～50岁且40岁以下女性为高危人群，绝经后妇女罕见。

肉眼观，肿瘤通常呈暗红色出血性肿块，伴不同程度坏死，浸润子宫肌层或子宫外组织。

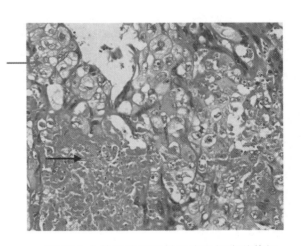

（肿瘤由合体滋养细胞样细胞和细胞滋养细胞样细胞构成，红色箭头示肿瘤细胞，黑色箭头示坏死）

图4-22 绒毛膜癌（HE，400×）（见附彩图）

光镜下可见肿瘤呈浸润性生长，肿瘤细胞为滋养层细胞，包括细胞滋养细胞样细胞和合体滋养细胞样细胞，无绒毛结构；肿瘤无间质血管，主要依靠侵袭宿主血管获取营养，故坏死显著，典型改变为肿瘤中央大片出血坏死，仅周边残留少量肿瘤细胞（图4-22）。肿瘤与周围平滑肌组织间呈膨胀性或推挤性边界。异位妊娠的相应部位也可发生绒毛膜癌。

四、胎盘部位滋养细胞肿瘤

胎盘部位滋养细胞肿瘤（placental site trophoblastic tumor，PSTT）是一种相对少见的滋养细胞疾病，由种植部位中间滋养细胞构成，类似于妊娠早期在胎盘种植部位的子宫内膜和肌层中浸润的中间滋养细胞。

多见于育龄妇女，平均 30 岁。通常发生于正常妊娠后，但与前次妊娠时间间隔可以很长。通常表现为闭经或不规则阴道出血，可伴子宫增大，故常被误认为妊娠。

肉眼观，肿瘤位于胎盘种植部位，结节状，多数肿瘤界限清楚，黄褐色，切面见肿瘤侵入子宫肌层，甚至浸润至浆膜层。出血坏死不明显，仅小灶区域可见。

光镜下可见肿瘤细胞聚集、融合成片，周边肿瘤细胞可为单个、条索状或巢状浸润周围平滑肌组织。肿瘤细胞形态单一，体积大，多边形，细胞核深染，不规则，胞质嗜酸或嗜双色性。可见大量细胞外嗜酸性纤维素样物。无绒毛。肿瘤侵犯血管的方式具有特征性，与正常胎盘种植部位中间滋养细胞浸润螺旋动脉的方式相似，表现为肿瘤细胞围绕和浸润血管，并可侵入血管腔，血管壁被纤维素样物取代。肿瘤细胞表达胎盘种植部位中间滋养细胞标记，如人胎盘催乳素（hPL）、CD146、HLA-G、CD10 和 MUC4 等。

第四节 乳腺疾病

一、乳腺增生性病变

乳腺增生是育龄期女性最常见的乳腺良性疾病，多发于 30～50 岁女性，患乳腺增生症的未婚女性亦很常见。乳腺增生是正常乳腺小叶的生理性增生与复旧不全导致的乳腺正常结构紊乱，既非炎症又非肿瘤的一种病理性增生性疾病。

乳腺增生最常见的症状是乳房胀痛和乳房肿块，部分增生较轻度的女性只感觉乳房有轻度胀痛感；部分女性可摸到散在的长条状或颗粒状结节，或可触及乳房有一个较大的肿块。乳房肿块的表现形式多样，大小不一，多认为与内分泌、情绪、环境、饮食等共同作用因素有关。

1. 乳腺导管增生

（1）乳腺普通型导管增生（usual ductal hyperplasia，UDH）。乳腺普通型导管增生在导管内增生性病变中最为常见，是以增生细胞呈流水样分布为特征的良性导管增生，2012 年 WHO 乳腺肿瘤分类将其归类于乳腺癌的前驱病变。UDH 患者长期随访结果显示，其发生浸润性癌的风险是普通人群的 1.5～2 倍。

（2）乳腺非典型导管增生（atypical ductal hyperplasia，ADH）。乳腺非典型导管增生是介于良性与恶性之间的一种病变，属于导管内肿瘤性病变，以分布均匀、单一形态的上皮细胞增生为特征，有进展为浸润性乳腺癌的中度危险性，演变为浸润性癌的风险约为普通人群的 5 倍。病变范围相当小，被累及的导管范围合计≤2 mm，一般临床体检不能触及肿块。在乳腺钼靶 X 线摄影检查中，多发性微小钙化是 ADH 最常见的影像学表现。

2. 硬化性腺病

硬化性腺病（sclerosing adenosis）是一种常见的良性增生性病变，主要特征为小叶中央或小叶间纤维组织增生使小叶腺泡受压而扭曲变形。影像学显示腺体结构紊乱，可有簇状分布细小钙化，边界不清，与浸润性癌难以鉴别。

肉眼观，病变灰白、质硬，与周围乳腺界限不清。光镜下，乳腺小叶轮廓尚存，腺泡数目增加，小叶间纤维组织呈不同程度的增生，腺泡受压而扭曲。在偶然情况下，腺泡明显受挤压，管腔消失，细胞呈条索状，形态与浸润性癌相似。通过免疫组织化学染色显示腺泡外层肌上皮细胞存在，这是区别于浸润性癌的主要特征。

二、乳腺纤维腺瘤

纤维腺瘤（fibroadenoma）是乳腺最常见的良性肿瘤，可发生于青春期后的任何年龄。常见于年轻或育龄期女性，于无意中发现乳腺肿块，一般无疼痛或压痛。肿块呈圆形或卵圆形，边界清楚，表面光滑，活动度大，质地韧。肿块直径大小常在 3 cm 以内，单发，以乳房外上象限居多。10%～25% 的纤维腺瘤为双侧多发。肿块增长速度缓慢，可见 10 余年无变化者。肿瘤在月经期可有轻微胀痛感，妊娠期略增大。一般腋窝淋巴结不肿大。若肿瘤静止多年突然增大，出现疼痛伴有腋窝淋巴结肿大，须高度怀疑发生恶变可能。个别乳腺纤维腺瘤在月经初潮后迅速增大，直径大于 5 cm，乳腺表面皮肤发亮，紧张，可见静脉扩张，类似恶性肿瘤表象。但切除后病理多报告为巨纤维腺瘤，仍属良性肿瘤。

目前认为雌激素水平过高或者乳腺局部组织对雌激素过于敏感可能与纤维腺瘤的发生相关联。此外，纤维腺瘤的发生可能与遗传有部分关系。

肉眼观，病变圆形或卵圆形，结节状，与周围组织界限清楚，切面灰白，质韧，分叶状，可见裂隙状结构，常有黏液样外观（图 4-23）。

光镜下可见肿瘤主要由增生的纤维间质和腺体组成，腺体被纤维间质挤压呈裂隙状，或腺体管腔呈开放状态，周围围绕纤维间质（图 4-24）。

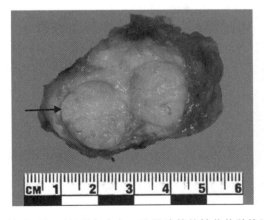

（箭头示切面呈现灰白色、边界清楚的结节状肿块）
图 4-23 乳腺纤维腺瘤（大体标本）（见附彩图）

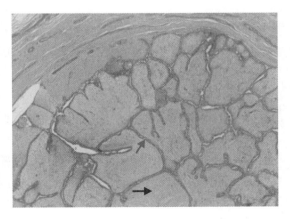

（黑色箭头示增生的间质黏液样变性，红色箭头示挤压导管呈裂隙状）
图 4-24 乳腺纤维腺瘤（HE，400×）（见附彩图）

三、乳腺癌

乳腺癌（breast cancer）是来自乳腺终末导管小叶单元（terminal duct lobular unit, TDLU）的上皮性恶性肿瘤。其发病率在过去50年中呈缓慢上升趋势，已跃居女性恶性肿瘤第一位。乳腺癌常发生于40～60岁的女性，35岁以下的女性少见。男性乳腺癌罕见，约占全部乳腺癌的1%。肿瘤50%以上发生于乳腺外上象限，其次为乳腺中央区和其他象限。

（一）临床特点

乳腺癌早期不易被发现，常需通过体检或乳腺癌筛查得以诊断。具有典型临床表现的患者通常已进展至疾病的中晚期。

1. 乳腺包块

乳腺癌最常见的首发症状，多表现为无痛性的单发肿块，常见于患者本人无意中发现。肿块直径1 cm时容易被扪及，临床上直径2～5 cm的肿块多见。45%～50%的肿块发生在乳腺外上象限。一般表现为不太规则的圆形或卵圆形，表面欠光滑，边界欠清楚，活动度较差。当肿块体积较大时也可扪及边界。多数乳腺癌为质硬实性的肿块，少数质地较软，呈囊性。乳腺癌早期因缺乏疼痛感不易被发现。中晚期可伴有乳房的疼痛，表现为刺痛、顿痛、胀痛等不适，如癌周伴有乳腺纤维囊性增生也可出现与月经有关的周期性疼痛。

2. 乳房表面皮肤变化

乳腺癌早期乳房表面皮肤多无异常表现，位置较浅或中晚期癌肿可表现为皮肤粘连形成"酒窝征"、皮肤浅表静脉曲张、皮肤水肿、红肿或皮肤溃疡等。除皮肤改变以外，乳头可表现为乳头内陷朝向改变，少部分有乳头湿疹样改变，多为乳腺佩吉特病（Paget病）的特征表现。

（二）病因

乳腺癌的发病机制尚未完全阐明。雌激素长期作用、家族遗传倾向、环境因素和长时间大剂量接触放射线均与乳腺癌发病有关。5%～10%的乳腺癌患者有家族遗传倾向。研究发现，抑癌基因 *BRCA*1 点突变或缺失与具有遗传倾向的乳腺癌发病相关。预计约20%的遗传性乳腺癌患者中可查见突变的 *BRCA*1 基因（约占所有乳腺癌的3%）。

（三）病理变化

乳腺癌的组织形态十分复杂，类型较多，大致上分为非浸润性癌（noninvasive carcinoma）和浸润性癌（invasive carcinoma）两大类。

1. 非浸润性癌

非浸润性癌分为导管原位癌和小叶原位癌，二者均来自TDLU，肿瘤细胞局限于基底膜内，无间质浸润或淋巴管、血管侵犯。具有发展为浸润癌的趋势，但非必然如此。

（1）导管原位癌（ductal carcinoma in situ, DCIS）。导管明显扩张，癌细胞局限于扩张的导管内，导管基膜完整。由于乳腺放射影像学检查和普查，该病检出率明显提高，已由过去占所有乳腺癌的5%升至15%～30%。

DCIS为非浸润性癌，是局限于乳腺导管内的原位癌。钼靶X线检查中多表现为簇状微小钙化灶。以核分级为基础，兼顾坏死和核分裂象，可将 DCIS 分为三级：低级别、中级别和高级别。高级别 DCIS 往往由较大的多形性细胞构成，核仁明显、核分裂象常见，管腔内常出现伴有大量坏死碎屑的粉刺样坏死（图4-25）。低级别 DCIS 病变范围超过 2 mm，由小的、单形性细胞组成，细胞形态、大小一致，核仁不明显，核分裂象少见；中级别 DCIS 结构表现多样，细胞异型性介于高级别 DCIS 和低级别 DCIS 之间。

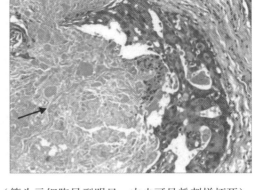

（箭头示细胞异型明显，中央可见粉刺样坏死）
图4-25　乳腺高级别导管原位癌（HE，200×）（见附彩图）

经活检证实的 DCIS 如不经任何治疗，20 年后，其中 30% 可发展为浸润癌，说明并不是所有的 DCIS 都转变为浸润癌，如转变为浸润癌，通常需历经几年或十余年。DCIS 转变为浸润癌的概率与组织类型有关，高级别 DCIS 远远高于低级别 DCIS。

（2）小叶原位癌（lobular carcinoma in situ，LCIS）。扩张的乳腺小叶末梢导管和腺泡内充满呈实体排列的肿瘤细胞，小叶结构尚存；细胞体积较导管内癌的细胞小，大小形状较为一致，核圆形或卵圆形，核分裂象罕见。

约 30% 的小叶原位癌累及双侧乳腺，常为多中心性。因肿块小，临床上一般扪不到明显肿块，不易和乳腺小叶增生区别。LCIS 发展为浸润性癌的风险相对较小，具有癌变间期长、双侧乳房发病、多个象限发病的特点。一些研究发现，在诊断为 LCIS 的妇女中，终身发生癌变的概率为 5%～32%，平均癌变率为 8%。

2. 浸润性癌

（1）非特殊型浸润性癌。既往称为浸润性导管癌，是最常见的乳腺癌类型，占所有乳腺浸润性癌的 40%～75%。临床上，患者多因乳腺肿块就诊，部分病例可同时伴有乳头血性溢液。肿块以外上象限较多见，多无疼痛，质硬，不易推动。晚期，若癌细胞侵及乳头且伴有大量纤维组织增生，由于肿瘤周围增生的纤维组织收缩，可导致乳头凹陷；若癌细胞阻塞真皮内淋巴管，可致皮肤水肿，而毛囊汗腺处皮肤相对下陷，呈橘皮样外观；若肿瘤组织穿破皮肤，可形成溃疡；若患者就诊时已经发现腋窝淋巴结转移，则腋窝淋巴结肿大、粘连、固定。

肉眼观，肿块大小不一，不规则结节状，质硬，无包膜，与周围组织分界不清；切面有砂粒感，灰白，其间夹杂黄白色条纹，可见坏死；部分肿瘤膨胀性生长，与周围组织边界较清楚（图4-26）。

光镜下，组织学形态多种多样，肿瘤细胞排列成巢状、梁状、簇状、条索状或不规则腺样结构；部分病例可见导管内原位癌成分。癌细胞大小形态各异，异型性常较明显，核分裂象多见，常见局部肿瘤细胞坏死。肿瘤间质有致密的纤维组织增生，癌细胞在纤维间质内浸润生长（图4-27），二者比例各不相同。根据腺管形成比例、细胞核异型性和核分裂计数，对乳腺癌进行组织学分级，目前常用的是 Bloom-Richardson 系统 Nottingham 改良方案。

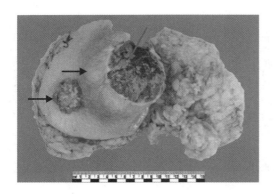

（乳腺巨大肿块，累及皮肤，红色箭头示皮肤表面破溃，黑色箭头示切面肿块灰白或灰褐，实性，质硬）

图4-26 乳腺浸润性癌（大体标本）（见附彩图）

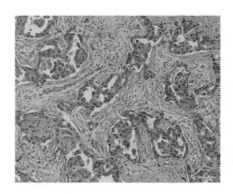

（增生纤维中，肿瘤细胞呈不规则条索状排列，呈"蟹足"状浸润生长）

图4-27 乳腺非特殊型浸润性癌（HE，200×）（见附彩图）

（2）特殊类型浸润性癌。乳腺特殊类型浸润性癌包括浸润性小叶癌、小管癌、筛状癌、黏液癌、伴髓样特征的癌、伴大汗腺分化的癌、伴印戒细胞分化的癌、浸润性微乳头状癌和化生性癌等多种类型。乳腺特殊类型浸润性癌的预后有较大差异。患者预后较好的类型包括小管癌、黏液癌、分泌性癌、实性乳头状癌等。患者预后较差的类型包括浸润性微乳头状癌、化生性癌、炎性乳癌等。

浸润性小叶癌（invasive lobular carcinoma，ILC）占所有浸润性乳腺癌的8%～14%。肉眼观，大体表现多样，部分病例肿块呈实性灰白肿块，切面砂砾感或质韧或硬，与周围组织无明确界限；部分病例无明显肿块。

光镜下，根据肿瘤组织学形态的差异，ILC分经典型、腺泡型、实性型、多形型、小管小叶型和大汗腺/组织细胞样型等几种组织学亚型。虽然形态有差异，但ILC的共同特点是肿瘤细胞偏小且缺乏黏附性。经典型ILC肿瘤细胞小至中等大小，细胞形态较为一致，细胞间黏附性差，核多偏位，轻度异型，核仁不明显，核分裂象少见；胞质内常见黏液空泡。肿瘤细胞常常呈单行列兵样浸润或围绕导管呈靶环状排列（图4-28）。ILC的组织学分级同非特殊型浸润性癌。

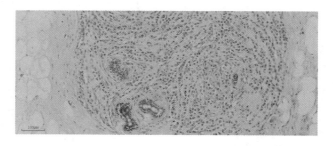

（肿瘤细胞呈单行排列，围绕导管呈靶环状排列）

图4-28 乳腺浸润性小叶癌（HE，40×）（见附彩图）

近年来，根据基因表达谱将乳腺癌分为四种分子亚型（表4-4）。乳腺癌的分子标志及分子分型对于指导临床治疗与判断预后具有重要意义。研究表明，ER、PR 阳性和 HER2 阴性的乳腺癌分化较好，对激素治疗敏感，预后较好；而 ER、PR 阴性和 HER2 阳性的乳腺癌一般分化较差，对激素治疗不敏感，但对化疗敏感，预后相对较差；ER、PR 和 HER2 均阴性的乳腺癌称为"三阴性"乳腺癌，"三阴性"乳腺癌中，肿瘤细胞同时表达 CK5/6 和 EGFR 者，称作为基底样型乳腺癌，该类肿瘤分化差，细胞增殖活性高，转移早，预后不良。

表4-4　乳腺癌的分子分型

分子分型	免疫表型	治疗与预后
腔面 A 型	ER 阳性	内分泌治疗效果好，预后好
腔面 B 型	ER 阳性，HER2 阳性	内分泌治疗有效，预后较好
HER2 过表达型	ER 阴性，HER2 阳性	内分泌治疗无效，对化疗敏感，预后差
基底样型	ER 阴性，HER2 阴性，CK5/6 阳性，CK14 阳性，CK17 阳性，EGFR 阳性	内分泌治疗无效，对化疗敏感，预后最差

第五节　不孕症和人工辅助生殖技术

一、不孕症

不孕症已成为现代生活中人们日益关注的问题，其涉及婚姻、心理乃至生活的诸多方面，正在成为世界性的健康问题。

正常受孕最基本的要求包括具有正常的配子（精子和卵子）、配子能够正常结合并发育、具有接受胚胎能力的子宫内膜，任意环节不正常均会导致不孕。通常女性每个月经周期的妊娠机会为15%～20%。

若一对夫妇性生活正常未避孕一年或以上不孕，称为不孕症。调查显示，不孕不育夫妇约占已婚育龄夫妇的10%，男性不育约占40%，女性不孕约占20%，双方共同不孕因素约占20%。

（一）女性不孕

1. 女性不孕的常见原因

（1）排卵功能障碍。多囊卵巢综合征（PCOS）经规范诱导排卵治疗3～6个周期未孕者；黄素化不破裂综合征，经治疗无效者；有卵巢功能明显减退的证据，第3天FSH升高≥10U/L、AMH＜1.1ng/mL 和（或）双侧卵巢窦卵泡计数≤6枚的女性。

（2）女方因输卵管因素造成精子与卵子遇合困难。如双侧输卵管切除或腹腔镜、子宫输卵管造影（HSG）提示双侧输卵管阻塞，或经输卵管造口或整形术后，排除其他原因，6个月以上仍未妊娠者。

（3）子宫内膜异位症。轻度子宫内膜异位症，≥3次宫腔内人工授精（IUI）未妊娠；Ⅲ期或Ⅳ期子宫内膜异位症患者，术后据患者意愿可试行自然期待或有效IUI 3个周期或以上或直接行体外受精（IVF）未妊娠。

2. 女性不孕的诊断及治疗

女性不孕的主要检查包括以下几项。

（1）经阴道超声检查：了解子宫发育、卵巢储备功能及子宫内膜的回声、厚度及血流情况。

（2）性激素测定：月经初期第2～4日测定基础性激素FSH、LH、E_2、PRL及T水平；黄体期测孕酮水平有助于提示有无排卵、评估黄体功能。

（3）子宫输卵管造影术为评价输卵管是否通畅的首选方法。

女性不孕应针对具体病因治疗。年轻、不孕时间较短的女性，可给予调整生活方式，纠正代谢性疾病，减轻体重，帮助其了解排卵期以增加受孕机会；子宫畸形者如纵隔子宫可通过手术纠正子宫畸形；排卵障碍者可通过药物诱导排卵；不明原因的不孕建议试行3～6个周期的宫腔内人工授精助孕；严重输卵管因素致不孕者应考虑体外受精－胚胎移植技术助孕。

（二）男性不育

1. 男性不育常见的原因

（1）男性勃起功能障碍、不射精或逆行射精、缺乏性趣致性交频率不足等。

（2）各种原因导致的无精子症、少精子症、弱精子症、畸形精子症等。

2. 男性不育的诊断及治疗

针对病因改善男方精子的浓度及活率以及畸形精子的比率。对于梗阻性无精子症的患者，可以手术治疗；非梗阻性的无精子症患者，经睾丸活检获得精子可行体外受精－胚胎移植术助孕；对于规范检查无精子症患者，建议采用精子库精子助孕。

二、辅助生殖技术

人类辅助生殖技术（human assisted reproductive technology，ART）是以生殖为目的，运用医学技术和方法对在体外的配子、合子及胚胎进行人工操作，达到受孕目的的技术，包括人工授精、体外受精－胚胎移植及其衍生技术。

（一）人工授精

人工授精（artificial insemination，AI）根据精子来源不同分为夫精人工授精及供精人工授精，即将精液通过实验室优化处理后在女方排卵期间通过非性交方式注入女性宫腔内使其受孕。夫精人工授精（artificial insemination with husband sperm，AIH）适用人群包括男方射精障碍，轻中度少、弱精子症，女性宫颈因素不孕，不明原因性不孕等，每周期妊娠率约在15%。供精人工授精（artificial insemination by donor，AID）适用人群包括不可逆的无精子症、男方或家族遗传性疾病等，每周期妊娠率约为30%。

（二）体外受精－胚胎移植

1. **常规体外受精－胚胎移植**（in vitro fertilization-embryo transfer，IVF-ET）

最早由英国学者于 1978 年采用该技术诞生世界第一例试管婴儿，我国大陆于 1988 年诞生第一例试管婴儿。经过 40 多年的变迁，生殖医学的发展日益丰富，但 IVF-ET 仍是不孕症治疗的最有效方法。

各种原因致输卵管因素性不孕、子宫内膜异位症、排卵障碍治疗无效、复合男性因素不育，经过精子洗涤后行 AIH 或 AID 仍未受孕者可通过 IVF-ET 治疗。

常规的 IVF-ET 过程包括药物控制性超排卵，经阴道超声引导下取卵获得 8～15 枚卵子，与处理后的精子受精后在体外培养 3～5 日，将形成的卵裂球胚胎或囊胚期胚胎移植入子宫腔内。随着临床治疗方案的不断丰富，实验室条件和技术的优化，IVF-ET 的妊娠成功率从 40% 提高到 60% 甚至更高水平，相关并发症如卵巢过度刺激综合征及多胎妊娠不断被关注。另外，通过随访了解子代的健康问题也是 IVF-ET 重要的内容之一。

2. **卵胞浆内单精子注射**

1992 年有研究者直接将单个精子注射到卵细胞质内辅助受精，即卵胞浆内单精子注射（intracytoplasmic sperm injection，ICSI），此技术为严重少、弱精子症及畸形精子症患者提供了治疗手段。我国首例 ICSI 试管婴儿于 1996 年诞生在中山医科大学。

3. **植入前遗传学筛查及诊断**

胚胎植入前遗传学诊断/筛查（preimplantation genetic diagnosis/screening，PGD/PGS）最早于 1990 年应用成功，即将发育 5 日的囊胚取出部分滋养细胞进行细胞和分子遗传学检测，将正常基因和核型的胚胎植入子宫内得到健康后代。目前主要用于单基因遗传病、染色体遗传病、性连锁遗传病及可能生育异常后代的高风险人群。随着二胎政策的开放，高龄备孕的女性增加，年龄相关的非整倍体染色体异常引起的流产概率增多，PGS 开展增加，用以排除染色体异常，改善不良妊娠结局。

（三）辅助生殖技术衍生技术

1. **卵子捐赠**

最早卵巢功能衰竭患者可以通过获得他人卵子进行试管婴儿治疗。一些疾病如性腺发育不全，遗传性疾病如特纳综合征（Turner syndrome），IVF-ET 治疗中发现的卵子异常、卵巢抵抗，以及高龄备孕女性可以通过获得他人卵子后达到获孕目的。按我国规定，当前必须通过卵子共享原则获得卵子，即接受 ART 治疗的年轻女性（35 岁以下），身体健康排除传染病及遗传病者，自己获得 15 枚卵子以上时可以将多余的卵子共享给需要的患者。

2. **女性生育力保存——卵子冷冻**

女性生育力保存包括卵巢冷冻及卵子冷冻。由于疾病需要进行放射治疗或化学治疗之前，或由于其他原因，可将卵母细胞进行冻存，在 -196℃ 液氮中冻存卵母细胞，使其细胞进程处于停滞状态，待日后适时解冻卵母细胞再行授精。

3. **男性生育力保存——精子冷冻**

精子的冻存主要适用在患者 IVF 治疗期间无法在合适的时间提供精液者，可以将精液提前取出冻存。无精子症患者通过睾丸或附睾获得的精子可以进行冷冻。通过捐献精子，精子库的精子均以冷冻形式保存提供给无精子症患者。另外，精子冷冻亦可作为男性生育力保存的一种形式，如因疾病需要放疗及化疗前，可提前取精进行冷冻保存。

> **讨论：**
> 　　WHO总干事于2018年5月19日提出全球消除宫颈癌计划。2019年2月4日，WHO总干事制定加速消除宫颈癌的全球策略。2020年11月17日，WHO发布《加速消除宫颈癌全球战略》，194个国家决议通过，并提出3个关键措施：接种疫苗、筛查和治疗。预计到2050年将减少40%以上新发病例和500万例相关死亡。2018年WHO癌症统计数据表明，全球宫颈癌每年新发病例近57万例，而中国每年有10.6万例新发宫颈癌病例。中国如何缩小与消除宫颈癌目标之间的差距？

小结

1. 卵巢病变包括卵巢肿瘤和卵巢囊肿等。其中卵巢肿瘤是常见的妇科肿瘤，其组织学类型繁多且结构复杂。根据肿瘤的组织发生学，卵巢肿瘤可分为上皮性肿瘤、性索-间质肿瘤、生殖细胞肿瘤、继发性肿瘤等。卵巢肿瘤可发生于任何年龄。不同类型的肿瘤其生物学行为不同。卵巢上皮性恶性肿瘤在绝经后妇女多见，性索-间质肿瘤多发生在生育年龄妇女，而卵巢生殖细胞肿瘤常见于青春期女性。最新研究认为，卵巢浆液性癌的发生与输卵管黏膜上皮种植于卵巢有关；卵巢黏液性癌极少原发（原发者来自卵巢畸胎瘤黏液上皮），大多为转移性（阑尾和胃肠道最常见）。

2. 宫颈癌是女性生殖系统最常见的恶性肿瘤，高危型HPV持续感染与宫颈癌的发生密切相关。根据与HPV的关系，宫颈鳞状细胞癌和宫颈腺癌均可分为HPV相关性和HPV无关性两大类。宫颈癌早期筛查（HPV检测和宫颈液基细胞学检查）明显降低了宫颈癌的发生率。宫颈鳞状上皮内病变（高级别和低级别）是宫颈鳞状细胞癌的癌前病变，其中低级别鳞状上皮内病变进展为浸润性癌的概率低。宫颈微小浸润性鳞状细胞癌是指浸润灶深度小于基底膜下5 mm，而与浸润宽度无关。

3. 子宫体肿瘤以子宫平滑肌瘤（良性）和子宫内膜癌（恶性）多见，每种肿瘤分别有多种组织学亚型，不同组织学亚型的生物学行为和预后不同。请思考：异位子宫内膜能否发生相应的肿瘤？

4. 滋养层细胞肿瘤包括葡萄胎、侵蚀性葡萄胎、绒毛膜癌和胎盘部位滋养细胞肿瘤等。绒毛膜癌能否发生于无妊娠史的人群？绒毛膜癌恶性程度高，主要通过血道发生转移，对化疗敏感。

5. 乳腺癌已成为发病率最高的恶性肿瘤，来源于乳腺终末导管小叶单元。病因复杂，具有家族遗传倾向，伴有 *BRCA1/2* 基因突变的家族，其家族中女性发生乳腺癌和卵巢癌的概率明显增加。此外，针对肿瘤细胞表面HER2过表达的靶向治疗及方兴未艾的免疫治疗明显提高了乳腺癌患者的生存率。乳腺癌分子分型亦是临床治疗的依据之一。

6. 体外受精-胚胎移植适用于其他常规治疗无法怀孕的不孕（育）夫妇。请思考所学的妇产科学中有哪些疾病同时伴有不孕不育，需要借助该项技术助孕？

7. 辅助生殖技术不仅是技术，更是伟大的"艺术"。1978年第一例试管婴儿路易斯·布朗顺利出生，传统观念的惊世骇俗转变为当前的稀松平常，英国学者罗伯特·爱德华兹因此在2010年获诺贝尔生理学或医学奖。如今全球试管婴儿数量已超过800万。然而，对于辅助生殖技术相关的并发症如多胎妊娠、卵巢过度刺激征以及子代安全的随访问题值得长期关注。

8. 辅助生殖技术不仅包括人工授精、常规体外受精-胚胎移植、单精子卵胞浆内注射、胚胎植入前遗传学诊断或筛查，还包括其他相关衍生技术，如囊胚培养、配子和胚胎冷冻、未成熟卵母细胞体外成熟、卵母细胞捐赠等。

9. 不孕症与辅助生殖技术涉及妇产科学，但是在实际工作中，其早已形成一个独立分支。此外，其还与遗传学、男科学、伦理学等相互渗透，不光是解决不孕症患者的生育问题，在生育力保存、基因筛查方面更是未来生殖医学发展的方向。

（王明华，黄炜）

单项选择题

1. 关于卵巢上皮性肿瘤，下列说法不正确的是_____。

    A. 卵巢浆液性囊腺瘤镜下特点是纤维囊壁被覆单层立方或矮柱状上皮，细胞有纤毛，似输卵管上皮

    B. 卵巢交界性浆液性肿瘤-微乳头亚型中微乳头的镜下特点是：微乳头是直接从宽大的纤维乳头轴心发出的纤细而长的细胞簇，细胞簇的高度通常大于宽度的3倍

    C. 卵巢高级别浆液性癌起源于输卵管伞端上皮，大部分病例有 TP53 基因突变

    D. 卵巢黏液性囊腺瘤的囊壁被覆胃肠型黏液上皮

    E. 卵巢高级别浆液性癌的预后较黏液性癌差

2. 关于卵巢性索间质肿瘤，以下说法错误的是_____。

    A. 女性的性索间质细胞包括粒层细胞和卵泡膜细胞

    B. 卵巢性索间质肿瘤常伴有内分泌功能的改变

    C. Call-Exner 小体是幼年型粒层细胞瘤的组织学特征，其典型的形态为瘤细胞围绕腔隙形成的微滤泡结构

    D. Meigs 综合征和基底细胞痣综合征患者可发生卵巢纤维瘤

    E. 临床上，卵泡膜细胞瘤常伴有雌激素增多的症状和体征

3. 关于卵巢生殖细胞肿瘤，以下说法错误的是_____。

    A. 卵巢无性细胞瘤是良性肿瘤

    B. 未成熟性畸胎瘤根据不成熟神经外胚层神经组织的相对含量分为1级、2级和3级

    C. 卵巢甲状腺肿是指以甲状腺组织为主的单胚层畸胎瘤，是成熟性畸胎瘤的一种

类型

  D. 卵黄囊瘤患者血清 AFP 水平常升高

  E. 卵巢成熟性囊性畸胎瘤中的鳞状上皮成分可发生恶变

4. 下列说法正确的是_____。

  A. 绒毛膜癌是发生于妊娠绒毛滋养层上皮的高度侵袭性恶性肿瘤，易早期发生血道转移，对化疗不明感，预后差

  B. 绒毛膜癌的发生与妊娠有关，因此不发生于无妊娠史的患者

  C. 诊刮标本不能诊断侵蚀性葡萄胎

  D. 胎盘部位滋养细胞肿瘤是细胞滋养层细胞发生的肿瘤

  E. 葡萄胎镜下的特点为绒毛间质水肿、间质血管减少或消失和细胞滋养层细胞不同程度增生

5. 影像学及病理组织学均易误诊为乳腺浸润性癌的疾病是_____。

  A. 乳腺非典型导管上皮增生 B. 硬化性腺病

  C. 乳腺普通型导管上皮增生 D. 纤维腺瘤

  E. 小叶原位癌

6. 下列哪一项属于不孕症的定义_____？

  A. 夫妇未采取避孕措施，性生活正常，未避孕 1 年未孕

  B. 夫妇未采取避孕措施，性生活正常，未避孕 2 年未孕

  C. 既往发生宫外孕 3 次，担心再次宫外孕选择长期避孕者

  D. 既往发生生化妊娠 2 次，此后积极备孕半年未孕

  E. 曾生育 2 个孩子，已行输卵管结扎术，现在输卵管复通术后半年未孕

7. 辅助生殖技术包括哪些常规项目_____？

  A. 夫精人工授精术，供精人工授精术，体外受精－胚胎移植

  B. 人工授精术，体外受精－胚胎移植，卵子捐赠，精子冷冻

  C. 人工授精术，体外受精－胚胎移植，胚胎植入前遗传学诊断

  D. 人工授精术，体外受精－胚胎移植，胚胎冷冻，辅助孵化

  E. 人工授精术，体外受精－胚胎移植，单精子卵胞浆内注射，胚胎植入前遗传学诊断

8. 下列哪种情况需要借助体外受精－胚胎移植术助孕_____？

  A. 体检发现双侧卵巢巧克力囊肿

  B. 发现多囊卵巢综合征伴月经紊乱及不孕 3 年

  C. 男方在部队生活，双方长期两地分居希望尽快怀孕

  D. 35 岁女性输卵管吻合术后一年未孕

  E. 男方经精子检查确诊为无精子症患者

答案：

1. B；2. C；3. A；4. C；5. B；6. A；7. E；8. D

（王明华，黄炜）

第五章 女性生殖系统药理学

女性生殖系统药理学主要研究女性生殖系统药物的来源、作用机制、体内过程、临床应用、不良反应等。主要内容包括性激素类药物、子宫平滑肌类药物、避孕药物以及促排卵药物。性激素类药物的作用靶点是性激素受体，子宫平滑肌类药物作用于子宫平滑肌，避孕药主要通过阻止生殖过程的某个环节来发挥药效，促排卵药物能促使卵泡成熟及排卵。本章所介绍的药物特点多样，通过影响生殖系统发挥作用，主要用于治疗两性性腺功能不全所致的各种病症，还用于避孕、妇产科及抗肿瘤等。

第一节 性激素类药物

天然性激素（sex hormones）为性腺所分泌的类固醇类激素（steroidal hormones），包括雌激素（estrogen）、孕激素（progestogen）和雄激素（androgen）。目前临床应用的性激素类药物是人工合成品及其衍生物，常用的药物主要有炔雌醇、炔雌醚、戊酸雌二醇、美雌醇、马烯雌酮、替勃龙、妊马雌酮、己烯雌酚、氯米芬、黄体酮、米非司酮、甲睾酮、丙酸睾酮、苯乙酸睾酮等。性激素的受体位于细胞核内，性激素与其受体结合成复合物，作用于 DNA，影响 mRNA 转录，诱导功能不同的蛋白质合成，产生不同效应。

一、雌激素类药物及抗雌激素类药物

（一）雌激素类药物

卵巢分泌的天然雌激素主要是雌二醇（estradiol，E_2）。从孕妇尿中提出的雌酮（estrone，E_1）和雌三醇（estriol，E_3）等为雌二醇的肝脏代谢产物。天然雌激素活性较低，常用的雌激素类药物多是以雌二醇为母体合成的高效、长效的甾体衍生物，主要有口服强效雌激素药——炔雌醇（ethinylestradiol）、口服长效雌激素药——炔雌醚（quinestrol）、一次肌内注射后药物疗效可持续数周的戊酸雌二醇（estradiol valerate）等。人工合成的类固醇类雌激素还有美雌醇、马烯雌酮等。替勃龙（tibolone）是人工合成的组织特异性甾体激素，用于绝经后妇女的激素替代治疗，其代谢产物兼有雌激素、孕激素、雄激素 3 种激素的活性。妊马雌酮（conjugated estrogens，雌酮硫酸盐和马烯雌酮硫酸盐的混合物）因应用方便、长效、不良反应较少等特点被广泛应用。此外，一些结构较简单的非甾体类药物也具有雌激素样作用，如己烯雌酚［diethylstilbestrol，又称为乙蔗酚（stilbestrol）］等。

1. 药理作用及作用机制

（1）对于未成年女性，雌激素能促进第二性征和性器官的发育成熟，如促进子宫发育、乳腺腺管增生及使脂肪分布发生变化等。

（2）对于成年女性，雌激素除能保持女性性征外，还参与形成月经周期。雌激素使子宫内膜增殖变厚（增生期），并在黄体酮的协同作用下，使子宫内膜继续增厚进入分泌期；提高子宫肌对缩宫素（oxytocin）的敏感性；同时使阴道上皮增生，浅表层细胞发生角化。

（3）小剂量雌激素可促进促性腺激素分泌，促进排卵；较大剂量的雌激素，通过下丘脑-垂体轴的负反馈作用，抑制GnRH的分泌，从而抑制排卵。

（4）小剂量雌激素能刺激乳腺导管及腺泡的生长发育；大剂量雌激素则抑制催乳素的作用，减少乳汁分泌。

（5）雌激素可以增加一氧化氮和前列腺素的合成，舒张血管，抑制血管平滑肌细胞的异常增殖和迁移，并且通过减轻心肌缺血-再灌注损伤、抗心律失常等作用发挥保护心脏的功能。

（6）雌激素能促进神经细胞的生长、分化、存活与再生，并且能促进神经胶质细胞的发育及突触的形成。此外，雌激素还能够促进乙酰胆碱、多巴胺、5-羟色胺等神经递质的合成。

（7）其他作用。雌激素能促进肾小管对钠的再吸收和对抗利尿激素的敏感性，有轻度的水、钠潴留作用；能增加骨骼钙盐沉积，加速骨骺闭合。此外，雌激素可降低低密度脂蛋白（LDL）和胆固醇的含量，升高高密度脂蛋白（HDL）的含量。

雌激素受体（ER）有两种亚型，分别为ERα与ERβ，为不同基因表达的产物。ERα在女性生殖器官表达最多，也存在于乳腺、下丘脑、内皮细胞和血管平滑肌；ERβ表达最多的组织是前列腺和卵巢。雌激素信号转导有经典的核启动的类固醇信号转导，以及膜启动的类固醇信号转导和G蛋白耦联的GPER（也称GRP30）信号转导。核启动的类固醇信号转导由经典的雌激素受体介导，雌激素与ER结合后再与特殊序列的核苷酸-雌激素反应因子相结合形成ER-DNA复合物。ER-DNA复合物会征集类固醇受体辅助激活因子-1和其他蛋白，随后引起组蛋白乙酰化，进而引起靶基因启动子区域重新排列，启动转录过程，合成mRNA以及相应的蛋白质，发挥其药理作用。膜启动的类固醇信号转导由膜蛋白介导，主要通过离子信号通路、一氧化氮信号通路、丝裂原活化的蛋白激酶/细胞外信号调节激酶信号通路、磷脂酰肌醇3位蛋白激酶/蛋白激酶B信号通路以及G蛋白耦联的信号通路等途径发挥快速的细胞功能调节及药理作用。

2. 临床应用

（1）围绝经期综合征。围绝经期综合征是更年期妇女因卵巢功能降低，垂体促性腺激素分泌增多，雌激素分泌减少造成的内分泌平衡失调的现象。采用雌激素替代治疗可抑制垂体促性腺激素的分泌，从而减轻各种症状。绝经后和老年性骨质疏松症，可选用雌激素与雄激素联合治疗，以减少骨质吸收，防止骨折发生。对于因雌激素下降引起的老年性阴道炎及女阴干枯症等，替代治疗和局部用药均有良好的疗效。

（2）卵巢功能低下及闭经。原发性和继发性卵巢功能低下患者采用雌激素替代疗法，可促进外生殖器、子宫及第二性征的发育。雌激素与孕激素合用，可产生人工月经。

(3) 功能性子宫出血。应用雌激素类药物可促进子宫内膜增生，有助于修复出血创面而止血。适量配伍孕激素，调整月经周期，止血效果更佳。

(4) 乳房胀痛。部分妇女停止授乳后发生乳房胀痛，可用大剂量雌激素抑制乳汁分泌，消除胀痛。

(5) 晚期乳腺癌。绝经后晚期乳腺癌不宜手术者，可用雌激素治疗，对症状有一定的缓解作用，但绝经期前的患者禁用，因雌激素可促进肿瘤的生长。

(6) 前列腺癌。其发生与雄激素水平有关。大剂量雌激素可通过负反馈作用抑制GnRH分泌，使睾丸萎缩，雄激素分泌减少，可缓解症状。

(7) 青春期痤疮。其发生是雄激素分泌过多，刺激皮脂腺分泌，引起腺管阻塞及继发感染所致。雌激素可抑制雄激素的分泌并对抗其作用，用于辅助治疗。

(8) 避孕。雌激素与孕激素合用可避孕。

3. 不良反应及注意事项

(1) 常见恶心、食欲缺乏，口服时多见。从小剂量开始，逐渐增加剂量可减轻反应。

(2) 长期大量应用可引起子宫内膜过度增生及子宫出血，故有子宫出血倾向及子宫内膜炎者慎用。

(3) 其他：雌激素主要在肝内代谢，并可引起胆汁淤积性黄疸，故肝功能不良者慎用。除前列腺癌及绝经后乳腺癌患者外，其他肿瘤患者也禁用。儿童使用后，会出现骨骺提前闭合，使生长受到抑制、身材变矮。孕妇禁用，哺乳期妇女应慎用。

（二）抗雌激素类药物

本类药物能与雌激素受体结合，发挥竞争性拮抗雌激素的作用，而对骨骼系统及心血管系统则发挥拟雌激素样作用，这对雌激素替代治疗具有重要意义。药物包括氯米芬（clomiphene，又称氯酞酚胺、克罗米芬）、他莫昔芬（tamoxifen）等。下面以氯米芬为例进行介绍。

1. 药理作用及作用机制

氯米芬为三苯乙烯衍生物，与己烯雌酚的化学结构相似。有中等程度的抗雌激素作用和较弱的雌激素活性，其作用原理是与雌二醇竞争雌激素受体，从而阻断雌二醇对下丘脑－垂体轴的负反馈作用，使下丘脑GnRH释放和垂体促性腺激素的分泌增加而诱发排卵。

2. 临床应用

临床主要用于不孕症和闭经，也可用于乳房纤维囊性疾病和晚期乳腺癌。

3. 不良反应及注意事项

连续服用大剂量可引起卵巢肥大，故卵巢囊肿患者禁用。

二、孕激素类药物及抗孕激素类药物

（一）孕激素类药物

孕激素主要由黄体细胞合成和分泌。妊娠2～3个月后，黄体逐渐萎缩而由胎盘分泌，维持妊娠至分娩。天然孕激素类药主要是孕酮（progesterone），含量甚少，且口服无效。临床应用的孕激素类药是人工合成品及其衍生物，按化学结构可分为以下两大类。

（1）17α-羟孕酮类（17α-hydroxyprogesterones）。由黄体酮衍生而得，本身几乎无活性，但其酯类衍生物具有黄体酮活性。如醋酸甲羟孕酮（medroxyprogesterone acetate，安宫黄体酮）、醋酸甲地孕酮（megestrol acetate）、醋酸氯地孕酮（chlormadinone acetate）和己酸羟孕酮（hydroxyprogesterone caproate）。

（2）19-去甲睾酮类（19-nortestosterones）。由妊娠素衍生而得，结构与睾酮相似。如炔诺酮（norethisterone，norlutin）、双醋炔诺酮（ethynodiol diacetate）和炔诺孕酮（norgestrel，18-甲基炔诺酮、高诺酮）等。

1. 药理作用及作用机制

（1）生殖系统。

1）在雌激素作用的基础上，孕激素使子宫内膜继续增厚、充血、腺体增生并产生分支，由增生期转为分泌期，有利于受精卵着床和胚胎发育。

2）抑制子宫收缩，降低子宫平滑肌对宫缩素的敏感性，从而抑制妊娠子宫的活动，起到保胎作用。

3）一定剂量的孕激素能抑制 LH 的分泌，从而抑制排卵，故可用作避孕药。

4）孕激素与雌激素一起可促进乳腺腺泡发育，为哺乳做准备。

（2）代谢。本品可竞争性对抗醛固酮，促进肾小管对 Na^+、Cl^- 的排泄，有利尿作用。

黄体酮的受体主要有两种，分别为 PRA 和 PRB，黄体酮与其受体结合后，可使受体磷酸化，征集辅助激活因子，或者直接与通用转录因子相互作用，从而引起蛋白构象发生改变，而发挥治疗效应。PRB 介导黄体酮的刺激反应，而 PRA 则能抑制其效应。

2. 临床应用

（1）功能性子宫出血。对于黄体功能不足引起的子宫内膜不规则成熟和脱落，肌内注射黄体酮或口服醋酸甲地孕酮等可使增生期子宫内膜转为分泌期，在行经期有助于子宫内膜全部脱落。

（2）痛经和子宫内膜异位症。使用黄体酮等可抑制排卵和子宫痉挛性收缩而止痛，还可使异位的子宫内膜萎缩退化，与雌激素合用可提高疗效。

（3）先兆流产或习惯性流产。对于黄体功能不足导致的流产，应用大剂量孕激素补充治疗，可以安胎。但 19-去甲睾酮类不宜采用，因其具有雄激素样作用，可使女性胎儿男性化。

（4）子宫内膜癌、前列腺肥大和前列腺癌。大剂量孕激素能使子宫内膜腺体癌细胞分泌耗竭而退化。孕激素可反馈性地抑制垂体前叶分泌促黄体素，减少雄激素的分泌。

3. 不良反应及注意事项

不良反应较少，常见子宫出血及经量改变，严重者可出现停经。偶见头晕、恶心、乳房胀痛等。黄体酮有时可致胎儿生殖器畸形。19-去甲睾酮类大剂量使用时可致肝功能障碍。

（二）抗孕激素类药物

米非司酮（mifepristone）是孕酮受体拮抗药（progesterone receptor antagonists），口服有效。

1. 药理作用及作用机制

米非司酮在靶器官与孕酮受体有高亲和力,与孕酮竞争占领孕酮受体结合部位,发挥抗孕激素作用。

2. 临床应用

米非司酮主要用于中断妊娠,作为流产药,常用于抗早孕。在妊娠早期,通过阻断子宫孕酮受体,破坏子宫蜕膜,促使胚泡脱落,进而使绒毛膜促性腺激素分泌减少,黄体分泌孕酮减少,提高子宫对前列腺素的敏感性,增强子宫平滑肌收缩力,并软化、扩张宫颈,诱发流产。此外,米非司酮可推迟或抑制排卵、阻止受精卵着床或延缓子宫内膜发育,可用作房事后紧急避孕。

3. 不良反应及注意事项

常见的不良反应有轻度恶心、呕吐、眩晕、乏力、下腹痛、肛门坠胀感和阴道出血等。带宫内节育器妊娠者和怀疑异位妊娠者禁用。

三、雄激素类药物

天然雄激素(androgens)主要是由睾丸间质细胞合成和分泌的睾酮(testosterone,又称睾丸素),肾上腺皮质、卵巢和胎盘等也能分泌少量睾酮。临床常用的雄激素类药为人工合成睾酮及一些衍生物,如甲睾酮(methyltestosterone,又称甲基睾丸素)、丙酸睾酮(testosterone propionate,又称丙酸睾丸素)和苯乙酸睾酮(testosterone phenylacetate,又称苯乙酸睾丸素)。

1. 药理作用及作用机制

(1) 生殖系统。促进男性性器官发育,并保持其成熟状态。还可抑制垂体前叶分泌促性腺激素,对女性可减少雌激素分泌,并具有抗雌激素作用。

(2) 同化作用。雄激素能促进蛋白质合成,抑制蛋白质分解,使肌肉增长,体重增加,减少尿氮排泄,促进肾小管对水、钠、钙、磷的再吸收,引起水钠潴留。

(3) 骨髓造血功能。骨髓造血机能低下时,较大剂量雄激素可促进肾脏分泌促红细胞生成素,刺激红细胞生成,也可直接刺激骨髓亚铁血红素的合成。

(4) 免疫增强作用。促进免疫球蛋白合成,增强机体免疫功能。

雄激素受体是一种转录因子,它一旦被雄激素激活便能识别靶因子上专一的DNA序列并与之结合,从而调控该基因的转录,并表达新的蛋白质,最终使得细胞的功能发生改变。

2. 临床应用

(1) 睾丸功能不全。无睾症或类无睾症,作替代治疗。

(2) 功能性子宫出血。利用其抗雌激素作用,使子宫平滑肌和血管收缩,内膜萎缩而止血。对于严重出血病例,可用己烯雌酚、黄体酮和丙酸睾酮三药的混合物注射,一般可以止血,停药后易出现撤退性出血。

(3) 晚期乳腺癌和卵巢癌。可暂时减轻症状,缓解病情。这可能与其抗雌激素作用有关,也可能与抑制垂体促性腺激素的分泌,减少卵巢分泌雌激素有关。此外,雄激素尚有对抗催乳素对乳腺癌的刺激作用,其治疗效果与癌细胞中雌激素受体含量有关,受体浓度高者,疗效较好。

（4）再生障碍性贫血及其他贫血。甲睾酮和丙酸睾酮可改善骨髓功能，但作用缓慢。

3. 不良反应及注意事项

长期应用，女性患者会出现痤疮、多毛、声音变粗、闭经等现象。多数雄激素均能干扰肝内毛细胆管的排泄，引起肝功能障碍。有水钠潴留作用。肝、肾功能不良，高血压及心力衰竭患者应慎用。孕妇及前列腺癌患者禁用。

第二节 子宫平滑肌药物

一、子宫平滑肌兴奋药

子宫平滑肌兴奋药是一类能选择性地直接兴奋子宫平滑肌，增强子宫收缩力的药物。其作用强度因子宫生理状态和剂量不同而有差异，小剂量可引起子宫节律性收缩，用于催产和引产；大剂量可引起子宫强直性收缩，用于产后止血或产后子宫复原。临床使用必须严格掌握适应证和剂量，做到合理用药。

（一）垂体后叶素类

缩宫素（oxytocin）又名催产素，是从猪、牛的神经垂体中提取分离或人工合成的一种激素。临床应用的缩宫素多数为人工合成品，效价以单位（U）计算。

1. 药理作用及作用机制

（1）兴奋子宫平滑肌。缩宫素可以直接兴奋子宫平滑肌，增强子宫收缩力和收缩频率。其收缩强度取决于用药剂量及子宫所处的生理状态。小剂量（2～5 U）可增强子宫（特别是妊娠末期子宫）的节律性收缩，其收缩性质与正常分娩相似，使子宫底部产生节律性收缩，子宫颈则产生松弛作用，促使胎儿顺利娩出。大剂量（5～10 U）能使子宫产生持续强直性收缩，不利于胎儿娩出。

（2）其他作用。缩宫素能使乳腺腺泡周围的肌上皮细胞收缩，促进排乳。大剂量还能短暂地松弛血管平滑肌，引起血压下降，并有抗利尿作用。

人体子宫平滑肌细胞膜存在特异性缩宫素受体，并且在妊娠期的不同阶段，缩宫素受体表达的密度会有所不同。缩宫素发挥宫缩作用的基础是其与缩宫素受体结合所致。缩宫素作用于其G蛋白耦联受体，可激活磷脂酶C（PLC），使三磷酸肌醇（IP_3）生成增多，随后Ca^{2+}向子宫平滑肌细胞内大量转移，从而增强子宫平滑肌的收缩力，提高子宫平滑肌的收缩频率。

2. 临床应用

（1）催产和引产。对于胎位正常和无产道障碍的产妇，在临产或分娩过程中出现宫缩乏力时，可给予小剂量缩宫素以增强子宫的收缩力，促进分娩，起到催产作用。也可用于各种原因需终止妊娠者的引产。

（2）产后出血。大剂量缩宫素用于产后宫缩乏力或子宫收缩复位不良而引起的子宫出血。

3. 不良反应及注意事项

缩宫素过量引起子宫高频率甚至持续性强直收缩，可致胎儿窒息或子宫破裂，因此其用于催产或引产时，必须注意以下两点：①严格掌握剂量，避免发生子宫强直性收缩；②严格掌握禁忌证，凡产道异常、胎位不正、头盆不称、前置胎盘以及三次妊娠以上的经产妇或有剖宫产史者禁用，以防引起子宫破裂或胎儿窒息。缩宫素的人工合成品不良反应较少，应用缩宫素的生物制剂偶见过敏反应。大剂量使用缩宫素时，有抗利尿作用。如果患者输液过多或过快，可出现水潴留和低血钠体征。

（二）前列腺素类

前列腺素（PG）广泛存在于人体的多种组织和体液中，其种类繁多、作用广泛，现可人工合成。作为子宫兴奋药应用的有：地诺前列素（dinoprost，$PGF_{2\alpha}$，前列腺素 $F_{2\alpha}$）、地诺前列酮（dinoprostone，PGE_2，前列腺素 E_2）、硫前列酮（sulprostone）和卡前列素（carboprost），其中以地诺前列酮和地诺前列素活性最强。

1. 药理作用及作用机制

前列腺素类对妊娠各期子宫都有兴奋作用，尤其对分娩前的子宫更为敏感。与缩宫素相比，前列腺素类对妊娠初期和中期的作用更强。其引起子宫收缩的特性与生理性阵痛相似，可以增强子宫平滑肌的节律性收缩，对子宫颈有软化及松弛作用，利于胎儿娩出。

2. 临床应用

临床主要用于终止早期或中期妊娠，也可用于足月或过期妊娠引产、产后出血。

3. 不良反应及注意事项

不良反应主要为恶心、呕吐、腹痛等。支气管哮喘患者和青光眼患者不宜使用。引产时的禁忌证和注意事项与缩宫素相同。

（三）麦角生物碱类

麦角（ergot）是寄生在黑麦等植物上的一种麦角菌干燥菌核，含有多种生物碱。按化学结构分为两类：①胺生物碱类：以麦角新碱（ergometrine）为代表；②肽生物碱类：以麦角胺（ergotamine）和麦角毒（ergotoxine）为代表。其中，麦角新碱对子宫的兴奋作用快而强，而麦角胺和麦角毒则对血管的作用显著。

1. 药理作用及作用机制

（1）兴奋子宫。麦角生物碱类能选择性地兴奋子宫，与缩宫素比较，其特点是：收缩子宫平滑肌作用强而持久，剂量稍大即引起强直性收缩；对子宫颈和子宫体的兴奋作用无明显区别。因此，该类药物禁用于催产和引产。

（2）收缩血管。麦角胺能直接收缩血管，减少动脉搏动的幅度。

（3）阻断 α 肾上腺素受体。氨基酸麦角碱类可阻断 α 肾上腺素受体，翻转肾上腺素的升压作用，使升压作用变为降压，同时抑制中枢，使血压下降。

（4）人工冬眠。双氢麦角碱对中枢神经系统有抑制作用，可以与异丙嗪、哌替啶组成冬眠合剂，用于人工冬眠。

麦角生物碱类药物能选择性地兴奋子宫平滑肌；直接作用于中枢神经系统多巴胺和5-羟色胺受体，增强突触前神经末梢释放递质和突触后受体的刺激作用，改善神经传递功能；阻断 α 受体，缓解血管痉挛，降低血管阻力，因而能增加脑组织的血液供应和对氧的利用。

2. 临床应用

麦角生物碱类临床用于治疗产后出血、其他原因所致的子宫出血及产后子宫复原不全；治疗偏头痛，与咖啡因合用可增强疗效；与异丙嗪、哌替啶组成人工冬眠合剂。

3. 不良反应及注意事项

注射麦角生物碱可引起恶心、呕吐、冷汗、面色苍白等反应。静脉注射易发生心悸、胸闷、血压骤升、惊厥甚至死亡。故静脉给药者，须稀释后缓慢静脉滴入。伴有高血压、血管硬化、冠心病、肝肾功能不全、妊娠高血压综合征者用药更要慎重。大量反复使用麦角胺与麦角毒，可损害血管内皮细胞，引起血栓和肢端坏死，故用药以 2～4 日为限。

二、子宫平滑肌抑制药

子宫平滑肌抑制药又称抗分娩药，能抑制子宫平滑肌收缩，减弱子宫收缩力和频率，主要用于防治早产和痛经。临床应用药物有 β_2 受体激动药、钙通道阻滞药和硫酸镁等。

子宫平滑肌上有 β_2 受体，利托君（ritodrine）、沙丁胺醇（salbutamol）等 β_2 受体激动药，都具有松弛子宫平滑肌的作用，其中利托君的作用最强。利托君的化学结构与异丙肾上腺素相似，对妊娠子宫和非妊娠子宫都有抑制作用，用于预防早产。钙通道阻滞药硝苯地平（nifedipine）等能抑制子宫平滑肌细胞膜上的钙通道，减少细胞内 Ca^{2+}，使其收缩力减弱，明显拮抗缩宫素所致的子宫平滑肌兴奋作用，用于预防早产。硫酸镁（magnesium sulfate）可降低子宫对缩宫素的敏感性，明显抑制子宫平滑肌收缩，用于防治妊娠早产、妊娠高血压综合征和子痫发作。

第三节 避孕药物

生殖过程是一个复杂的生理过程，包括精子和卵子的形成与成熟、排卵、受精、着床以及胚胎发育等多个环节。阻断其中任何一个环节都可以达到避孕和终止妊娠的目的。目前常用的避孕药多为女性避孕药。避孕药与其他药物比较有下列特点：①应用广，例如女用口服避孕药目前全世界有数千万人使用；②服用时间长，可达 10 年以上；③对安全度及疗效的要求特别高。

一、抑制排卵的药物

1. 药理作用

目前应用的女性避孕药以此类为主。它们由不同类型的雌激素和孕激素配伍组成，主要通过抑制排卵发挥避孕作用。一般认为，外源性雌激素通过负反馈机制抑制下丘脑 Gn-RH 的释放，从而减少垂体促性腺激素的分泌，使卵泡的生长成熟过程受到抑制，同时孕激素又抑制 LH 释放，两者协同抑制排卵。此外，此类药物还可干扰生殖过程的其他环节，如抑制子宫内膜的正常增殖，使其萎缩退化，不适宜受精卵着床；改变受精卵在输卵管的运行速度，以致受精卵不能适时到达子宫；还可使宫颈黏液增稠，使精子不易进入子宫腔。抑制排卵的药物主要通过两方面来发挥作用：一是通过对中枢的抑制作用，干扰下丘脑-垂体-卵巢轴，从而抑制排卵；二是通过对生殖器官的直接作用，抗着床、抗受精。

甾体避孕药如按规定用药，用药期间避孕效果可达 90% 以上。停药后，腺垂体产生和释放 FSH 和 LH 以及卵巢的排卵功能都可以很快恢复。

2. **临床应用**

（1）短效口服避孕药。常用的口服甾体避孕药包括单相片和多相片。单相片中雌激素和孕激素的剂量比例是固定的，如复方炔诺酮片、复方甲地孕酮片及复方炔诺孕酮片等。从月经第 5 天开始，每晚服药 1 片，连服 22 天，不能间断。一般于停药后 2～4 天就可以发生撤退性出血，形成人工月经周期。之后，重复上法给药，如停药 7 天仍未来月经，则应立即开始服下一周期的药物。偶尔漏服时，应于 24 小时内补服 1 片。多相片为了模拟正常月经周期的内分泌变化，雌激素和孕激素的剂量比例随服用周期的阶段不同而不同，如炔诺酮双相片（服用分两个阶段）、炔诺孕酮三相片（服用分三个阶段），更符合人体内源性激素的变化规律，减少了不良反应，临床效果更好。

（2）长效口服避孕药。此药是以长效雌激素类药物炔雌酮与不同孕激素类药物如炔诺孕酮或氯地孕酮配伍组成的复方片剂，每月服 1 次，避孕 1 月，成功率为 98%。服法是从月经来潮当天算起，第 5 天服 1 片，最初两次间隔 20 天，以后每月服 1 次，每次 1 片。

（3）长效注射避孕药。有复方己酸羟孕酮注射液（避孕针 1 号）和复方醋酸甲地孕酮注射液等。首次于月经周期的第 5 日注射，在第 7 日注射第 2 支，以后每个月在月经周期的第 10～12 天注射 1 次，每次 1 支。按照月经周期给药并且不能间断。

（4）埋植剂。以己酮小管（约 2 mm×30 mm）装入 70 mg 炔诺孕酮，形成棒状物，植入上臂内侧或左肩胛部皮下。

（5）避孕阴道环。避孕阴道环为阴道局部给药的新型长效外用制剂。其避孕作用环节随其释放的药物组分量不同而异。释放大剂量单一孕激素或释放大剂量雌激素和孕激素的复合甾体激素的避孕阴道环，其避孕的主要机制是抑制排卵。

3. **不良反应及注意事项**

（1）类早孕反应。少数妇女在用药初期可出现轻微的类早孕反应，如恶心、呕吐及择食等。一般坚持用药 2～3 个月后症状可减轻或消失。

（2）子宫不规则出血。常发生于用药后最初几个周期，以后随服药时间的延长逐渐减少。如出现不规则出血，可加服炔雌醇。

（3）闭经。有 1%～2% 服药妇女发生闭经，如连续 2 个月闭经，应停药。

（4）乳汁减少。见于少数哺乳期妇女，故哺乳期妇女不宜使用。

（5）凝血功能亢进。国外报道，本类药物可诱发血栓性静脉炎、肺栓塞或脑血栓等，可能与其中的雌激素成分较高有关。

（6）其他。轻度肝损伤，服药者应定期查肝功，肝肿大者应停药。个别人可出现痤疮、色素沉着、血压升高。充血性心力衰竭或有水肿倾向者慎用。急慢性肝病及糖尿病需用胰岛素治疗者不宜使用。如用药中出现乳房肿块，应立即停药。宫颈癌患者禁用。

二、其他避孕药物

（一）抗着床避孕药

此类药物主要使子宫内膜发生各种功能和形态变化，阻碍受精卵着床，亦称探亲避孕药。我国多用大剂量炔诺酮（5 mg/次）、甲地孕酮（2 mg/片）或双炔失碳酯（anorethindrane dipropionate，53号抗孕片）。本类药物的主要优点是应用不受月经周期的限制，无论在排卵前、排卵期还是在排卵后服用，都可影响受精卵着床。用法是于同居当晚或事后服用，同居14日以内，每晚服1片，连服14片。如超过14日，应接服Ⅰ号或Ⅱ号口服避孕药。

（二）抗早、中孕药物

目前，米非司酮与低剂量前列腺素的配伍制剂是临床上成功地终止早期妊娠及适用于终止中期妊娠的常用药。米非司酮通过其抗孕激素作用，阻断内源性黄体酮生成，从而破坏蜕膜，增强子宫平滑肌的收缩活动，松弛宫颈，以利于胚泡排出体外。而前列腺素则具有增强子宫收缩活动，促进宫颈扩张的作用。国内外已将米非司酮配伍小剂量米索前列醇（misoprostol）用于终止中期妊娠，流产成功率较高。

（三）男性避孕药

凡能干扰男性生殖活动的神经内分泌调节、干扰精子生成及成熟等的药物，均可达到避孕目的。棉酚（gossypol）是棉花根、茎和种子中所含的一种黄色酚类物质。动物实验证明：棉酚可破坏睾丸细精管的生精上皮，抑制生精过程，使精子数量减少，直至无精子生成。Ⅰ期临床试验结果表明，每天口服一次20 mg棉酚，连服2个月，即可达到节育标准，有效率达99%以上。其不良反应有乏力、食欲缺乏、恶心、呕吐、心悸及肝功能改变等。此外，棉酚可引起低钾血症，并可引起不可逆性的精子生成障碍，这限制了棉酚作为常规避孕药的使用。

第四节　促排卵药物

一、绒促性素

绒促性素（人绒毛膜促性腺激素，hCG）由妊娠期妇女尿中提取制得。绒促性素是胎盘滋养层细胞分泌的一种促性腺激素，与促黄体生成素（LH）相似，而卵泡刺激素（FSH）样作用甚微。

1. 药理作用及作用机制

绒促性素对雌性能促使卵泡成熟及排卵，并使破裂卵泡转变为黄体，促使其分泌孕激素；对雄性则具有促间质细胞激素的作用，促进曲细精管功能，特别是睾丸间质细胞的活动，使其产生雄激素，促使性器官和第二性征发育、成熟，促使睾丸下降并促进精子生成。

2. 临床应用

绒促性素在临床上主要用于垂体促性腺激素不足所致的女性无排卵性不孕症，常在氯米芬治疗无效后，联合应用本药与绝经后促性腺激素合用以促进排卵；用于女性黄体功能不足、功能性子宫出血、妊娠早期先兆流产、习惯性流产等；体外受精以获取多个卵母细胞，须与绝经后促性腺激素联合应用；此外也可用于青春期隐睾症的诊断和治疗、垂体功能低下所致的男性不育。皮下或肌内注射，药物半衰期为 32～33 小时。

3. 不良反应及注意事项

用于促排卵时，可诱发卵巢囊肿或轻中度卵巢肿大，一般可在 2～3 周消退；偶见者为严重的卵巢过度刺激综合征，由于血管通透性显著提高而致体液在胸腔、腹腔和心包腔内迅速大量积聚引起多种并发症，如血容量降低、血液浓缩、电解质紊乱、腹腔出血、血栓形成等，反应严重者可危及生命。

二、尿促性素

尿促性素（绝经促性素，HMG），由绝经期妇女尿中提取制得。

1. 药理作用及作用机制

尿促性素主要具有卵泡刺激素（FSH）的作用，而促黄体生成素（LH）作用甚微。对女性能促进卵泡的发育和成熟，促使卵泡分泌雌激素，使子宫内膜增生。与绒促性素合用，能增强促排卵作用。对男性则能促使睾丸曲细精管发育，促进生精细胞分裂和精子成熟。

2. 临床应用

临床与绒促性素或氯米芬配合使用可治疗无排卵性不孕症；亦可用于原发性或继发性闭经、男性精子缺乏症以及卵巢功能试验等。

3. 不良反应及注意事项

过量可致卵巢刺激过度综合征、卵巢增大、卵巢囊肿破裂、多胎妊娠等。

讨论：

据统计，目前全世界处于育龄期的女性有 9 亿多人，绝大多数避孕措施是由女性承担的，女性避孕方法多是应用物理、药物、手术等措施，不仅易发生身体并发症，部分还会导致心理症状。因此，我们需要审视避孕措施的安全性，试讨论各类避孕措施的不良反应以及如何防治。

小结

1. 天然性激素为性腺所分泌的类固醇类激素，包括雌激素、孕激素和雄激素。这三种激素分别有哪些药理作用？

2. 子宫平滑肌兴奋药包括垂体后叶素类、前列腺素类、麦角生物碱类三大类。请简单叙述它们之间的异同点。

3. 生殖过程是一个复杂的生理过程，阻断其中任何一个环节都可以达到避孕和终止妊娠的目的。请列举现有的避孕药物，说明其作用机制及不良反应。

（马月宏）

单项选择题

1. 雌激素的临床用途有_____。
   A. 痛经　　　　　　　　　　　　B. 功能性子宫出血
   C. 习惯性流产　　　　　　　　　D. 先兆流产
   E. 绝经期前的乳腺癌

2. 缩宫素对子宫平滑肌的作用特点是_____。
   A. 大剂量引起子宫体节律性收缩，子宫颈松弛
   B. 小剂量即可引起子宫体和子宫颈收缩
   C. 妊娠早期对药物敏感性最强
   D. 子宫对药物的敏感性与妊娠阶段无关
   E. 小剂量以加强子宫底部节律性收缩为主

3. 对血管平滑肌有明显舒张作用的药物为_____。
   A. 麦角胺　　　B. 垂体后叶素　　C. 缩宫素　　D. 麦角新碱
   E. 加压素

4. 麦角新碱能用于产后止血的原因是_____。
   A. 促进凝血过程　　　　　　　　B. 收缩子宫平滑肌
   C. 增加前列腺素的分泌　　　　　D. 阻断α受体
   E. 促进血管修复

5. 麦角新碱禁用于_____。
   A. 产后止血　　B. 偏头痛　　C. 催产、引产　　D. 产后子宫复原
   E. 人工冬眠

6. 氯米芬不能用于_____。
   A. 不孕症　　B. 卵巢囊肿　　C. 闭经　　D. 功能性子宫出血
   E. 乳房纤维囊性疾病

7. 复方炔诺酮片的主要避孕机制是_____。
   A. 通过负反馈机制抑制排卵
   B. 抑制子宫内膜的正常增殖，不利于受精卵着床
   C. 抑制卵巢黄体分泌激素
   D. 抑制子宫和输卵管活动，改变受精卵运行速度
   E. 使子宫黏液变稠，精子不易进入子宫腔

8. 主要抑制排卵的短效口服避孕药是_____。
   A. 苯丙酸诺龙　　B. 丙酸睾丸素　　C. 复方炔诺酮　　D. 黄体酮
   E. 炔雌醇

答案：
1. B；2. E；3. C；4. B；5. C；6. B；7. A；8. C

（马月宏）

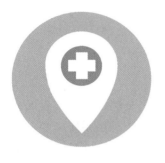

第二编 | 内分泌系统

第六章 绪论

第一节 内分泌系统概述

内分泌系统（endocrine system）是机体重要的调节系统，经分泌各种激素发布调节信息，全面调控与机体生存密切相关的基础功能活动。内分泌系统与神经系统、免疫系统组成神经-内分泌-免疫调节网络，三大系统的调节功能相辅相成，共同维持内环境的稳定，调节机体的生长发育和各种代谢，控制生殖，影响行为等。

一、内分泌与内分泌系统的组成

（一）内分泌

分泌是由腺体或细胞合成并释放某种化学物质的过程，包括外分泌和内分泌两种方式。外分泌（exocrine）是指腺泡细胞产生的物质通过导管排到体内管腔或体外的过程，如胰腺等消化腺将消化液分泌到消化管腔，汗腺将汗液分泌到体外，这些腺体统称为外分泌腺。内分泌（endocrine）是指机体内分泌腺或散在的内分泌细胞将所产生的活性物质直接分泌到血液或其他体液中，对靶细胞产生调节效应的一种分泌形式。

（二）内分泌系统组成

内分泌系统由内分泌腺和分布于其他器官内的内分泌细胞所组成。内分泌系统的内分泌细胞有三种分布形式：①由内分泌细胞组成的器官，称为内分泌腺，如甲状腺、甲状旁腺、肾上腺、垂体、松果体等；②分布于其他器官中的内分泌细胞群，比如胰腺的胰岛细胞、睾丸间质细胞、卵巢黄体细胞等；③广泛散在分布于消化道和呼吸道上皮的内分泌细胞，这些内分泌细胞又统称为弥散神经内分泌系统。

机体绝大部分内分泌细胞为含氮激素分泌细胞，其超微结构特点与蛋白质分泌细胞相似，胞质内富含粗面内质网和高尔基体及膜被的分泌颗粒等（图 6-1）。其分泌物为含氮激素。类固醇激素分泌细胞如肾上腺皮质和性腺的内分泌细胞，其超微结构特点是胞质内含有丰富的滑面内质网，管状嵴线粒体多，并含有较多的脂滴。其分泌物为类固醇激素。类固醇激素是低分子量的脂溶性分子，不形成分泌颗粒，通过胞膜直接扩散出细胞（图 6-2）。

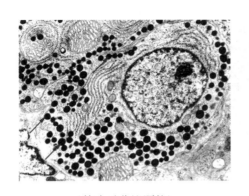

（箭头示分泌颗粒）

图6-1　含氮激素分泌细胞电镜图

［资料来源：李继承、曾园山主编：《组织学与胚胎学》（第9版），人民卫生出版社2018年版］

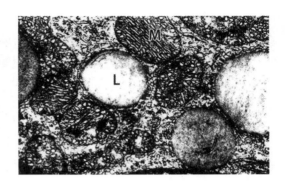

（M. 线粒体；L. 脂滴）

图6-2　类固醇激素分泌细胞电镜图

［资料来源：李继承、曾园山主编：《组织学与胚胎学》（第9版），人民卫生出版社2018年版］

内分泌系统的主要功能：①维持机体稳态。参与机体内水、电解质和酸碱平衡等调节过程，维持血压和体温相对稳定，还直接参与应激反应等，与神经系统、免疫系统协调互补，全面调整机体功能，以适应环境变化。②调节新陈代谢。参与调节组织细胞的物质代谢和能量代谢，维持机体营养和能量平衡，为机体各种生命活动奠定基础。③促进生长发育。促进周身组织细胞的生长、增殖、分化和成熟，参与细胞凋亡过程等，保证并影响各器官系统的正常生长发育和功能活动。④调节生殖过程。维持生殖器官的正常发育、成熟和生殖的全过程，维持生殖细胞生成直至妊娠和哺乳过程，以确保生命绵延和种系繁衍。

二、内分泌腺的结构特点

内分泌腺的共同结构特点有三个：①有的腺细胞排列成索状，如肾上腺皮质束状带；有的腺细胞排列成网状，如肾上腺皮质网状带；有的腺细胞排列成团状或围成滤泡状，如胰岛、甲状腺等。②没有导管。③毛细血管丰富。

第二节　激素

一、激素的作用方式及来源

激素（hormone）是由内分泌腺或器官组织的内分泌细胞所合成分泌的高效能活性物质，以体液为媒介，在细胞之间传递调节信息。激素传递调节信息的途径包括远距分泌（telecrine）、神经分泌（neurocrine）、内在分泌（intracrine）、自分泌（autocrine）、旁分泌（paracrine）以及腔分泌等细胞通讯方式（图6-3）。大多数内分泌细胞分泌的激素是通过血液循环作用于远处的特定细胞的，称为远距分泌。少部分内分泌细胞分泌的激素可直接作用于邻近的细胞，称为旁分泌。有的内分泌细胞分泌的激素作用于自身的相应受体，称为自分泌。另外，有的神经元分泌的激素也可沿轴突经轴浆运输至所连接的组织，如神经垂体，这种方式称为神经分泌。每种激素作用的特定器官或特定细胞，称为这种激素作用的靶器官（target organ）或靶细胞（target cell）。靶细胞具有与相应激素结合的受体，激素与受体结合后产生效应。

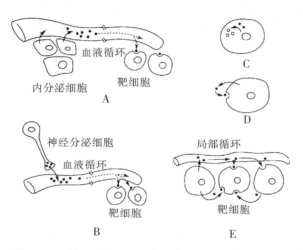

（A：远距分泌；B：神经分泌；C：内在分泌；D：自分泌；E：旁分泌）
图6-3　激素在细胞间传递信息的途径

内分泌系统通过激素发挥调节作用。来源于垂体等内分泌腺的激素种类有限，而来源于功能器官组织的激素却可达百余种（表6-1）。消化道黏膜和胎盘等部位都具有专职内分泌细胞；心、肝、脑、肾等器官的一些细胞除自身固有的特定功能外，也兼有内分泌功能，例如心肌除具有泵血功能，推动血液循环，还可生成心房钠尿肽等参与调节循环血量。

表6-1　激素的主要来源与化学性质

腺体/组织	激素中（英）文名称	英文缩写	化学性质
下丘脑	促甲状腺激素释放激素（thyrotropin-releasing hormone）	TRH	肽类
	促性腺激素释放激素（gonadotropin releasing hormone）	GnRH	肽类
	生长抑素（somatostatin）	SS	肽类
	生长激素释放激素（growth hormone releasing hormone）	GHRH	肽类
	促肾上腺皮质激素释放激素（corticotropin releasing hormone）	CRH	肽类
	催乳素释放因子（prolactin releasing factor）	PRF	肽类
	催乳素抑制因子（prolactin inhibiting factor）	PIF	肽类/胺类
	血管升压素（vasopressin）	VP	肽类
	缩宫素（oxytocin）	OT	肽类

续表 6-1

腺体/组织	激素中（英）文名称	英文缩写	化学性质
腺垂体	生长激素（growth hormone）	GH	肽类
	催乳素（prolactin）	PRL	肽类
	促甲状腺激素（thyroid stimulating hormone）	TSH	蛋白质类
	促肾上腺皮质激素（adrenocorticotrophic hormone）	ACTH	肽类
	卵泡刺激素（follicle-stimulating hormone）	FSH	蛋白质类
	黄体生成素（luteinizing hormone）	LH	蛋白质类
松果体	褪黑素（melatonin）	MT	胺类
	8-精缩宫素（8-arginine vasotocin）	AVT	肽类
甲状腺	甲状腺素（thyroxine）	T_4	胺类
	3,5,3'-三碘甲腺原氨酸（3,5,3'-triiodothyronine）	T_3	胺类
	降钙素（calcitonin）	CT	肽类
甲状旁腺	甲状旁腺激素（parathyroid hormone）	PTH	肽类
胸腺	胸腺素（thymosin）	—	肽类
胰岛	胰岛素（insulin）	—	蛋白质类
	胰高血糖素（glucagon）	—	肽类
肾上腺皮质	皮质醇（cortisol）	—	类固醇类
	醛固酮（aldosterone）	Ald	类固醇类
肾上腺髓质	肾上腺素（adrenaline）	Ad	胺类
	去甲肾上腺素（norepinephrine）	NE	胺类
睾丸	睾酮（testosterone）	T	类固醇类
	抑制素（inhibin）	—	蛋白质类
卵巢	雌二醇（estradiol）	E_2	类固醇类
	孕酮（progesterone）	P	类固醇类
肾	钙三醇（calcitriol）	—	固醇类
脂肪组织	瘦素（leptin）	—	肽类
各种组织	前列腺素（prostaglandin）	PG	廿烷酸

二、激素的化学性质及机制

（一）激素的化学性质

激素分子结构形式多样，按化学性质一般可分为胺类、多肽或蛋白质类、脂类。多肽或蛋白质类激素和大多数的胺类激素一样，属于亲水性激素（hydrophilic hormone），多通过结合靶细胞膜受体而产生调节效应；类固醇激素和甲状腺激素等亲脂性激素（lipophilic hormone）可直接进入靶细胞内发挥作用。

1. 胺类激素

胺类激素（amine hormones）多为氨基酸衍生物，生成过程较简单。属于儿茶酚胺（cate-cholamine）的肾上腺素由酪氨酸经酶修饰而成；甲状腺激素是由甲状腺球蛋白分子裂解而来的含碘酪氨酸缩合物；褪黑素以色氨酸为原料合成。儿茶酚胺类激素水溶性强，在血液中主要以游离的形式存在，分泌前通常储存于胞内分泌颗粒中，只在机体需要时才释放，且在靶细胞膜受体介导下发挥作用。同属胺类激素的甲状腺激素很特殊，其以甲状腺胶质的形式大量储存于细胞外的甲状腺滤泡腔中。儿茶酚胺类激素的半衰期通常只有 2～3 分钟，而甲状腺激素的半衰期为 7 天左右，是激素中半衰期最长的，但游离甲状腺素（T_4）的半衰期仅数分钟。甲状腺激素脂溶性强，血液中 99% 以上与血浆蛋白相结合。

2. 多肽或蛋白质类激素

多肽或蛋白质类激素（peptide and protein hormones）包括从最小的三肽分子到由近 200 个氨基酸残基组成的多肽链。这类激素分布广泛，种类繁多，遵循蛋白质合成的一般规律，先合成激素的前体分子，再经过酶切加工生成激素。例如，胰岛 β 细胞合成的前胰岛素原经裂解除去信号肽后成为胰岛素原，再经激素转换酶等催化成为胰岛素并形成多聚体。这类激素在胞内经高尔基体处理，如糖基化修饰肽链等，并包装储存于囊泡中，需要时以出胞方式分泌。多肽或蛋白质类激素属于亲水性激素，血液中主要以游离形式存在。多肽类激素的半衰期一般是 4～40 分钟，蛋白质类激素则为 15～170 分钟。这类激素主要与靶细胞膜受体结合，通过启动细胞内信号转导系统引起细胞生物效应。下丘脑、垂体、胰岛、甲状旁腺、胃肠道等部位分泌的激素大多数属于此类。

3. 脂类激素

脂类激素（lipid hormones）是以脂质为原料合成的激素，主要包括类固醇激素（steroid hormones）和脂肪酸衍生的生物活性廿烷酸类（eicosanoids）物质。

（1）类固醇激素。类固醇激素因其共同前体是胆固醇而得名。这类激素的典型代表是醛固酮、皮质醇、孕酮、睾酮、雌二醇和胆钙化醇。其中，前五种激素是由肾上腺皮质或性腺合成与分泌，称为甾体激素。由胆固醇合成类固醇激素的过程比较复杂，可因为不同腺体细胞或同一腺体的不同细胞中所含酶系的差异，导致中间产物多种多样，生物活性也不尽相同。因此，从生物效应看，这些激素除自身特有的作用外，也有部分作用交叉重叠。类固醇激素分子量小，且属于亲脂性激素，血液中 95% 以上的类固醇激素与相应运载蛋白结合而运输，这样，既能避免过快经肾排泄丢失，又可降低其脂溶性，其半衰期为数十分钟到数小时。类固醇激素多数直接与胞质或核受体结合引起调节效应。钙三醇（calcitriol）即 1，25－二羟维生素 D_3，是由皮肤、肝和肾等器官联合合成，其四环结构中 B 环被打开，故也称为固醇激素（sterol hormones）。

（2）廿烷酸类。廿烷酸类包括由花生四烯酸（arachidonic acid，AA）转化成的血栓烷类（thromboxanes，TX）、前列腺素族（prostaglandin，PG）和白细胞三烯类（leukotrienes，LT）等，它们均可作为短程信使广泛地参与细胞活动调节，因而也可视为激素。这类物质的合成原料来源于细胞的膜磷脂，几乎所有组织细胞都能够生成，它们既可以通过细胞膜受体传导信息，也可以通过胞内受体转导信息。其中，前列腺素作用复杂、种类繁多，但半衰期短，多作为局部激素或细胞内信使发挥生物效应。

（二）激素的作用机制

激素对靶细胞产生调节效应大致经过以下几个环节：①受体识别。靶细胞受体识别携带特定调节信息的激素。②信号转导。激素和靶细胞的特异受体结合，启动细胞内信号转导系统。③细胞反应。激素诱导终末信号改变细胞的固有功能，即产生调节效应。④效应终止。多种机制可终止激素所诱导的细胞生物反应。

1. 靶细胞的激素受体

激素受体位于靶细胞膜或细胞内（胞质或胞核内），已经分离获得的激素受体一般是大分子蛋白质。激素通过与靶细胞相应受体结合，启动细胞内一系列的信号转导程序，最终改变细胞活动状态，引起细胞固有生物效应。激素受体处于不断更新中，尤其受激素水平变化的影响。

2. 激素受体介导的作用机制

（1）膜受体后作用。膜受体是一类跨膜蛋白质分子，主要有 G 蛋白耦联受体、酪氨酸激酶结合型受体、酪氨酸激酶受体和鸟苷酸环化酶受体等。膜受体主要与胺类、多肽或蛋白质类激素结合，激活后相继经细胞内不同的信号通路产生调节效应。

膜受体介导的激素作用机制基于 Sutherland 提出的第二信使学说（second messenger hypothesis），该学说认为：①激素作为第一信使，首先与细胞膜的特异受体结合；②激素与受体结合后可激活细胞内腺苷酸环化酶；③在 Mg^{2+} 存在的条件下，腺苷酸环化酶催化 ATP 转变为 cAMP；④cAMP 作为第二信使，使胞质中无活性蛋白激酶等下游功能蛋白质逐级磷酸化，最终引发细胞的生物效应。但是，也有一些膜受体介导的反应过程中并没有明确的第二信使产生。随着对激素作用机制的深入研究，人们发现了除 cAMP 外的其他第二信使，例如 cGMP、三磷酸肌醇（IP_3）、二酰甘油（DG）及 Ca^{2+} 等。

激素通过 G 蛋白耦联受体信号通路可以产生核内效应和核外效应。核内效应主要是调节基因转录，例如经 cAMP 反应元件结合蛋白（cAMP response element – binding protein, CREB）介导和调控基因转录，生成新的功能蛋白等；核外效应主要是酶系的系列激活或抑制，从而调节特定代谢过程，例如脂肪合成、糖原分解等。激素经酪氨酸激酶受体激活后传递信息的级联反应，最终效应表现为调节物质代谢、细胞生长、增殖和分化等过程。激素与鸟苷酸环化酶受体结合后，通过细胞内 cGMP 浓度变化而产生调节效应。

（2）胞内受体后作用。除经膜受体介导产生效应外，有些激素可进入细胞与胞内受体结合成复合物，无须膜受体介导，直接充当介导靶细胞效应的信使，例如类固醇激素和甲状腺激素等。Jesen 和 Gorski 于 1968 年提出的基因表达学说（gene expression hypothesis）认为，类固醇激素进入细胞内，首先与胞质受体结合成激素 – 受体复合物，后者再进入细胞核生效，改变细胞活动。

细胞内受体是指定位于细胞质或细胞核中的激素受体。现已知，即使激素受体定位于细胞质中，最终还是要转入细胞核内发挥作用，因此也被视为核受体。依据作用实质，核受体属于由激素调控的一大类转录因子。核受体包括甲状腺激素受体、类固醇激素受体、维生素 D 受体和维甲酸受体等，种类繁多。核受体多为单肽链结构，都含有共同功能区段，与特定激素结合后作用于 DNA 分子的激素反应元件（hormone response element，HRE），通过调节靶基因转录及所表达的产物引发细胞生物效应。因此，调节效应产生需要较长的时间。

激素作用所涉及的细胞信号转导机制十分复杂。实验已证实，有些激素可能通过多种机制产生不同的调节效应。例如，类固醇激素既可以通过核受体影响细胞 DNA 的转录过程，也可快速调节神经细胞的兴奋性，后者显然是经胞膜受体及离子通道所引起的快速反应（数分钟甚至数秒），即类固醇激素的非基因组效应（nongenomic effect）。甲状腺激素、钙三醇也可产生快速调节效应。

3. 激素作用的终止

激素产生的调控效应只有及时终止才能保证靶细胞不断地接受新信息，适时产生精确的调节效能。例如，进餐后血糖水平会升高，从而刺激胰岛素分泌降低血糖，若这一作用不及时终止，将会发生低血糖症，危及脑功能。

终止激素生物效应是许多环节综合作用的结果：①完善的激素分泌调节系统能使内分泌细胞适时地终止分泌激素，如下丘脑-腺垂体-靶腺轴系；②激素与受体分离，其下游一系列信号转导过程也随之终止；③通过控制细胞内某些酶活性的增强等，如磷酸二酯酶分解 cAMP 为无活性产物，终止细胞内的信号转导；④激素被靶细胞内吞处理，若发生内化，则经溶酶体酶分解灭活；⑤激素在肝、肾等器官和血液循环中被降解失活，例如经脱氨基、脱羧基、氧化还原、脱碘、甲基化或其他方式被灭活、清除。

激素在信号转导过程中常常生成一些中间产物，能够及时限制自身信号转导过程。例如胰岛素受体介导的信号转导通路中，胰岛素受体的靶酶是酪氨酸蛋白磷酸酶（PTP），其活化可以催化胰岛素受体去磷酸化而失活，随后的信号分子也相继地去磷酸化，因此信号转导终止，起到反馈调节作用。

另外，还发现一种钙激活半胱氨酸蛋白酶（calpain），其能降解通道蛋白、受体蛋白、蛋白激酶、转录因子以及细胞骨架蛋白等，参与中止激素的生物效应。

三、激素作用的一般生理特征

虽然各种激素对细胞的调节效应不尽相同，但表现为一些共同的作用特征。

1. 特异作用

激素作用的特异性主要取决于分布在靶细胞的相应受体。尽管多数激素均可通过血液循环广泛接触各部位的器官、腺体、组织和细胞，但激素只选择性地作用于与其亲和力高的特定目标——靶（target），故分别称为该激素的靶器官、靶腺、靶组织和靶细胞。激素作用的特异性是内分泌系统产生特异调节效应的基础。各种激素的作用范围有很大差异，有些激素的作用非常有限，例如腺垂体分泌的促激素主要作用于外周靶腺；而有些激素的作用却极为广泛，例如甲状腺激素、生长激素和胰岛素等激素的作用可以遍及全身各器官组织，这完全取决于这些激素受体的分布。激素作用的特异性并非绝对的，有些激素和受体的结合可有交叉现象，例如胰岛素与胰岛素样生长因子等，只是亲和力有所差异。

2. 信使作用

激素是一种信使物质或传讯分子，其携带某种特定含义的信号，仅起传递某种信息的作用。由内分泌细胞发布的调节信息以分泌激素这种化学的方式传递给靶细胞，目的是启动细胞固有的、内在的一系列生物效应，激素并不作为底物或产物直接参与细胞的物质和能量代谢反应过程。在发挥作用的过程中，激素对其作用的细胞，既不增添新功能，也不能提供额外能量。例如，生长激素促进细胞增殖与分化，甲状腺激素增强多数细胞的物质代谢和能量代谢，胰岛素降低血糖效应等，全部是通过诱导细胞的固有功能而实现的。

3. 高效作用

激素是高效能生物活性物质。生理状态下，激素的血液浓度很低，多在 pmol/L 至 nmol/L 的数量级，但是信号转导环节具有生物放大效应。激素与受体结合后，引发细胞内信号转导程序逐级放大后可产生高效能效应。激素含量虽低，但其作用十分强大，例如，1 mol 胰高血糖素经 cAMP - PKA 通路引起肝糖原分解，可以生成 3×10^6 mol 葡萄糖，其生物效应约放大 300 万倍。生物放大效能也表现在多级轴系调节系统，例如下丘脑 - 垂体 - 肾上腺皮质轴系活动中，0.1 μg 促肾上腺皮质激素释放激素（CRH）可以使腺垂体释放 1 μg 促肾上腺皮质激素（ACTH），ACTH 再使肾上腺皮质分泌 40 μg 糖皮质激素，最终可以产生约 6000 μg 糖原储备的细胞效应。可见，一旦激素水平偏离了生理范围，无论过多还是过少，势必影响机体一系列功能的正常进行。因此，体内各种激素分泌都处于相当严密、系统的调控之下，随时保持血中激素水平的稳态。

4. 相互作用

内分泌腺体和内分泌细胞分布于全身，各种激素又都以体液为媒介传递信息，所产生的效应会互相影响、彼此关联，错综复杂。多种激素联合作用时产生的倍增效应，表现为协同作用（synergistic effect），大于各激素单独作用所产生效应的总和。生长激素、肾上腺素、糖皮质激素与胰高血糖素等具有协同升高血糖的效应。而胰岛素与其作用相反，其通过多种途径降低血糖，表现出拮抗作用（antagonistic action）。胰岛素缺乏会导致血糖稳态失衡，血糖显著升高。激素之间还存在允许作用（permissive action），它是指某激素对特定组织、器官或细胞没有直接作用，但其存在却是另一种激素发挥生物效应必备的基础，这是一种支持性作用。例如，糖皮质激素本身对心肌、血管平滑肌并无直接增强收缩的作用，但只有糖皮质激素存在时，儿茶酚胺类激素才能充分发挥调节心血管活动的作用。

激素的协同作用、拮抗作用和允许作用，其机制较复杂，可能发生在受体水平，也可能发生在胞内信号转导过程的各个环节。例如，糖皮质激素的允许作用可能是经调节相应靶细胞膜中肾上腺素能受体的数量，或影响靶细胞膜中腺苷酸环化酶活性及 cAMP 生成过程等环节而实现的。

四、激素的分泌节律及生理调控

激素是实现内分泌系统整合功能的基础，其分泌不仅表现出自然的节律性，同时也受多种机制的严密调控，可随机体需要适时、适量分泌，及时启动与终止。内分泌系统调控激素合成与分泌的环节多且复杂，每一环节的变化都会影响内分泌功能的正常发挥。

（一）生物节律性分泌

许多激素具有节律性分泌的特征，短者以分钟或小时为周期的脉冲式分泌，多数表现出昼夜节律性分泌，长者表现以月、季等为周期的分泌。一些腺垂体激素表现为脉冲式分泌，并且与下丘脑调节肽分泌同步；生长激素、褪黑素和皮质醇等的分泌具有明显的昼夜节律性；女性性激素分泌呈现月周期性；甲状腺激素分泌甚至存在季节性的周期波动。激素的节律性分泌受体内生物钟（biological clock）的控制，取决于自身的生物节律。下丘脑视交叉上核可能是机体生物钟所在部位。

（二）激素分泌的调控

1. 体液调节

体液调节涉及轴系反馈调节效应和体液中代谢物质调节效应。

（1）轴系反馈调节效应。下丘脑-垂体-靶腺轴在激素分泌稳态中有重要作用。轴系是一个具有等级层次的调节系统（表6-2），系统内高位激素对下位内分泌活动具有促进调节作用，而下位激素对高位内分泌活动多起抑制性调节作用（图6-4），从而形成具有自动控制能力的反馈环路。长反馈（long-loop feedback）是指靶腺或组织分泌的激素对下丘脑和腺垂体的反馈作用；短反馈（short-loop feedback）是指垂体分泌的激素对下丘脑分泌活动的反馈作用；超短反馈（ultrashort-loop feedback）是指下丘脑肽能神经元活动受其自身分泌的调节肽的影响，如肽能神经元可调节自身调节肽受体数量等。通过这种调节方式，维持血中各级激素水平相对稳定。人体内的轴系主要有下丘脑-垂体-甲状腺轴、下丘脑-垂体-肾上腺皮质轴和下丘脑-垂体-性腺轴等。轴系中任何一个环节发生障碍都将会引起该轴系的激素分泌稳态遭到破坏而致病，例如单纯性甲状腺肿。此外，轴系还受中枢神经系统（如海马、大脑皮层等脑区）的调控。

轴系中也存在正反馈控制，但比较少。例如排卵前，卵巢分泌的雌激素达高峰时，可通过正反馈造成LH分泌高峰，促发排卵。

表6-2 下丘脑-垂体-靶腺轴系的激素等级层次关系

下丘脑激素（一级）	腺垂体激素（二级）	靶腺激素（三级）
促甲状腺激素释放激素（TRH）	促甲状腺激素（TSH）	甲状腺素、三碘甲状腺原氨酸
促肾上腺皮质激素释放激素（CRH）	促肾上腺皮质激素（ACTH）	皮质醇
促性腺激素释放激素（GnRH）	卵泡刺激素（FSH） 黄体生成素（LH）	雄激素、雌激素、孕激素

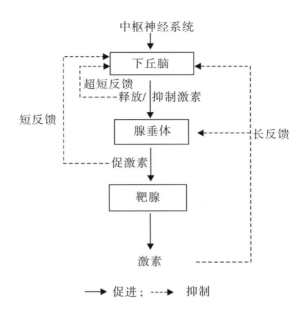

图6-4 下丘脑-垂体-靶腺轴多级反馈调节系统

（2）代谢物调节效应。很多激素参与细胞物质代谢的调节，而血中反映代谢状态的物质又反过来调节相应激素的分泌，形成直接反馈效应。如进餐后，血糖水平升高可直接刺激胰岛β细胞增加胰岛素分泌，结果使血糖回降；血糖降低则使胰岛素分泌减少，同时刺激胰高血糖素分泌，从而维持血糖水平稳态。这种调节效应对激素分泌的影响能更直接、快速地维持血液中某种成分浓度相对稳定。

有些激素的分泌受自我反馈的调控，还有些激素分泌直接受其他激素的影响。如胰高血糖素和生长抑素可以旁分泌的方式刺激和抑制胰岛β细胞分泌胰岛素，这些激素作用相互制约、相互抗衡，共同维持血糖的相对稳定。

2. 神经调节

下丘脑是神经系统与内分泌系统活动互相联络的重要枢纽。下丘脑的传入和传出通路复杂且广泛，内外环境中各种刺激都可能经这些神经通路影响下丘脑神经内分泌细胞的分泌活动，发挥其对内分泌系统和整体功能活动的高级整合作用。胰岛、肾上腺髓质等腺体以及器官都接受神经纤维支配。神经活动对激素分泌调节具有特殊意义。如应激状态下，交感神经系统活动增强，肾上腺髓质分泌儿茶酚胺类激素增多，协同交感神经广泛动员机体的潜在能力，能量释放增加，适应活动需求；夜间睡眠时迷走神经活动占优势，可以促进胰岛β细胞分泌胰岛素，有利于机体积蓄能量、休养生息；婴儿吸吮母亲乳头经神经反射引起母体催乳素和缩宫素释放，产生射乳反射；进食期间迷走神经兴奋，促进G细胞分泌促胃液素等，都体现出神经活动对内分泌功能的调控。

> **讨论：**
>
> 人紧张时为什么会心跳加速？进入青春期后，男性喉结突出，声音变粗，女性乳腺发育长大，这些生理上的变化是如何产生的？

小结

1. 内分泌系统是机体重要的调节系统，经分泌各种激素发布调节信息，全面调控与机体生存密切相关的基础功能活动。内分泌系统的组成及主要功能是什么？

2. 何谓激素？简述激素传递信息的主要方式。

3. 按照所分泌的激素的化学性质，可将内分泌细胞分为含氮激素分泌细胞和类固醇激素分泌细胞，两者超微结构特点有何不同？结合其他学科，如细胞生物学，解释不同化学性质（胺类、多肽或蛋白质类、脂类）的分泌物与超微结构的关系。

4. 激素按化学性质一般可分为胺类、多肽或蛋白质类和脂类，各类激素的作用机制相同吗？

5. 各种激素对细胞的调节效应虽不尽相同，但表现出一些共同的作用特征，包括特异作用、信使作用、高效作用和相互作用。请理解并掌握激素作用的一般特征。

6. 激素分泌的调控机制有哪些？各有什么生理意义？

（陆海霞，史君）

单项选择题

1. 下列激素中不属于类固醇激素的是_____。
   A. 氢化可的松　　B. 促性腺激素　　C. 雌二醇　　D. 睾酮
   E. 醛固酮

2. 关于激素的描述，不正确的是_____。
   A. 是由内分泌腺或内分泌细胞分泌的
   B. 化学本质不都是蛋白质
   C. 可向靶细胞提供能量，促进其生理生化活动
   D. 具有高效能生物放大作用
   E. 其作用具有相对特异性

3. 糖皮质激素无缩血管作用，但能加强去甲肾上腺素的缩血管作用，这种作用称为_____。
   A. 拮抗作用　　B. 协同作用　　C. 允许作用　　D. 正反馈作用
   E. 负反馈作用

4. 将调节信息传递给靶细胞的第二信使是_____。
   A. 激素　　B. ATP　　C. DNA　　D. RNA
   E. cAMP

5. 下列哪项不属于激素的传递方式_____？
   A. 远距分泌　　　　B. 神经分泌　　　　C. 旁分泌　　　　D. 腔分泌
   E. 经有导管的腺体分泌

6. 与外分泌腺比较，内分泌腺最主要的结构特点是_____。
   A. 粗面内质网丰富　　　　　　　B. 滑面内质网丰富
   C. 腺细胞内含大量分泌颗粒　　　D. 无导管
   E. 含管状嵴线粒体

7. 肾上腺皮质细胞的超微结构特点是富含_____。
   A. 粗面内质网和滑面内质网　　　B. 滑面内质网和溶酶体
   C. 粗面内质网和高尔基体　　　　D. 高尔基体和溶酶体
   E. 滑面内质网、线粒体和脂滴

答案：
1. B；2. C；3. C；4. E；5. E；6. D；7. E

（陆海霞，史君）

第七章　内分泌系统形态学结构

第一节　甲状腺与甲状旁腺

一、甲状腺的形态与位置

甲状腺（thyroid gland）是人体最大的内分泌腺，成人的甲状腺重约25g，老年人的甲状腺逐渐萎缩。甲状腺为红褐色的腺体，位于颈前部，呈"H"形，由左、右两个侧叶和中间的甲状腺峡组成（图7-1）。甲状腺侧叶位于喉下部与气管颈部的前外侧。左、右侧叶分为前后缘、上下端和前外侧面、内侧面；上端到达甲状软骨中部，下端至第6气管软骨环，后方平对第5～7颈椎高度。甲状腺峡位于第2～4气管软骨环的前方，连接甲状腺左、右侧叶。少数人甲状腺峡缺如，约50%的人的甲状腺峡部向上伸出一锥状叶，长者可到达舌骨平面。

二、甲状腺的被膜与血液供应

甲状腺被气管前筋膜包裹，该筋膜形成甲状腺假被膜，即甲状腺鞘。甲状腺的外膜称为真被膜，即纤维囊，二者之间形成的间隙为囊鞘间隙，内有疏松结缔组织、血管、神经和甲状旁腺。假被膜内侧增厚形成甲状腺悬韧带，使甲状腺两侧叶内侧和峡部连于甲状软骨、环状软骨和气管软骨环，将甲状腺固定于喉和气管壁上。当吞咽时，甲状腺可随喉的活动而上、下移动。

甲状腺的血液供应非常丰富，主要来源于甲状腺上动脉（颈外动脉的分支）和甲状腺下动脉（锁骨下动脉的分支）。甲状腺上、下动脉均有分支，这些分支在甲状腺的上、下、左、右以及与喉部、气管、咽部、食管的动脉分支都互相吻合，构成丰富的血管网。因此，在甲状腺大部切除后，虽然结扎了两侧的甲状腺上、下动脉，但并不会造成残留甲状腺的血液供应障碍。甲状腺有3条主要静脉，即甲状腺上、中、下静脉。甲状腺上、中静脉血液流入颈内静脉；甲状腺下静脉血液直接流入无名静脉。由于甲状腺的血液循环丰富，因此在甲状腺手术或损伤时容易出血。

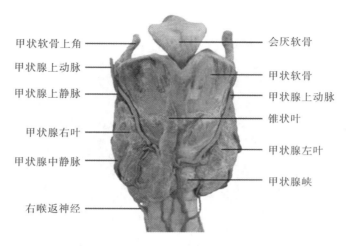

图 7-1　甲状腺（前面观）（见附彩图）
［资料来源：张传森、党瑞山：《人体系统解剖学实物图谱》（第 2 版），第二军医大学出版社 2013 年版］

三、甲状腺的组织学结构

甲状腺被膜中的结缔组织伸入腺实质，将其分割成许多大小不等的小叶，每个小叶由大量滤泡组成（图 7-2）。

（一）甲状腺滤泡

甲状腺滤泡（thyroid follicle）大小不等，形状不一，呈圆形或不规则形，由滤泡上皮细胞（follicular epithelial cell）围成，滤泡腔内充满均质、嗜酸性红染的胶质（colloid）。滤泡上皮一般呈单层立方，其形态可随不同功能状态而发生变化。功能活跃时，上皮细胞增高呈矮柱状，腔内胶质减少；反之，上皮细胞变扁平，腔内胶质增多（图 7-2）。胶质为碘化的甲状腺球蛋白。

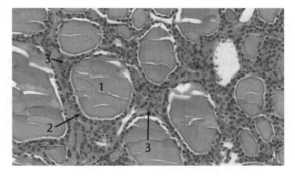

（1. 胶质；2. 滤泡上皮；3. 滤泡旁细胞）
图 7-2　甲状腺（HE, 400×）（见附彩图）

电镜下，滤泡上皮细胞游离面有微绒毛，胞质内有较丰富的粗面内质网和线粒体，高尔基体位于核上区，溶酶体分散于胞质中。细胞顶部胞质内有大小和电子密度都不同的小泡，有的是含甲状腺球蛋白的分泌颗粒，有的是从滤泡腔重吸收的胶质小泡。滤泡上皮细胞基底面有完整的基膜，邻近的结缔组织内富含有孔毛细血管和毛细淋巴管（图 7-3）。

女性生殖系统与内分泌系统

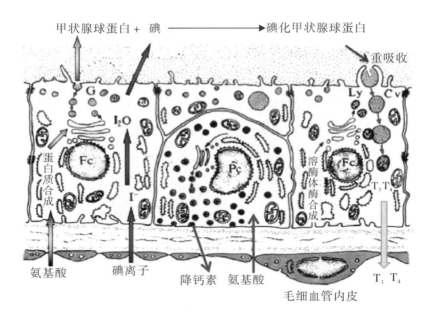

（G. 分泌颗粒；Cv. 胶质小泡；Ly. 溶酶体）

图7-3 甲状腺滤泡上皮细胞（Fc）和滤泡旁细胞（Pc）超微结构及激素合成和分泌模式（见附彩图）

[资料来源：李继承、曾园山主编：《组织学与胚胎学》（第9版），人民卫生出版社2018年版]

滤泡上皮细胞合成和分泌甲状腺激素，包括四碘甲状腺原氨酸（T_4）和三碘甲状腺原氨酸（T_3）。滤泡上皮细胞从血液中摄取氨基酸，在粗面内质网合成甲状腺球蛋白，至高尔基体加糖并包装成为分泌颗粒，再以胞吐方式排放到滤泡腔内。滤泡上皮细胞基底面的细胞膜上有碘泵，可从血液中摄取碘离子，碘离子在过氧化物酶的催化下活化，进入滤泡腔与甲状腺球蛋白结合形成碘化的甲状腺球蛋白，以胶质形式贮存于滤泡腔内。在腺垂体分泌的促甲状腺素作用下，滤泡上皮细胞将碘化的甲状腺球蛋白重吸收入胞质，形成胶质小泡。胶质小泡与溶酶体融合，溶酶体的蛋白水解酶将碘化的甲状腺球蛋白分解为大量的四碘甲状腺原氨酸（T_4）即甲状腺素（tyroxine）和少量的三碘甲状腺原氨酸（T_3）。T_3和T_4经细胞基底部释放入毛细血管。

甲状腺激素能促进机体的新陈代谢，提高神经兴奋性，促进生长发育，尤其对婴幼儿的骨骼发育和中枢神经系统发育影响很大。胎儿和婴幼儿甲状腺功能低下，不仅长骨生长停滞、身材矮小，而且会造成脑发育障碍、智力低下，导致呆小症。若成人甲状腺功能低下，则引起新陈代谢率和中枢神经系统兴奋性降低，表现为精神呆滞、记忆力减退、毛发稀少及黏液性水肿等。甲状腺功能亢进时，会出现明显的中枢神经系统兴奋性增高的表现，同时引起心血管系统、消化系统功能的紊乱，即临床上常见的甲状腺功能亢进症（简称"甲亢"）。

（二）滤泡旁细胞

滤泡旁细胞（parafollicular cell）单个散在分布于滤泡上皮细胞之间或成群分布于滤泡之间（图7-2）。胞体稍大，在HE染色标本上胞质着色略淡，银染法可见胞质内有嗜银分泌颗粒（图7-4）。电镜下，滤泡上皮细胞之间的滤泡旁细胞位于基膜上，顶部被相邻的滤泡上皮细胞覆盖。滤泡旁细胞胞质内有发达的粗面内质网和高尔基体及许多膜被的分泌颗粒，分泌降钙素（calcitonin）。降钙素通过两种途径使血钙降低：一是促进成骨细胞的活动，使钙盐沉积于类骨质；二是减少胃肠道和肾小管对 Ca^{2+} 的吸收，从而使血钙下降。近年来的研究发现，滤泡旁细胞还分泌生长抑素，可能抑制甲状腺激素和降钙素的分泌。

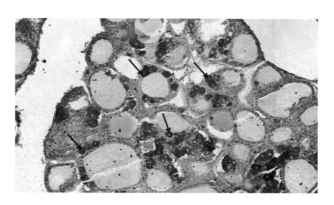

（箭头示滤泡旁细胞）
图 7-4　甲状腺（镀银染色，400×）（见附彩图）

四、甲状旁腺的形态与位置

甲状旁腺（parathyroid gland）为棕黄色、黄豆大小的扁椭圆形腺体（图 7-5），位于甲状腺左、右侧叶的后面，亦可埋入甲状腺实质内或位于甲状腺鞘外。甲状旁腺一般分为上、下两对，每个重 35~50 mg。上甲状旁腺的位置恒定，位于甲状腺侧叶后缘的上、中 1/3 交界处；下甲状旁腺的位置变异较大，多位于甲状腺侧叶后缘靠近下端的甲状腺下动脉处。

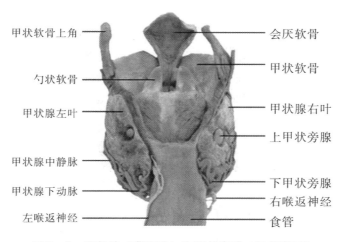

图 7-5　甲状腺（背面观）和甲状旁腺（见附彩图）

［资料来源：张传森、党瑞山：《人体系统解剖学实物图谱》（第 2 版），第二军医大学出版社 2013 年版］

五、甲状旁腺的组织学结构

甲状旁腺表面覆有薄层的结缔组织被膜，被膜携带血管、淋巴管和神经伸入腺内，形成小梁，将腺分为不完全的小叶。小叶内腺实质细胞排列成索状或团状，其间有丰富的有孔毛细血管、散在的脂肪细胞及少量结缔组织。腺细胞有主细胞和嗜酸性细胞两种（图7-6）。

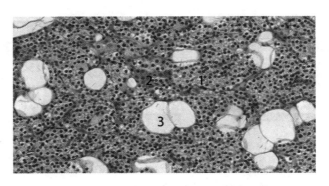

（1. 主细胞；2. 嗜酸性细胞；3. 脂肪细胞）
图7-6　甲状旁腺（HE，400×）（见附彩图）

（一）主细胞

主细胞（chief cell）数量最多，呈圆形或多边形，核圆，居中，HE染色胞质着色浅。主细胞合成和分泌甲状旁腺激素（parathyroid hormone），以胞吐方式释放到毛细血管内。甲状旁腺激素与降钙素的作用相反，主要作用于破骨细胞，使骨盐溶解，钙释放入血。此外，甲状旁腺激素还作用于肠和肾小管，增加对钙的吸收，从而使血钙升高。在甲状旁腺激素和降钙素的共同调节下，机体维持血钙的稳定。

（二）嗜酸性细胞

嗜酸性细胞（oxyphil cell）从青春期开始出现，并随着年龄增长而增多，单个或成群分布于主细胞之间。细胞较大，核小深染，胞质充满嗜酸性颗粒，电镜下观察到这些颗粒乃是密集的线粒体，细胞内其他细胞器并不发达。该细胞的功能目前仍不清楚。

 第二节　肾上腺

一、肾上腺的形态与位置

肾上腺（suprarenal gland）位于肾的上方（图7-7），质软，呈淡黄色，与肾共同包裹于肾筋膜内。左侧肾上腺呈半月形，右侧肾上腺呈三角形，重6.8～7.2 g。肾上腺前面有不太明显的肾上腺门（suprarenal hilum），是血管、神经和淋巴管出入之处。

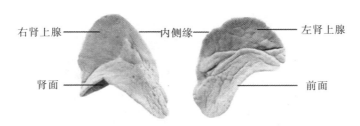

图7-7 肾上腺（见附彩图）

二、肾上腺的血液供应

肾上腺的血液供给极为丰富，动脉来自由膈下动脉、腹主动脉和肾动脉分别发出的肾上腺上、中、下动脉。三组动脉分成小支至肾上腺的纤维囊，互相吻合成丛，由丛发出皮质支和髓质支，供应皮质各带和髓质。血窦内的血液经小静脉、中央静脉输出，经左、右肾上腺静脉分别汇入左肾静脉和下腔静脉。

三、肾上腺的组织学结构

肾上腺表面有被膜，被膜中的少量结缔组织随血管和神经伸入腺实质内，肾上腺实质分为周边的皮质和中央的髓质（图7-8）。皮质来自中胚层，分泌类固醇激素；髓质起源于外胚层，分泌儿茶酚胺类激素。

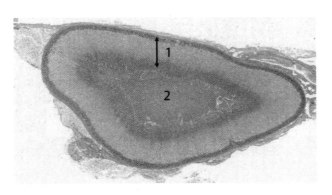

（1. 皮质；2. 髓质）

图7-8 肾上腺（HE，40×）（见附彩图）

（一）皮质

皮质约占肾上腺体积的80%，由皮质细胞、血窦和少量结缔组织构成。根据皮质细胞的形态和排列特征，可将皮质分为三个带，从外向内分别为球状带、束状带和网状带，三个带之间无明显界限（图7-9）。

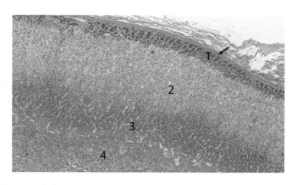

（箭头示被膜；1. 球状带；2. 束状带；3. 网状带；4. 髓质）
图7-9　肾上腺皮质（HE，100×）（见附彩图）

1. 球状带

球状带（zona glomerulosa）紧靠被膜下，较薄，约占皮质的15%。细胞排列呈球、团状，较小，核小深染，胞质少，含少量脂滴。细胞团之间为血窦和少量结缔组织（图7-10）。球状带细胞分泌盐皮质激素，主要是醛固酮，可促进肾远曲小管和集合管重吸收Na^+及排出K^+，同时也可以刺激胃黏膜吸收Na^+，使血Na^+浓度升高，K^+浓度降低，维持血容量于正常水平。盐皮质激素的分泌受肾素-血管紧张素系统的调控。

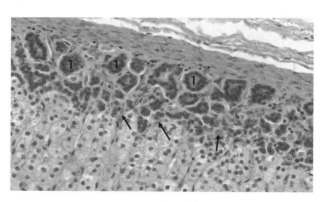

（1. 球状带细胞；箭头示血窦）
图7-10　肾上腺皮质球状带（HE，200×）（见附彩图）

2. 束状带

束状带（zona fasciculata）在皮质最厚，约占皮质的78%。束状带细胞排列成单行或双行细胞索，索间有血窦和少量结缔组织。细胞较大，呈多边形，核圆，较大，着色浅，胞质丰富，由于胞质中脂滴多，在HE染色标本中脂滴被溶解，故胞质染色浅而呈空泡状（图7-11）。束状带细胞分泌糖皮质激素，主要为皮质醇（cortisol）和皮质酮（corticosterone）。它们可促进蛋白质、脂肪分解并转变成糖，并具有抗炎和抑制免疫反应的作用。束状带细胞的功能活动受腺垂体细胞分泌的促肾上腺皮质激素（ACTH）的调控。

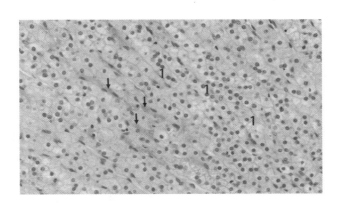

（1. 束状带细胞；箭头示血窦）

图 7-11　肾上腺皮质束状带（HE，200×）（见附彩图）

3. 网状带

网状带（zona reticularis）位于皮质最内层，紧靠髓质，约占皮质的7%。细胞索相互吻合成网，网间为血窦和少量结缔组织。网状带细胞较小，核小，染色深，胞质嗜酸性，内含少量脂滴和较多脂褐素（图7-12）。网状带细胞主要分泌雄激素，也分泌少量雌激素及糖皮质激素。

肾上腺皮质细胞分泌的激素均属于类固醇激素，都具有类固醇激素分泌细胞（steroid secreting cell）的超微结构特点，尤以束状带细胞最为典型。

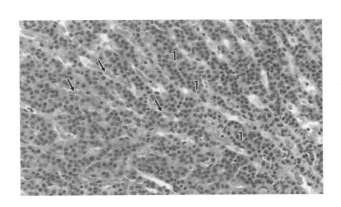

（1. 网状带细胞；箭头示血窦）

图 7-12　肾上腺皮质网状带（HE，200×）（见附彩图）

（二）髓质

髓质位于肾上腺的中央，主要由排列成索状或团状的髓质细胞组成，细胞间为血窦和少量结缔组织，髓质内有中央静脉，还有交感神经节细胞成群或散在分布（图7-13、图7-14）。

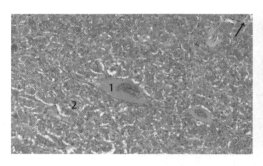
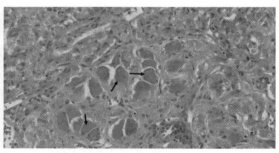

（1. 中央静脉；2. 髓质细胞；箭头示血窦）　　　　（箭头示交感神经节细胞）
图7-13　肾上腺髓质（HE，200×）　　图7-14　肾上腺髓质交感神经节细胞（HE，
（见附彩图）　　　　　　　　　　　　400×）（见附彩图）

髓质细胞较大，呈多边形，如用含铬盐的固定液固定标本，胞质内显示黄褐色的嗜铬颗粒，故髓质细胞又称为嗜铬细胞（chromaffin cell）。电镜下，根据胞质内颗粒的不同，可将嗜铬细胞分为两种：一种为肾上腺素细胞，颗粒内含肾上腺素（adrenaline），这种细胞数量较多，约占髓质细胞的80%以上；另一种为去甲肾上腺素细胞，颗粒内含去甲肾上腺素（noradrenaline）。肾上腺素和去甲肾上腺素都属于儿茶酚胺类物质。肾上腺素使心率加快，心脏和骨骼肌的血管扩张。去甲肾上腺素可使全身各器官的血管广泛收缩，血压增高；心脏、脑、骨骼肌内血流加速。髓质细胞受交感神经调控，交感神经节前纤维兴奋时，其末梢释放乙酰胆碱作用于髓质细胞，刺激激素的释放。

（三）肾上腺的血管分布

肾上腺动脉进入被膜后，大部分分支进入皮质，形成血窦，与髓质的血窦相连。少数小动脉分支穿过皮质直接进入髓质，分支形成血窦。髓质的小静脉汇合成一条中央静脉，经肾上腺静脉离开肾上腺。由于肾上腺的大部分血液是经皮质到达髓质，故进入髓质的血液含有皮质激素。其中糖皮质激素可增强髓质嗜铬细胞内N-甲基转移酶的活性，使去甲肾上腺素甲基化为肾上腺素，其所在细胞成为肾上腺素细胞，故髓质肾上腺素细胞远多于去甲肾上腺素细胞。由于肾上腺血管分布的特点，肾上腺皮质对髓质细胞激素的生成有很大的影响。

第三节　下丘脑和垂体

一、下丘脑的外形、位置及其主要核团

下丘脑（hypothalamus）位于背侧丘脑的前下方，构成第三脑室侧壁的下半部和底壁，后上方借下丘脑沟与背侧丘脑为界，其前端达室间孔与侧脑室相通，后端与中脑被盖相续。从脑底面观察，终板（terminal lamina）和视交叉（optic chiasma）居前部，向后依次为视束（optic tract）、灰结节（tuber cinereum）和乳头体（mamillary body）。灰结节向前

下方形成中空的圆锥状部分称漏斗（infundibulum），灰结节与漏斗移行部的上端膨大处称正中隆起（median eminence）；漏斗下端与垂体相连。

下丘脑的主要核团：位于视上区的有视交叉上核（suprachiasmatic nucleus）、室旁核（paraventricular nucleus）和视上核（supraoptic nucleus）等；位于结节区的有漏斗核（infundibular nucleus）（哺乳动物又称弓状核）、背内侧核（dorsomedial nucleus）和腹内侧核（ventromedial nucleus）等；位于乳头体区的有乳头体核（mamillary body nucleus）和下丘脑后核（posterior hypothalamic nucleus）。

二、垂体的形态、位置

垂体（pituitary gland，hypophysis）为一灰红色的椭圆形小体，位于颅底蝶鞍的垂体窝内（图7-15），成年人垂体重0.5～0.6 g，女性略大于男性，妊娠期显著增大。垂体表面包裹结缔组织被膜，分为腺垂体和神经垂体两部分。腺垂体（adenohypophysis）又分为远侧部（pars distalis）、结节部（pars tuberalis）和中间部（pars intermedia）三部分，远侧部最大，中间部位于远侧部与神经部之间，结节部围绕在漏斗周围。神经垂体（neurohypophysis）分为神经部和漏斗两部分，漏斗与下丘脑相连，包括漏斗柄（infundibulum stalk）和正中隆起。垂体借垂体柄与下丘脑相连，在神经系统和内分泌腺的相互作用中处于重要的地位。在位置上，腺垂体居前，神经垂体居后。腺垂体的远侧部又称垂体前叶，神经垂体的神经部（pars nervosa）和腺垂体的中间部合称垂体后叶。腺垂体由胚胎原始口腔的外胚层上皮突出形成的拉特克囊（Rathke pouch）分化而来。神经垂体来自胚胎间脑底部的神经外胚层。

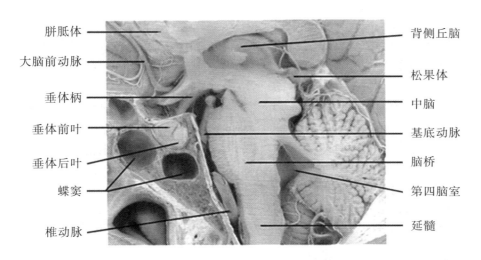

图7-15　垂体、下丘脑、松果体位置（见附彩图）

［资料来源：张传森、党瑞山：《人体系统解剖学实物图谱》（第2版），第二军医大学出版社2013年版］

三、下丘脑的组织学结构

下丘脑内含许多神经细胞群,即神经核,其中大部分细胞可产生激素,并释放入血,故称之为神经内分泌细胞。神经内分泌细胞兼有神经元和内分泌腺细胞的结构特征,胞质内含有丰富的粗面内质网、游离核糖体和发达的高尔基体,以及神经分泌颗粒。

下丘脑从内侧向外侧分为三个带:室周带、内侧带和外侧带。

室周带靠近第三脑室管膜,内含小而分散的神经元或成群的神经核。而下丘脑的大多数神经核则位于内侧带,如视上核、室旁核和弓状核等,这些神经核与垂体密切关联。外侧带主要是头尾走行的纵行神经纤维,是将下丘脑与前脑、脑干和脊髓联系在一起的神经束。

下丘脑主要的神经核如下。

1. 视上核

视上核位于下丘脑内侧带,是下丘脑最明显的核团。视上核内的神经元以大的多极神经元为主,细胞较密集,胞体为卵圆形或圆形,有一个大的偏心核,一个核仁,尼氏体常位于核周质的周围部分,胞质内有较发达的高尔基体和内质网,以及直径为 $100\sim200$ nm 的致密核心颗粒。视上核的细胞主要为抗利尿激素神经元和催产素神经元。其轴突行于正中隆起,组成下丘脑神经垂体束,下行到神经垂体的神经部,终止于毛细血管旁。

2. 室旁核

室旁核紧贴第三脑室。此神经核含大、小神经元,大神经元多为多极神经元,含催产素和抗利尿激素。胞质内粗面内质网丰富,游离核糖体遍及胞质内,高尔基体发达。胞质内还含有直径 $100\sim200$ nm 的神经分泌颗粒。细胞核为椭圆形,异染色质散在分布或聚集在核边缘,核仁圆,居中。其轴突伸离开室旁核后,也行向正中隆起,汇入下丘脑神经垂体束,到神经垂体的神经部释放入血。小细胞神经元含有多种释放激素和释放抑制激素等。小细胞神经元胞核大,胞质相对较少。其轴突伸至正中隆起,或脑干和脊髓。

3. 弓状核

弓状核位于室周带内、垂体柄的背尾侧。弓状核的神经内分泌细胞密集,胞体小,染色较深。电镜下,根据超微结构特点,可将弓状核内的细胞分为亮细胞和暗细胞。暗细胞胞质电子密度高,有扩张的内质网、发达的高尔基体和丰富的多聚核糖体,以及一些直径为 $140\sim160$ nm 的大颗粒囊泡。亮细胞胞质电子密度低,内质网扁平,多聚核糖体较少,高尔基体不发达,可见直径约 100 nm 的囊泡。弓状核内的神经内分泌细胞分泌多种释放激素和释放抑制激素,其轴突参与组成下丘脑腺垂体束到达正中隆起,再将激素转运到腺垂体,调控腺垂体激素的合成与释放。

四、垂体的组织学结构

垂体的组成、垂体结构模式图见图 7-16 至图 7-18。

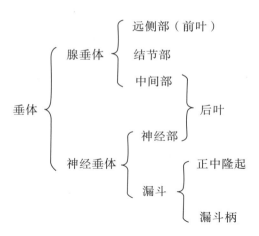

图 7-16 垂体的组成

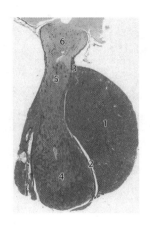

（1. 远侧部；2. 中间部；3. 结节部；4. 神经部；5. 漏斗柄；6. 正中隆起）

图 7-17 垂体结构（HE，4×）（见附彩图）

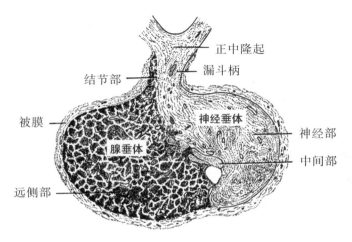

图 7-18 垂体结构模式图

（一）腺垂体

1. 远侧部

远侧部（pars distalis）是腺垂体的主要组成部分，腺细胞排列成团索状，其间有丰富的血窦和少量结缔组织。在 HE 染色的标本中，根据对染料的亲和力，腺细胞分为嗜色细胞（chromophil cell）和嫌色细胞（chromophobe cell）两大类。嗜色细胞又分为嗜碱性细胞和嗜酸性细胞两种（图 7-19）。电镜下，腺细胞均具有含氮激素分泌细胞超微结构特点。免疫组织化学技术能显示嗜色细胞分泌不同的激素，可以分泌的激素对它们进行分类、命名。

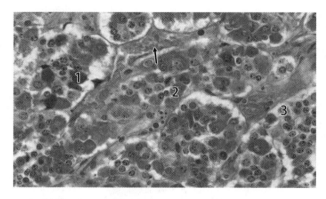

（1. 嗜碱性细胞；2. 嗜酸性细胞；3. 嫌色细胞；箭头示血窦）

图 7-19　腺垂体远侧部（Mann 氏法染色，400×）（见附彩图）

（1）嗜酸性细胞（acidophil）。数量较多，约占远侧部腺细胞总数的 40%，细胞呈圆形或椭圆形，胞质呈嗜酸性。嗜酸性细胞又可分为两种。

1）生长激素细胞（somatotroph，STH cell）。数量较多，该细胞分泌的生长激素（GH）能促进生长发育，促进蛋白质、脂类和糖代谢，尤其能刺激骺软骨生长，使骨增长。在未成年期，生长激素分泌不足可致垂体性侏儒症；分泌过多则引起巨人症。成年后生长激素分泌过多则会导致肢端肥大症。

2）催乳激素细胞（mammotroph，prolactin cell）。男女两性的垂体都有此种细胞，但在女性较多，在妊娠期和哺乳期细胞功能旺盛。该细胞分泌的催乳激素（mammotropin 或 prolactin）能促进乳腺发育和乳汁分泌。

（2）嗜碱性细胞（basophil）。数量少，约占远侧部腺细胞总数的 10%，细胞大小不等，呈卵圆形或多边形，胞质呈嗜碱性。嗜碱性细胞又可分三种。

1）促甲状腺激素细胞（thyrotroph，thyroid stimulating hormone cell，TSH cell）。所分泌的促甲状腺激素（TSH）能促进甲状腺激素的合成与释放。

2）促肾上腺皮质激素细胞（corticotroph，ACTH cell）。分泌促肾上腺皮质激素（ACTH）和促脂素（lipotropin，lipotropic hormone，LPH），前者作用于肾上腺皮质束状带细胞，促进糖皮质激素的分泌，后者作用于脂肪细胞，促进脂肪分解产生脂肪酸。

3）促性腺激素细胞（gonadotroph）。分泌卵泡刺激素（FSH）和黄体生成素（LH），在男性和女性均如此。卵泡刺激素（FSH）在女性能促进卵泡发育，在男性则作用于生精小管的支持细胞，促进雄激素结合蛋白合成，进而利于精子的生成。黄体生成素（LH）在女性能促进排卵和黄体形成，在男性则作用于睾丸间质细胞，促进雄激素的分泌，故又称间质细胞刺激素（interstitial cell stimulating hormone，ICSH）。应用电镜免疫细胞化学法，发现 FSH 和 LH 这两种激素可以在同一细胞中共存，这种细胞称为 FSH/LH 细胞。故目前认为腺垂体有三种促性腺激素细胞，即 FSH 细胞、LH 细胞和 FSH/LH 细胞。

（3）嫌色细胞（chromophobe cell）。数量最多，约占远侧部腺细胞（表 7 - 1）总数的 50%。体积小，胞质少，着色浅，细胞界限不明显。电镜下，胞质内含少量分泌颗粒，目前认为可能是处于形成嗜色细胞的初期阶段，或者是脱颗粒后的嗜色细胞。

表 7 - 1　垂体远侧部腺细胞

细胞类型	激素	HE 染色	功能
生长激素细胞（somatotroph）	生长激素（GH）	嗜酸性细胞	刺激长骨生长；促进蛋白质、脂肪和糖代谢
催乳激素细胞（mammotroph）	催乳激素（PRL）	嗜酸性细胞	促进乳腺发育和乳腺泌乳
促甲状腺激素细胞（thyrotroph）	促甲状腺激素（TSH）	嗜碱性细胞	促进甲状腺滤泡上皮生长；刺激甲状腺合成和分泌甲状腺激素
促肾上腺皮质激素细胞（corticotroph）	促肾上腺皮质激素（ACTH）	嗜碱性细胞	刺激肾上腺皮质束状带分泌糖皮质激素
促性腺激素细胞（gonadotroph）	卵泡刺激素（FSH）黄体生成素（LH）	嗜碱性细胞	促进卵泡发育；刺激睾丸支持细胞分泌雄激素结合蛋白；促进排卵和黄体发育；刺激睾丸间质细胞分泌雄激素

2. 中间部

中间部（pars intermedia）是位于远侧部和神经部之间的狭窄部分。人的垂体中间部退化，只占垂体体积的 2%，由嫌色细胞、嗜碱性细胞和若干大小不等的内含嗜酸性或嗜碱性胶质的滤泡构成，滤泡上皮为单层立方或柱状，其功能不明（图 7 - 20）。其他哺乳动物和某些低等脊椎动物的中间部发育较好，该部位的嗜碱性细胞分泌黑素细胞刺激素（melanocyte stimulating hormone，MSH）。在人类，分泌 MSH 的细胞散在分布于腺垂体中。MSH 可促进和调节皮肤黑色素的生成和扩散，使皮肤颜色加深。

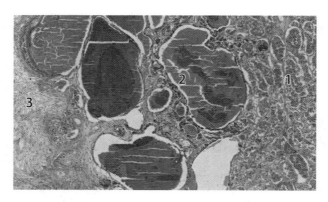

（1. 远侧部；2. 中间部；3. 神经部）
图 7-20　腺垂体中间部（Mann 氏法染色，100×）（见附彩图）

3. 结节部

结节部包围在神经垂体的漏斗柄周围。此部的腺细胞小，排成条索状，主要为嫌色细胞，其间有少量嗜酸性细胞和嗜碱性细胞。由于垂体门微静脉从结节部通过，故此处的血管相当丰富，在细胞条索间含丰富的纵行毛细血管。

4. 垂体门脉系统

腺垂体主要由大脑基底动脉环发出的垂体上动脉供应血液。垂体上动脉从结节部上端进入神经垂体的漏斗，在此处分支并吻合形成有孔毛细血管网，称为初级毛细血管网。毛细血管网下行，在结节部下端汇集成数条垂体门微静脉，并继续下行到远侧部，再次分支并吻合，形成次级毛细血管网。垂体门微静脉加上两端的毛细血管网共同构成垂体门脉系统（hypophyseal portal system）。远侧部的毛细血管最后汇集成小静脉注入垂体周围的静脉窦（图 7-21）。

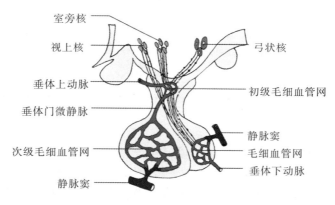

图 7-21　垂体门脉系统（见附彩图）

［资料来源：石玉秀主编：《组织学与胚胎学》（第 3 版），高等教育出版社 2018 年版］

5. 腺垂体与下丘脑的关系

腺垂体的功能活动受到几种机制的调控。

（1）下丘脑释放激素和释放抑制激素调控。下丘脑的弓状核等一些神经内分泌细胞合成的多种激素经轴突释放入漏斗处的初级毛细血管网内，再经垂体门微静脉运送到远侧部的次级毛细血管网，进而调节远侧部各种腺细胞的分泌活动。其中能促进腺细胞分泌的激素，称为释放激素（releasing hormone，RH）；能抑制腺细胞分泌的激素，则称为释放抑制激素（release inhibiting hormone，RIH）。目前已知的释放激素有生长激素释放激素（GRH）、催乳激素释放激素（PRH）、促甲状腺激素释放激素（TRH）、促肾上腺皮质激素释放激素（CRH）、促性腺激素释放激素（GnRH）及黑素细胞刺激素释放激素（MSRH）等。释放抑制激素有：生长激素释放抑制激素（又称生长抑素，SOM）、催乳激素释放抑制激素（PIH）和黑素细胞刺激素释放抑制激素（MSIH）。

下丘脑通过所产生的释放激素和释放抑制激素，经垂体门脉系统，调节腺垂体内各种细胞的分泌活动，称为下丘脑-腺垂体系，这是腺垂体功能调控的主要机制。

（2）内分泌腺激素对垂体远侧部和下丘脑的反馈调节。腺垂体嗜碱性细胞产生的各种"促激素"作用于它们的靶器官，如甲状腺、肾上腺、睾丸和卵巢等，这些器官产生的激素除作用于它们各自的靶，发挥其功能外，同时还反过来影响腺垂体和下丘脑的分泌活动，这种调节称为反馈调节，通过反馈调节能维持机体内激素水平的相对稳定和正常的生理活动。如下丘脑的神经内分泌细胞分泌 TRH，促进腺垂体远侧部的促甲状腺激素细胞分泌 TSH，TSH 又作用于甲状腺滤泡上皮细胞，促进甲状腺激素 T_4 和 T_3 的合成和分泌。当血液中的 T_4 和 T_3 达到一定水平时，通过负反馈调节，抑制腺垂体 TSH 和下丘脑 TRH 的分泌，进而抑制甲状腺激素的合成和分泌，使得血液中的甲状腺激素水平下降。当激素下降到一定水平时，再通过负反馈调节使激素分泌增多（图7-22）。

（二）神经垂体

神经垂体与下丘脑存在密切联系，二者实为一个整体。下丘脑内视上核和室旁核等的神经内分泌细胞的轴突组成下丘脑-神经垂体束（hypothalamic-hypophyseal tract），下行进入神经垂体。神经垂体包括正中隆起、漏斗柄和神经部，主要由大量无髓神经纤维和神经胶质细胞组成，并含有丰富的毛细血管（图7-18、图7-23）。

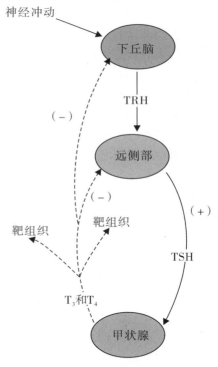

图7-22 下丘脑-垂体-甲状腺调节轴

[资料来源：石头玉秀主编：《组织学与胚胎学》（第3版），高等教育出版社2018年版]

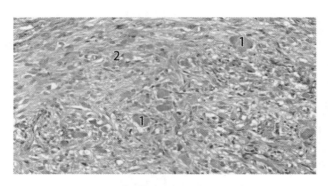

（1. 赫令体；2. 垂体细胞）

图 7-23　神经垂体（Mann 氏法染色，400×）（见附彩图）

1. 神经部

神经部含有大量无髓神经纤维、轴突终末、神经胶质细胞及丰富的血窦。下丘脑-神经垂体束下行进入神经部，是此处神经纤维的主要来源。视上核、室旁核内神经内分泌细胞形成的分泌颗粒沿轴突，即下丘脑-神经垂体束运至神经垂体的神经部，将颗粒内的激素释放入血。途中分泌颗粒局部聚集，使轴突呈串珠状膨大，在光镜下呈现为大小不等的弱嗜酸性团块，称为赫令体（Herring body）（图 7-23）。

神经部的胶质细胞为又称为垂体细胞（pituicyte），是神经部内的主要细胞类型，分布在无髓神经纤维之间。垂体细胞有多种功能，如支持营养神经纤维，可能还释放一些物质，促进新生神经纤维的生长，或引导神经纤维的再生。此外，垂体细胞还参与调节神经纤维的活动和激素的释放。

2. 漏斗

漏斗包括正中隆起和漏斗柄两部分，通过漏斗的下丘脑-神经垂体束将下丘脑和神经部组成一个整体。

3. 神经垂体与下丘脑的关系

下丘脑室旁核和视上核的神经内分泌细胞合成抗利尿激素（antidiuretic hormone，ADH）和缩宫素。这两种激素的分泌颗粒经下丘脑-神经垂体束运送到神经部贮存，并释放入毛细血管（图 7-17），再随血液循环到达靶器官和靶细胞发挥作用。抗利尿激素的主要作用是促进肾远曲小管和集合管重吸收水，使尿液浓缩、尿量减少。抗利尿激素分泌若减少，会导致尿崩症；分泌超过生理剂量时，可导致小动脉平滑肌收缩，血压升高，故又称为加压素（vasopressin）。缩宫素可引起子宫平滑肌收缩，促进分娩过程和乳腺分泌。

第四节　松果体

一、松果体的形态与位置

松果体（pineal body）为一灰红色的椭圆形腺体，重 120～200 mg。位于上丘脑缰连合的后上方,以柄附着于第三脑室顶的后部(图7-15)。松果体表面包以软脑膜,结缔组织伴随血管伸入腺实质内,将实质分为许多小叶。松果体在儿童期比较发达,一般在7岁左右开始退化,青春期后松果体可有钙盐沉积,出现大小不一的脑砂,且随年龄增长而增多,脑砂可作为影像诊断颅内占位性病变的定位标志。

松果体合成和分泌褪黑素。褪黑素可抑制垂体促性腺激素的释放,间接影响性腺的发育,还参与调节生殖系统的发育、月经周期的节律和许多神经功能活动。在儿童期,松果体病变引起其功能不全时,可出现性早熟或生殖器官过度发育。

二、松果体的组织学结构

松果体表面包以软脑膜,腺实质主要由松果体细胞、神经胶质细胞和无髓神经纤维等组成。

1. 松果体细胞

松果体细胞(pinealocyte)是构成松果体的主要细胞,约占腺实质细胞总数的90%。在HE染色切片中,松果体细胞呈圆形或多边形,核大,一个或数个核仁,胞质少,弱嗜碱性。电镜下,松果体细胞具有含氮激素分泌细胞的超微结构特点,分泌褪黑素。此外,胞质内还有一种特征性的结构,称为突触带(synaptic ribbon),它由电子致密的杆状体和周围的许多小泡组成。在哺乳动物,相邻松果体细胞相互接触处,或松果体细胞与细胞外间隙或脑脊液相接触的部位,分布较多突触带,且数目有昼夜节律变化,与褪黑素量的节律变化平行。因此推测,突触带可能起细胞间通讯作用,使大多数松果体细胞能同步活动;突触带还与褪黑素的合成和贮存有关。从松果体胞体伸出的几个长突起,末端形成球状膨大,多终止在毛细血管壁和第三脑室附近。

2. 神经胶质细胞

神经胶质细胞主要为星形胶质细胞,分散于松果体细胞之间,约占实质细胞总数的5%。细胞较小,核小,着色深。

3. 脑砂

脑砂(brain sand)是在成人松果体内常见的一种特征性的结构,是由松果体细胞分泌物钙化而成的同心圆结构,其意义不明,有人认为脑砂随年龄增长而增多,可能与衰老有关。

第五节 弥散神经内分泌系统

除上述内分泌腺外,机体其他许多器官内还散在分布着种类繁多、数量庞大的内分泌细胞,这些细胞具有共同的细胞化学特性和超微结构特点,分泌多种激素或激素样物质,在调节机体生理活动方面起很重要的作用。存在于神经系统内的神经内分泌细胞和散在分布于其他器官的几十种内分泌细胞,统称为弥散神经内分泌系统(diffuse neuroendocrine system,DNES)。

被归类到DNES的细胞已有50多种,分中枢和周围两大部分。中枢部分包括下丘脑-垂体轴的细胞和松果体细胞;周围部分包括消化道、呼吸道、泌尿生殖管道的内分泌细胞，甲状腺滤泡旁细胞，肾上腺髓质的嗜铬细胞，交感神经节内的小强荧光细胞，血管内皮细胞，胎盘内分泌细胞和部分心肌细胞与平滑肌细胞等。

第六节 内分泌系统的发生

内分泌系统的器官来源于不同的胚层。产生类固醇激素的内分泌器官，例如生殖腺、肾上腺皮质，来源于中胚层。分泌含氮类激素（氨基酸、多肽和蛋白质）的内分泌器官则来源于外胚层或内胚层。

一、甲状腺的发生

胚胎第4周初，原始咽底部中央（相当于第一对咽囊平面）的内胚层细胞增生形成一个盲管，为甲状腺原基（thyroid primordium）（图7-24A）。甲状腺在生长发育的过程中下降到颈部，甲状腺和舌通过甲状舌管（thyroglossal duct）相连（图7-24B、图7-24C）。甲状腺原基由中空管状演变为实心细胞团，并形成左右两叶，中间以峡部相连。第7周，甲状腺的正常解剖结构形成，并到达最终的解剖位置，甲状舌管退化消失。甲状舌管的上段起始处残留形成舌背侧的舌盲孔（foramen cecum）。正常人群中，一部分人的甲状舌管残留，在甲状腺峡部形成垂直向上的甲状腺锥体叶（pyramidal lobe）（图7-24D）。

中胚层迁入后，甲状腺原基由实心细胞团演变为相互连接的上皮细胞条索。第10周，上皮条索分化为小的细胞团，细胞团内出现腔隙，形成甲状腺滤泡（thyroid follicles）。第11周，甲状腺开始合成和分泌甲状腺激素，滤泡腔内出现胶质（colloid）。第20周，胎儿促甲状腺素（thyroid-stimulating hormone）和甲状腺素（thyroxin）分泌增多，第35周达到成人水平。

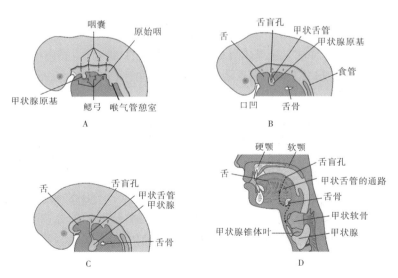

（A：第4周人胚；B：第5周人胚；C：第6周人胚；D：成人）
图7-24 甲状腺的发生（头颈部矢状面）（见附彩图）

一部分神经嵴细胞迁入第 4 对咽囊，第 4 对咽囊的腹侧份分化形成后鳃体（ultimobranchial body），并与甲状腺融合（图 7-25）。后鳃体的神经嵴细胞分化形成滤泡旁细胞（parafollicular cell）。

二、甲状旁腺的发生

第 5 周，第 3 对和第 4 对咽囊的背侧份上皮增生形成小结节，中胚层血管长入形成毛细血管网。第 6 周，第 4 对咽囊的背侧份发育为上一对甲状旁腺，第 3 对咽囊的背侧份上皮分化为下一对甲状旁腺（图 7-25）。随后，甲状旁腺和咽部的连接处退化消失。主细胞在胚胎时期形成并分泌甲状旁腺激素。嗜酸性细胞则在出生后 5～7 岁出现。

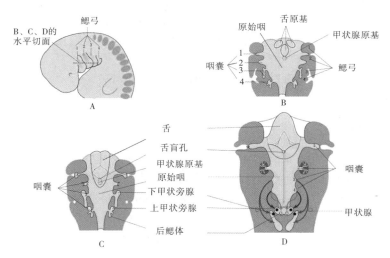

（A：第 5 周人胚头颈部侧面观；B：第 5 周人胚咽底壁观；C：第 6 周人胚咽底壁观；D：第 7 周人胚咽底壁观）

图 7-25　甲状旁腺的发生（见附彩图）

三、肾上腺的发生

肾上腺的皮质来源于中胚层，髓质来源于外胚层神经嵴细胞。第 5 周，胚胎的背侧肠系膜根部和性腺之间的中胚层间充质细胞开始聚集形成肾上腺皮质原基。第 6 周，肾上腺胎儿皮质形成（图 7-26A）。第 7 周左右，神经嵴细胞在胚胎肾上腺皮质的一侧形成一个细胞团（图 7-26B）。

第 8 周，一些间充质细胞包裹肾上腺的胎儿皮质，形成肾上腺的永久皮质（图 7-26C）。随后，神经嵴细胞被肾上腺的胎儿皮质包围在内，并分化为肾上腺髓质的嗜铬细胞（图 7-26D）。永久皮质在出生前已分化形成球状带和束状带（图 7-26E、图 7-26F）。第 9 周，肾上腺开始产生肾上腺皮质激素。出生后，肾上腺的胎儿皮质逐渐退化，1 岁左右将近消失（图 7-26G），肾上腺变小，直到 2 岁末才恢复到出生时重量。肾上腺皮质的网状带直到 3 岁末才可分辨（图 7-26H）。

女性生殖系统与内分泌系统

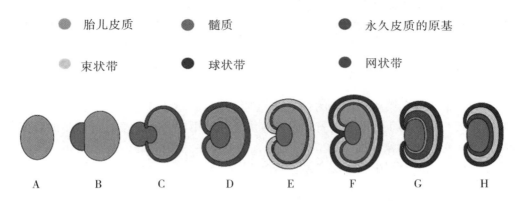

(A：第6周；B：第7周；C：第8周；D：肾上腺髓质形成；E：束状带出现；F：新生儿肾上腺；G：1周岁，肾上腺的胎儿皮质将近消失；H：4周岁，胎儿皮质完全消失，网状带出现)

图7-26 肾上腺的发生（见附彩图）

四、垂体的发生

垂体来源于外胚层。第3周，原始口腔的顶部的外胚层往上突起形成垂体芽（hypophyseal diverticulum），又称为拉特克囊（图7-27A），将发育形成腺垂体。间脑的神经外胚层向下生长形成神经垂体芽（neurohypophyseal diverticulum），最终发育为神经垂体（neurohypophysis）（图7-27B、图7-27C、图7-27D）。

至第5周，神经垂体芽向下生长形成漏斗。同时，拉特克囊向上伸长，远端与漏斗相邻。漏斗发育为神经垂体，包括正中隆起、漏斗柄、神经部（图7-27E、图7-27F）。拉特克囊的根部和原始口腔相连，称颅咽管（craniopharyngeal canal）（图7-27D）。至第8周末，颅咽管退化。拉特克囊前壁的细胞增殖分化，形成腺垂体的远侧部，随后，远侧部细胞向上生长迁移，包绕漏斗柄，形成结节部（图7-27E、图7-27F）。拉特克囊后壁的细胞增殖缓慢，形成腺垂体的中间部。囊腔缩小成一个狭小的裂隙，称为拉特克裂（Rathke cleft），成人的垂体中这个裂隙往往不可识别。

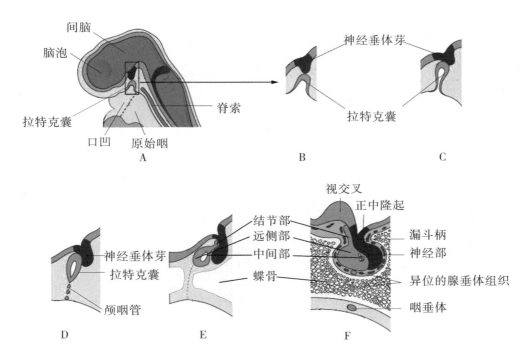

（A：第5周初人胚头颈段矢状切面；B—D：第5周至第8周，拉特克囊和神经垂体芽的发生；E：第8周末，颅咽管退化消失；F：新生儿垂体）

图7-27　垂体的发生（见附彩图）

五、内分泌系统常见先天性畸形

1. 甲状舌管囊肿和甲状舌管瘘

甲状舌管没有完全退化消失而残留的结构形成的囊肿称甲状舌管囊肿（thyroglossal duct cyst），可以发生在舌或颈前方，多数在舌骨下方（图7-28A）。甲状舌管囊肿可含有一些甲状腺组织。甲状舌管囊肿多数无症状，表现为无痛、逐渐增大的可移动包块，内含液体。如果甲状舌管囊肿发生感染，则皮肤出现窦道，形成甲状舌管瘘（thyroglossal duct sinus），窦道通常开口于喉软骨前方的颈部中段（图7-28B）。

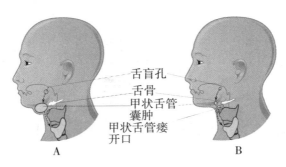

（A：甲状舌管囊肿；B：甲状舌管瘘）

图7-28　颈部常见先天性畸形示意图（见附彩图）

2. 异位甲状腺

甲状腺不在正常解剖位置，称为异位甲状腺。异位甲状腺常位于甲状舌管的通路上，常见的变异部位在舌内和舌下（图7-29）。在甲状腺附近存在的少量甲状腺组织，也称副甲状腺（accessory thyroid）。

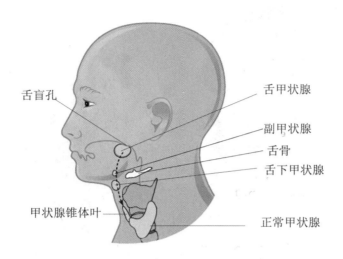

图7-29 异位甲状腺（见附彩图）

3. 先天性肾上腺皮质增生症

先天性肾上腺皮质增生症（congenital adrenal hyperplasia，CAH）又称肾上腺生殖器综合征（adrenogenital syndrome），为常染色体隐性遗传病，是肾上腺皮质激素在合成过程中所需酶的先天性缺陷导致的一组疾病。约95%的先天性肾上腺皮质增生症源于21-羟化酶（21-hydroxylase）的基因缺陷。由于肾上腺皮质激素的合成不足，垂体产生的促肾上腺皮质激素（adrenocorticotropin）增高，导致肾上腺皮质的细胞异常增生以及雄激素产生过多。此病可导致女性患儿外生殖器男性化。

4. 咽垂体

拉特克囊的根部没有完全退化消失，在口咽部的顶壁形成咽垂体（pharyngeal hypophysis）（图7-27F）。

5. 颅咽管瘤

颅咽管瘤（craniopharyngioma）是一种良性的先天性颅内肿瘤，好发于蝶鞍上、蝶鞍内或脑室内，起源于拉特克囊根部残留的上皮细胞，患者常有下丘脑-垂体功能紊乱。

讨论：
一甲状腺癌患者行甲状腺癌根治术后1天，术后生命体征平稳，但感觉面部有针刺样麻木感，并且出现手足抽搐。请结合所学知识分析该患者出现上述症状的原因，后期应采取什么治疗措施。

小结

1. 甲状腺是人体最大的内分泌腺，临床做气管切开时对于甲状腺这一器官需要注意些什么？在行甲状腺切除时需要结扎哪些血管？
2. 甲状腺滤泡是甲状腺基本的结构和功能单位，由滤泡上皮细胞围成，合成和分泌甲状腺激素。在合成甲状腺激素的过程中碘离子不可或缺，但碘过少和过多都会导致甲状腺激素合成减少，临床表现为甲状腺肿。请结合甲状腺激素合成过程，解释碘过少和过多引起甲状腺肿的机制。
3. 甲状旁腺与甲状腺的位置关系如何？临床行甲状腺切除术时若误切甲状旁腺会出现什么症状？
4. 肾上腺分为皮质和髓质，皮质和髓质主要的内分泌细胞有哪些？分别分泌什么激素？这些激素的主要功能是什么？皮质分泌的是类固醇激素，髓质分泌的是儿茶酚胺类激素，两种激素化学性质不同。皮质和髓质胚胎发生来源一样吗？
5. 临床中的脑垂体腺瘤在行手术治疗时往往经蝶窦入路进行切除，请结合垂体解剖、组织学特征，分析术后患者会出现哪些后遗症，需要终身服药吗？
6. 下丘脑、垂体和其他靶器官（靶细胞）之间是如何通过调控来维持激素的正常水平的？当激素分泌过多或过少时，临床上会出现哪些病症？请举例试述。
7. 松果体与性早熟有什么关系？
8. 内分泌系统的器官来源于不同的胚层，请阐述机体重要的内分泌腺（甲状腺、甲状旁腺、肾上腺、垂体）的发生。内分泌系统常见先天性畸形有哪些？
9. 一孕妇在孕8周检查发现甲状腺功能减退，服用了甲状腺片进行治疗，请分析甲状腺功能减退对孕妇自身的器官系统的影响，以及对胎儿发育的影响。
10. 请结合甲状腺的发生过程，分析甲状舌管囊肿的好发部位。
11. 请结合生殖系统的发生过程以及肾上腺皮质的生理功能，解释先天性肾上腺皮质增生症如何导致女性患儿外生殖器男性化。

（王星，陆海霞，周雯）

单项选择题

1. 下列激素分泌异常时，可导致形成侏儒症和巨人症的是_____。
   A. 甲状腺素　　　　　　　　B. 促甲状腺素
   C. 肾上腺皮质激素　　　　　D. 催产素
   E. 生长激素

2. 可分泌生长激素的内分泌腺是_____。
   A. 甲状腺　　B. 甲状旁腺　　C. 胸腺　　D. 垂体
   E. 肾上腺

3. 长期缺碘导致脖子肿大（大脖子病），涉及的内分泌腺是_____。
   A. 甲状旁腺　　B. 垂体　　C. 甲状腺　　D. 肾上腺
   E. 睾丸

4. 甲状腺次全切除手术后，出现手足搐搦，原因是_____。
   A. 甲状腺素分泌不足
   B. 甲状旁腺功能亢进
   C. 误切了甲状旁腺
   D. 甲状腺功能低下
   E. 损伤甲状腺神经

5. 下列结构中，可贮存、释放抗利尿激素和催产素的是_____。
   A. 垂体后叶
   B. 视上核和室旁核
   C. 胸腺
   D. 垂体
   E. 肾上腺

6. 碘化甲状腺球蛋白被甲状腺滤泡上皮细胞重吸收后成为_____。
   A. 甲状腺素
   B. 甲状腺球蛋白
   C. T_3 和 T_4
   D. 甲状腺球蛋白前体物质
   E. 胶质小泡

7. 甲状腺滤泡上皮细胞内与甲状腺激素形成和释放有关的细胞器是_____。
   A. 粗面内质网、高尔基体、溶酶体
   B. 中心体、高尔基体、溶酶体
   C. 高尔基体、溶酶体、线粒体
   D. 溶酶体、线粒体、中心体
   E. 微体、高尔基体、线粒体

8. 与肢端肥大症相关的是_____。
   A. 垂体细胞
   B. 腺垂体嗜酸性细胞
   C. 腺垂体嗜碱性细胞
   D. 腺垂体嫌色细胞
   E. 甲状腺滤泡上皮细胞

9. 下丘脑视上核与室旁核产生的抗利尿激素和催产素经哪种结构到达神经垂体_____？
   A. 神经元的轴突
   B. 垂体门脉系统
   C. 第一级毛细血管
   D. 第二级毛细血管
   E. 垂体门微静脉

10. 下丘脑产生的释放激素和释放抑制激素经过哪种结构进入腺垂体_____？
    A. 毛细血管后微静脉
    B. 赫令体
    C. 垂体门脉系统
    D. 无髓神经纤维
    E. 垂体门微静脉

11. 甲状腺来源于_____。
    A. 外胚层
    B. 中胚层
    C. 内胚层
    D. 胚外中胚层
    E. 上胚层

12. 肾上腺髓质来源于_____。
    A. 外胚层
    B. 中胚层
    C. 内胚层
    D. 胚外中胚层
    E. 上胚层

13. 腺垂体来源于_____。
   A. 外胚层　　　　B. 中胚层　　　　C. 内胚层　　　　D. 胚外中胚层
   E. 上胚层

答案：
1. E；2. D；3. C；4. C；5. B；6. E；7. A；8. B；9. A；10. C；11. C；12. A；13. A

（王星，陆海霞，周雯，齐亚灵）

第八章 主要内分泌器官的生理功能

第一节 甲状腺

甲状腺是唯一能将生成的激素大量储存在细胞外的内分泌腺。甲状腺滤泡上皮细胞合成和分泌甲状腺激素（thyroid hormone，TH），甲状腺激素可广泛调节机体的生长发育、新陈代谢等多种功能活动。甲状腺滤泡旁细胞能够合成和分泌降钙素（CT），主要参与机体的钙磷代谢和稳态的调节。

一、甲状腺激素的合成与分泌

（一）甲状腺激素

甲状腺激素包括四碘甲状腺原氨酸（3，5，3′，5′-tetraiodothyronine，T_4）和三碘甲状腺原氨酸（3，5，3′-triiodothyronine，T_3），分别约占分泌总量的93%和7%，但T_3的生物活性却高于T_4，约是T_4的5倍，而且引起生物效应所需的潜伏期短。另外，还有极少量无生物活性的化合物，如逆-三碘甲状腺原氨酸（3，3′，5′-triiodothyronine，rT_3）。正常人甲状腺储备的TH形式主要是T_4，平均每克甲状腺组织含有TH 250 μg。丰富的激素储备量可以保证机体长时间（50～120天）的代谢调节需求。

（二）甲状腺激素的合成与分泌

1. 甲状腺激素合成的条件

TH是由甲状腺球蛋白中含碘酪氨酸残基缩合而成，甲状腺球蛋白和碘元素是合成TH的必需原料。甲状腺滤泡是合成和分泌TH的功能单位，并且受TSH的调控。

人体TH的正常合成需要碘60～75 μg/d，若低于50 μg/d将影响TH的正常合成。进入体内的碘化物（iodide，I⁻）以离子的形式存在，经肠黏膜吸收，约1/3会被甲状腺摄取。人体合成TH所需的碘80%～90%来源于食物，其余来自饮水和空气。饮食中的碘化物主要是NaI和KI等。国人碘摄入量为100～200 μg/d。国际上推荐的碘摄入量是150 μg/d，妊娠期和哺乳期均需适当地增加碘摄入量，应不小于200 μg/d。人体内含碘总量为20～50 mg，甲状腺含碘总量为8～10 mg，大多以二碘酪氨酸和一碘酪氨酸的形式存在，其余的碘分布在细胞外液，浓度约0.6 μg/dL，总量约150 μg。

甲状腺球蛋白（thyroglobulin，TG）由5496个氨基酸残基构成，是分子量为660 kD的同二聚体糖蛋白。TG在滤泡细胞内合成并被包装储存于囊泡中，以出胞的方式被转运至滤泡腔而成为胶状质的基本成分。TG 中所含的百余个酪氨酸残基仅约 20% 可以被碘化。已经被碘化的酪氨酸残基和 TH 分泌之前始终结合在 TG 分子上，因此 TG 是 T_4 和 T_3 的前体。

甲状腺过氧化物酶（thyroid peroxidase，TPO）由甲状腺滤泡细胞合成，是催化 TH 合成的关键酶。TPO 分子量为 103 kD，由 933 个氨基酸残基所构成，是一种 10% 被糖化的含血色素的蛋白质，其羧基端有一跨膜片段，但绝大部分结构位于滤泡腔的一侧。TPO 以 H_2O_2 为氧化剂，催化 TH 合成的多个环节。实验中摘除大鼠垂体 48 小时之后，TPO 的活性消失；应用 TSH 后，TPO 的活性即可以恢复，可见 TPO 的生成与活性均受到 TSH 的调节。抗甲状腺的硫脲类（thiourea homologues）药物，如丙硫氧嘧啶、甲巯咪唑和卡比马唑等均可抑制 TPO 的活性，因而能抑制 TH 的合成，临床常用于治疗甲状腺功能亢进。

2. 甲状腺激素的合成过程

TH 的合成过程可以大致归纳为三个基本环节（图 8-1）。

(1) 聚碘。在生理情况下，甲状腺内 I^- 浓度是血清 I^- 的 30 倍。滤泡上皮细胞能够主动摄取和聚集碘，即碘捕获（iodide trap）。碘转运首先在细胞底部通过逆碘的电-化学梯度将碘聚集于细胞内，然后经细胞顶端膜转入滤泡腔。碘进入细胞需钠-碘同向转运体（sodium-iodide symporter，NIS）。通过 NIS 将 I^- 和 Na^+ 以 1 : 2 的比例同向转运入细胞的过程属于继发性主动转运，如果使用哇巴因抑制钠泵活动，则滤泡细胞的聚碘作用发生障碍。过氯酸盐（ClO_4^-）、硫氰酸盐（SCN^-）等离子均可以与 I^- 竞争 NIS，故也能够抑制聚碘。TSH 能够促进甲状腺聚碘。临床上，常用碘放射性核素示踪法检测与判断甲状腺的聚碘能力以及其功能状态。碘进入滤泡腔的过程需要碘转运蛋白——pendrin 将碘转运至滤泡腔中。

(2) 碘化（iodination，或机化）。碘化是活化碘取代 TG 中酪氨酸残基苯环上氢的过程。首先，在滤泡上皮细胞顶端膜微绒毛与滤泡腔交界处，且存在 H_2O_2 的条件下，TPO 催化 I^- 迅速氧化成为活化碘。同样在 TPO 的催化下，活化碘瞬间取代酪氨酸残基苯环 3 位或者 3 位和 5 位上的氢，生成一碘酪氨酸（monoiodotyrosine，MIT）残基与二碘酪氨酸（diiodotyrosine，DIT）残基，从而完成碘化的过程。

(3) 缩合 [condensation，或耦联（coupling）]。缩合是指在 TPO 的催化下，同一 TG 分子内的 MIT 和 DIT 分别双双耦联成为 T_4 和（或）T_3。MIT 和 DIT 缩合生成 T_3 以及极少量 rT_3，而两个 DIT 则缩合生成 T_4。正常成人甲状腺内有机碘化物的比例大致为：MIT 23%、DIT 33%、T_3 7%、T_4 35%，其余 1% 为 rT_3 等成分。

由上述可见，TG 是合成 TH 的载荷体，甲状腺中 90%~95% 的碘均用于 TG 上酪氨酸残基碘化。成人碘缺乏时，TG 分子上 MIT 增多，T_3 的含量正常或轻微增加；反之，T_4 的含量随 DIT 生成增多而增加。TPO 缺乏、H_2O_2 生成障碍、TG 异常等都能影响 TH 的合成。

女性生殖系统与内分泌系统

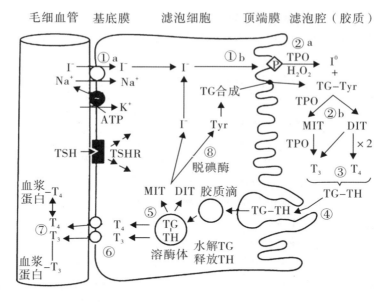

[甲状腺在其滤泡细胞的底侧膜通过 Na^+-I^- 转运体主动捕获碘（聚碘，①a），在滤泡细胞的顶侧膜通过碘转运体（①b）将 I^- 转运到滤泡胶质中；TPO 催化无机碘迅速氧化成为有机活化碘（I^0，②a）；TG 分子中部分酪氨酸残基（Tyr）碘化成为 MIT、DIT（②b）；MIT、DIT 再经 TPO 的作用缩合为 T_3、T_4，并储存于滤泡腔内（③）；在促甲状腺激素（TSH）的刺激下，滤泡细胞伸出伪足吞饮胶质中的 TG（④）；溶酶体水解吞噬泡中的 TG，释放包括 T_3、T_4 在内的碘化酪氨酸（⑤）；T_3、T_4 经膜转运蛋白的介导分泌入血（⑥）；血液中的 TH 几乎全部与血浆蛋白质结合而进行运输（⑦）；MIT、DIT 在脱碘酶的作用下释放出的碘和酪氨酸，可以供合成激素再利用（⑧）。

DIT：二碘酪氨酸；MIT：一碘酪氨酸；T_3：三碘甲状腺原氨酸；T_4：四碘甲状腺原氨酸；TG：甲状腺球蛋白；TH：甲状腺激素；TPO：甲状腺过氧化物酶]

图 8-1 甲状腺激素的合成与分泌

3. 甲状腺激素的分泌

TH 分泌量：T_4 约 $80 \sim 100$ μg/d，T_3 约 $20 \sim 30$ μg/d。TH 的分泌受促甲状腺激素的调控。在 TSH 的作用下，甲状腺滤泡细胞顶端膜微绒毛伸出伪足，以吞饮的方式将含 TG 的胶质小滴移入滤泡细胞中，并且形成胶质小泡。胶质小泡随即与溶酶体融合，在蛋白酶的作用下，水解 TG 的肽键，释出游离的 T_4、T_3、MIT 和 DIT 等。MIT 和 DIT 在微粒体碘化酪氨酸脱碘酶（iodotyrosine deiodinase）的作用下迅速地脱碘，释放的大部分碘能够被重复利用。T_4 和 T_3 由滤泡细胞底部分泌进入循环血液。已脱去碘化酪氨酸的 TG 通常不进入血液。

（三）甲状腺激素的运输和降解

1. 运输

体内 $1/2 \sim 2/3$ 的 TH 存在于甲状腺外，由于 TH 脂溶性强，TH 的储运形式主要是以与血浆蛋白结合的形式存在于循环血液中。血浆中与 TH 结合的蛋白质主要有甲状腺素结合球蛋白（thyroxine-binding globulin，TBG）、甲状腺素转运蛋白（transthyretin，TTR）

和白蛋白。尽管 TBG 浓度仅 0.3 μmol/L，但它与 T_4 和 T_3 的亲和力最高，为 TTR 的上百倍，与 TBG 结合的 TH 约占结合总量的 75%。游离形式的 TH 浓度极低，T_4 约占总量的 0.03%，T_3 约占 0.3%，但只有游离型 TH 才具有生物活性，结合型与游离型 TH 含量间保持动态平衡。采用放射免疫检测法（radio-immunologic assay，RIA）测得健康成年人血清总 T_4（TT_4）浓度为 65～155 nmol/L，总 T_3（TT_3）浓度为 1.6～3.0 nmol/L。

TH 与血浆蛋白结合的意义主要在于：①循环血液中形成 TH 流动库，可随时缓冲甲状腺分泌活动的急剧变化。如移除甲状腺 1 周后，血液中 T_4 浓度也仅降低 50%，从而保持结合型激素与游离型激素之间的关系；②防止 TH 被肾小球滤过，避免其过快地从尿中丢失。

2. 降解

T_4 与 T_3 半衰期不同，T_4 长达 6～7 天，T_3 却不足 1 天。TH 主要的降解方式是脱碘，其主要在肝、肾、骨骼肌等部位降解。80% 的 T_4 在外周组织脱碘，其中 45% 经 5′-脱碘酶催化外环脱碘形成 T_3；55% 的 T_4 由 5′-脱碘酶催化内环脱碘形成 rT_3。T_4 脱碘转化为 T_3 被视为活化脱碘。T_4 脱碘转化的产物取决于机体状态。当机体需要更多 TH 时，例如在寒冷环境中，T_4 脱碘转化为 T_3 多于 rT_3；而在应激、妊娠、饥饿、代谢紊乱、肝疾病、肾功能衰竭等情况下，T_4 转化为 rT_3 的比例增加。血液中 80% 的 T_3 来源于 T_4 的外周组织脱碘，其余才是甲状腺直接分泌的。T_3 或 rT_3 可以进一步脱碘降解。约 15% 的 T_4 与 T_3 通过与肝内葡萄糖醛酸或硫酸结合后灭活，通过胆汁排泄，绝大部分被小肠内的细菌分解，随粪便排出。5% 的 T_4 与 T_3 在肝和肾内脱去氨基和羧基，分别形成四碘甲状腺乙酸、三碘甲状腺乙酸等随尿排泄。

二、甲状腺激素的生物作用

TH 几乎作用于机体的所有组织，其生物效应十分广泛，可多方面调节新陈代谢与生长发育，是维持机体功能活动的基础性激素。

（一）调节新陈代谢

1. 增强能量代谢

早期研究发现，甲减时基础代谢率（BMR）显著下降，而甲亢时 BMR 提高达 60%～80%。除脑、脾和性腺（睾丸）等少数器官组织外，TH 能使全身绝大多数组织的基础氧耗量增加，产热量增加。TH 对不同组织代谢率效应的差别可能与 TH 受体的分布量及种类有关。整体而言，给予 1 mgT_4 可使机体 BMR 提高 28%，产热增加 4200 kJ（1000 kcal），耗氧量也相应增加。皮下注射 1 mgT_3，一天内即可使黏液性水肿（甲减）患者 BMR 从 −20% 升至 +10%。

TH 的产热效应（calorigenesis）是多种作用综合的结果。TH 能使线粒体增大、数量增加，加速线粒体呼吸过程，加强氧化磷酸化。人某些细胞的线粒体内存在解耦联蛋白（UCP），其被 T_3 激活后可导致生物氧化磷酸化反应中释出的化学能不易转化为 ATP 贮存，而是以热的形式释放。T_3 促进膜 Na^+,K^+-ATP 酶转录，使耗氧量增加，增加细胞耗能。实验中应用哇巴因能够消除 TH 的产热效应；T_4 可使实验性甲减大鼠肾组织细胞膜活性减弱

的 Na^+,K^+-ATP 酶活性恢复。此外，TH 增多时，常同时增强同一代谢途径的合成酶与分解酶活性，造成无益的能耗，使产热量增加。

TH 对许多器官系统的作用常继发于其产热、耗氧效应。例如，体温升高继而启动体温调节机制，使得皮肤等器官的外周血管舒张，增加皮肤的血流量，增强体表散热，维持正常体温，但同时会导致体循环血流外周阻力降低。

2. 调节物质代谢

TH 广泛影响物质的合成与分解代谢。整体而言，生理水平的 TH 对糖、脂肪、蛋白质的合成和分解代谢都有调节作用，而分泌过量时则促进分解代谢的作用更明显。

（1）糖代谢。TH 能够加速肠黏膜吸收葡萄糖、外周组织利用糖以及糖原的合成与分解，因而可以提高糖代谢速率。TH 可促进肝糖异生，同时又能增强胰高血糖素、肾上腺素、皮质醇和生长激素的生糖效应，升高血糖水平。TH 水平升高还能增加胰岛素抵抗，促使血糖升高；但 T_4 与 T_3 可同时加强外周组织对糖的利用，也可降低血糖。因此，甲亢患者餐后血糖升高，但又能很快地降低。

（2）脂类代谢。TH 能促进脂肪的合成与分解，因而能够加速脂肪的代谢速率。TH 能诱导白色脂肪组织的脂肪细胞分化、增殖，促进脂肪积蓄；刺激解耦联蛋白和解耦联氧化磷酸化；诱导多种参与脂肪代谢的酶合成；增加 β 受体的数量，诱导儿茶酚胺介导的脂解；降低磷酸二酯酶的活性，提高 cAMP 水平和激素敏感脂酶的活性；通过肝脂肪酶使中密度脂蛋白转化成低密度脂蛋白，有利于三酰甘油的清除。对于胆固醇代谢，TH 能够加强胆固醇的合成，促进胆固醇转化成胆酸等，同时也能增加低密度脂蛋白受体的可利用性，有助于清除血中的胆固醇。甲亢患者体脂的消耗增加，总体脂量减少；血胆固醇的含量低于正常。甲减患者的脂肪合成和分解均降低；体脂比例升高；血胆固醇水平升高，容易发生动脉粥样硬化。

（3）蛋白质代谢。生理情况下，TH 能促进 DNA 的转录过程和 mRNA 形成，促使结构蛋白质和功能蛋白质合成，有利于机体生长发育及各种功能活动，表现为正氮平衡。同时，TH 也能够刺激蛋白质降解，实际的效应取决于 TH 的分泌量。过量 T_3 可抑制蛋白质合成，导致负氮平衡。TH 分泌过多时，以骨骼肌为主的外周组织蛋白质加速分解，可引起尿酸的含量增加，尿氮的排泄增加，肌肉收缩无力；骨基质蛋白质分解，Ca^{2+} 析出，造成血钙升高，骨质疏松。TH 分泌缺乏时，蛋白质合成障碍，组织间黏蛋白沉积，使水滞留于皮下，引发黏液性水肿。应用 TH 制剂后，可消除黏液性水肿，使尿氮排泄减少。

（二）促进生长发育

TH 是胎儿和新生儿脑发育的关键激素。胚胎期，TH 能促进神经元增殖、分化及突起和突触的形成；促进胶质细胞的生长和髓鞘的形成；诱导神经生长因子和某些酶的合成；促进神经元骨架发育等。

TH 能够与 GH 协同调控幼年期生长发育。TH 可刺激骨化中心发育成熟，加速软骨的骨化，促进长骨和牙齿生长。TH 缺乏将影响 GH 正常发挥作用，导致长骨生长缓慢和骨骺闭合延迟。1912 年，Gudernatsch 进行实验，幼龄蝌蚪经喂食少量马甲状腺组织碎片后，可提前变态并发育成"微型蛙"，揭示 TH 是促进机体正常生长发育必不可少的因素。因此，胚胎期及幼儿期如果缺乏 TH，可导致不可逆的神经系统发育障碍，以及骨骼的生长发育与成熟延迟或者停滞，出现明显的智力发育迟缓、身材矮小、牙齿发育不全等症状，称为克汀病或呆小症。

先天性甲状腺发育不全的患儿出生时身长可基本正常，但脑发育已经受累。一般在出生后数周至 3～4 个月后，患儿才表现出明显的智力迟钝和长骨生长迟滞。T_3和糖皮质激素可增强 GH 基因转录，使 GH 生成增加。缺乏 T_3 的动物，其 GH 与 IGF 的合成与分泌均减少。此外，TH 还能提高组织细胞对 IGF-1 的反应性。

胎儿生长发育 11 周之前的甲状腺不具备浓集碘和合成 TH 的能力，因此这一阶段生长发育所需的 TH 必须由母体提供。11 周后，随着胎儿下丘脑与垂体结构发育，甲状腺开始捕获碘，并且不断分泌 TH。所以，缺碘地区的孕妇尤其需要适时补充碘，保证合成足够的 TH，以预防和减少呆小症发病率。

（三）影响器官系统功能

TH 是维持机体基础性活动的激素，对各器官系统功能均有不同程度的影响，大多数继发于 TH 促进机体代谢和耗氧过程。TH 对器官系统功能活动的主要影响可简要地归纳为表 8-1。

表 8-1　甲状腺激素的主要生理作用

器官系统	主要作用
心血管系统	促进肌浆网释放 Ca^{2+}，提高心肌收缩力；心率增快、心输出量增加
血液系统	促红细胞生成素升高，红细胞生成增多，加速血红蛋白释放氧，有助于供氧
消化系统	加速胃肠蠕动，促进食欲
骨骼系统	促进骨吸收和骨形成，促进骨的生长发育
泌尿系统	增加肾小球滤过率，促进机体排水
神经和肌肉系统	提高中枢神经系统兴奋性；促使骨骼肌蛋白质合成；增强神经-肌肉接头处的反应性
内分泌系统	允许作用，促进激素的分泌与代谢
生殖系统	维持正常的性欲和性功能

三、甲状腺功能的生理调节

甲状腺功能直接受腺垂体分泌的 TSH 调控，形成下丘脑-腺垂体-甲状腺轴（hypothalamus-pituitary-thyroid axis）调节系统，维持血液 TH 水平的相对稳定和甲状腺正常生长。除此之外，还存在神经、免疫及甲状腺自身调节机制等。

（一）下丘脑-腺垂体-甲状腺轴调节系统

在下丘脑-腺垂体-甲状腺轴调节系统中，下丘脑释放的 TRH 通过垂体门脉系统刺激腺垂体的 TSH 细胞分泌，TSH 刺激甲状腺滤泡的增生，促进 TH 的合成与分泌；当血液

中游离的 T_3 和 T_4 达到一定水平时，又会产生负反馈效应，抑制 TSH 和 TRH 的分泌，因此形成 TRH-TSH-TH 分泌的自动控制环路（图 8-2）。

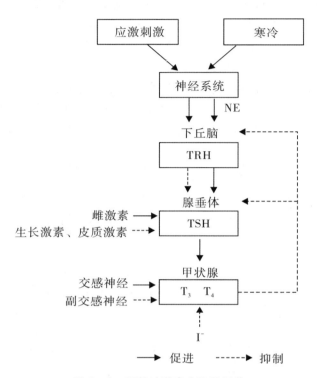

图 8-2 甲状腺激素分泌的调节

1. 下丘脑对腺垂体的调节

下丘脑主要通过室旁核和视前区的肽能神经元合成和分泌 TRH 调节腺垂体 TSH 细胞的经常性活动，一分子 TRH 可使千余分子 TSH 释放。储存在正中隆起的 TRH 经垂体门脉系统作用于垂体 TSH 细胞，一是促进 TSH 释放，二是促进 TSH 合成。TRH 经 TRH 受体耦联的 Gq 蛋白激活 PLC 后续的传讯系统，增加细胞内 Ca^{2+} 浓度，激活 PKC，经增强基因转录等作用，引起 TSH 快速和持久的释放；也可诱导 PLA_2 后续的传讯系统活化。除促进 TSH 合成，TRH 还促进 TSH 糖基化，保证 TSH 的完整生物活性。因此，TRH 从质和量两方面调节 TSH 分泌。

下丘脑的神经联系广泛且复杂，TRH 神经元的活动可能受多种神经纤维支配，如以儿茶酚胺、瘦素、神经肽 Y（NPY）、刺鼠相关肽（AGRP）、促黑素（MSH）、生长抑素等为递质的神经纤维。不同的神经纤维支配有不同的作用和意义，如饥饿状态下 TRH 分泌减少与瘦素水平降低有关。瘦素能够刺激 TRH 的分泌，最终促进 TH 分泌，通过增加能量的消耗来维持机体能量平衡。下丘脑脉冲生成神经元能调控 TRH 的分泌，使之呈现脉冲样分泌。寒冷刺激信息的传入也能促进 TRH 的分泌。此外，某些细胞因子，如白细胞介素（如 IL-1、IL-6）、肿瘤坏死因子等可以促进去甲肾上腺素的释放，从而间接地兴奋 TRH 神经元。生长抑素、生长激素、多巴胺、5－羟色胺、阿片肽等则具有抑制作用。生长抑素和多巴胺可通过垂体门脉血流抑制 TSH 细胞的分泌，与 TRH 作用相抗衡。

2. TSH 对甲状腺的作用

TSH 是直接调节甲状腺形态与功能的关键激素。TSH 是垂体 TSH 细胞合成的糖蛋白激素，分子量 28 kD。TSH 由 α 亚单位（92 肽单链）和 β 亚单位（112 肽单链）组成异二聚体，β 亚单位的生物活性仅与 α 亚单位结合时才全部显示。TSH 有种属差异，但其他动物的 TSH 对人类也具有作用。在 TRH 影响下，TSH 也呈脉冲样分泌，同时有日周期变化，睡眠后开始升高，午夜达到高峰，日间降低。成人 TSH 的日生成量为 40～150 mU，其血清浓度为 0.4～4.2 mU/L，血中半衰期约为 30 分钟。TSH 经促甲状腺激素受体（thyroid-stimulating hormone receptor，TSHR）耦联的 Gs 和 Gq 蛋白启动，全面促进甲状腺的功能活动。

（1）维持甲状腺滤泡细胞的生长发育。TSH 可促进甲状腺滤泡细胞增殖，腺体增大；使血管的分布改变，供血量增加。TSH 长期作用可使腺体显著增生增重，甚至可形成结节，例如碘缺乏造成的单纯性甲状腺肿。此外，TSH 可保护滤泡细胞，使之不容易发生凋亡。

（2）促进 TH 合成与分泌。注射 TSH 几分钟后，TH 分泌立即增加，滤泡腔胶质量增加，血流量增加，几小时后碘的摄取增强。去除垂体的动物甲状腺萎缩，TG 基因转录等功能下降。TSH 可以调节 TH 合成与分泌的多个环节：①促进 NIS 基因的表达，加速碘的主动转运；②增加 TPOmRNA 的含量，促进 TG 碘化，使 MIT、DIT、T_3、T_4 生成增加；③刺激 TG 基因的转录；④促进滤泡细胞伸出伪足，吞饮胶质中的 TG；⑤刺激溶酶体内 TG 水解酶活性，加速 TG 分解反应，增加 T_3 和 T_4 分泌。

TSH 的分泌主要受下丘脑分泌的 TRH 和腺垂体 TSH 细胞内 T_3 水平的双重调节。TRH 对 TSH 细胞的刺激作用与血中 T_4、T_3 的反馈抑制作用互相影响、抗衡，决定了 TSH 的分泌水平，从而维持外周血 TH 的稳态；但通常 TH 的反馈抑制效应占优势，病理情况下其作用则更强，以致 TSH 细胞对 TRH 反应缺失，例如毒性弥漫性甲状腺肿。

另外，其他一些激素也可以影响 TSH 的分泌。例如，雌激素可以增强 TSH 细胞对 TRH 的反应性，使 TSH 的分泌增加；而生长激素与糖皮质激素则抑制 TSH 分泌。下丘脑释放的生长抑素、多巴胺等也抑制 TSH 分泌。生理状态下，生长激素抑制 TSH 的分泌有利于机体的合成代谢与整体能量平衡。临床上应用糖皮质激素治疗某些疾病时，或者在库欣综合征患者可见，TSH 的分泌反应对 TRH 作用的敏感性降低，导致 TH 分泌减少，因而患者在寒冷环境中 BMR 降低，御寒能力减弱。

3. 甲状腺激素的反馈调节

血中游离的 TH 可以负反馈调节下丘脑合成与分泌 TRH，以及负反馈调节腺垂体合成与分泌 TSH。游离的 T_4 降低 50%，能使 TSH 升高 50～100 倍。TSH 细胞核内 TR 对 T_3 的亲和力远比 T_4 高。进入 TSH 细胞内的 T_3 约 80% 来自 T_4 脱碘，约 20% 直接源于血清 T_3。因此，调节 5′-单脱碘酶水平也能调控垂体对反馈抑制的敏感性。

TH 主要负反馈调节腺垂体 TSH 细胞对 TRH 的敏感性以及 TSH 的合成与分泌。当

TSH 细胞内的 T_3 水平升高时，一方面，可使 TSH 细胞的 TRH 受体下调，TSH 细胞对 TRH 的敏感性降低；另一方面，T_3 与 TR 结合后可以直接抑制 TSH 的 α 与 β 亚单位的基因转录和合成。当 TSH 细胞内的 T_3 水平下降时，则发生相反变化。TH 对腺垂体 TSH 细胞的负反馈调节效应完全不同于其他大多数的组织细胞。

血中 T_3 水平也是反馈调节 TRH 水平的重要因素。高水平 T_3 可直接抑制 TRH 前体原基因转录，从而抑制 TRH 的合成。在体和离体实验均已证实，T_3 还可通过调节腺垂体 TSH 细胞膜 TRH 的受体数量，减少 TSH 的合成与分泌。

（二）甲状腺功能的自身调节

甲状腺可根据血碘水平，通过自身调节来改变摄取碘与合成甲状腺激素的能力。血碘开始升高时（1mmol/L）即可诱导碘活化和 TH 的合成；但当血碘升高到一定水平（10 mmol/L）之后，反而抑制碘活化的过程，使 TH 的合成减少。过量碘抑制 TH 合成的效应称作碘阻滞效应（Wolff-Chaikoff effect），主要是滤泡细胞中高浓度的碘抑制了钠-碘同向转运体（sodium-iodide symporter，NIS）表达、I^- 活化与 H_2O_2 的生成所致。但是，当碘过量摄入持续一定时间后又可发生"脱逸"现象，能够避免过度的抑制效应。相反，当血碘水平降低，甲状腺"碘捕获"机制和碘的利用率增强，即使 TSH 缺乏，TH 的合成也会增加。碘供应充足时，甲状腺产生的 T_4 与 T_3 的比例是 20:1；但缺碘时可因 DIT/MIT 之比降低，使 T_3 的比例升高，这也是甲状腺进行自身调节的一种表现。

此外，TG 也可以调节 NIS、TH、碘转运蛋白（pendrin）的基因表达，实现腺体内部的自身调节。甲状腺功能的自身调节实际上是甲状腺的摄碘能力对食物碘含量的一种适应性调整，其意义在于随时缓冲 TH 的合成与分泌量的波动。有些人可因自身免疫异常等问题，发生摄碘过量或不足而致甲亢或者甲减。

（三）甲状腺功能的神经及免疫调控

1. 甲状腺功能的神经调节

甲状腺受交感和副交感神经纤维双重支配。交感神经兴奋可以促进 TH 分泌，副交感神经的作用尚不清楚，这种调节与下丘脑-腺垂体-甲状腺轴的调节作用互相协调。下丘脑-腺垂体-甲状腺轴维持各级激素效应的稳态，而交感神经-甲状腺轴则在内外环境急剧变化时，确保机体处在应急状态下所需激素的水平；副交感神经-甲状腺轴可在甲状腺激素分泌过多时进行抗衡性的调节。支配甲状腺血管的自主神经也可通过调节甲状腺血流量而影响其活动。

2. 甲状腺功能的免疫调节

B 淋巴细胞可合成 TSH 受体抗体（TSH receptor antibody，TSHR-Ab），表现类似 TSH 阻断或激活的效应。自身免疫性甲亢，即 Graves 病患者体内存在着激活 TSH 受体的抗体，萎缩性甲状腺炎引起的甲减患者体内存在阻断 TSH 受体的抗体。TSH 受体也可以发生突变而引起 TSH 受体的自发性激活，从而产生甲亢等疾病。

甲状腺功能活动的调节是多水平、多层次的。除了上述调节途径，人们还发现多种甲状腺刺激物与抑制物参与甲状腺内分泌功能的调控。例如，降钙素与降钙素基因相关肽、上皮细胞生长因子、IGF-1 等生长因子、前列腺素等也能够影响甲状腺细胞的生长与激素产生。

第二节 甲状旁腺、维生素 D 与甲状腺滤泡旁细胞内分泌

甲状旁腺分泌的甲状旁腺激素（PTH）、甲状腺 C 细胞分泌的降钙素（CT）及钙三醇（1，25-二羟维生素 D_3）为共同调节机体钙、磷与骨代谢稳态的三种基础激素，被称为钙调节激素（calcium-regulating hormones）。雌激素、胰岛素、生长激素以及甲状腺激素等激素也参与钙、磷的代谢调节。这些相关激素主要通过作用于骨、肾和小肠等靶器官来维持血钙和血磷的稳态。

人体所含的钙约 99% 沉积于骨，其余散布全身各处。血钙的浓度约 9.5 mg/dL（2.5 mmol/L），一般变化幅度不会超过 10%，骨磷约占机体总含量的 85%，血磷浓度约 3.5mg/dL（1.1 mmol/L）。

钙、磷是机体构建以及多种功能活动所必需的基本元素。血钙稳态对于骨代谢、神经元兴奋以及传递、腺细胞分泌、心肌兴奋与收缩活动、血液凝固等均有举足轻重的作用。磷不仅是体内许多重要化合物（例如核苷酸、核酸、磷脂以及多种辅酶）的重要组成成分，而且参与体内糖、蛋白质、脂类、核酸等物质的代谢以及酸碱平衡的调节。在多种激素的共同调节下，骨不断更新、重建，同时又维持血钙与血磷的稳态。

一、甲状旁腺激素的生物作用与生理调节

PTH 主要由甲状旁腺主细胞合成与分泌。人的 PTH 为 84 肽的蛋白质，分子量为 9.5 kD，其氨基端 34 个氨基酸片段（$PTH_{1\sim34}$）集中了 PTH 的全部生物活性。正常人血浆 PTH 浓度呈现昼夜节律波动：清晨 6 时最高，以后逐渐地降低，下午 4 时最低，然后又逐渐地升高，其血浆浓度在 1～5 ng/dL 范围内波动。$PTH_{1\sim84}$ 半衰期约 4 分钟，主要在肝内裂解为无活性的片段，经肾脏排出。

（一）生物作用

PTH 作用的总效应是升高血钙、降低血磷。实验性切除动物的甲状旁腺之后，其血钙下降，出现抽搐，可导致死亡，而血磷则升高。临床行甲状腺手术时，如果误切甲状旁腺，可以引发患者出现严重低血钙，神经元的稳定性下降，发生搐搦、惊厥。若不及时救治，可因喉部肌肉的痉挛而窒息。PTH 过度分泌将导致骨质过度溶解，骨量减少，患骨炎、骨质疏松症以及血钙过高所致的一系列功能障碍，可出现如肾结石、木僵等状态。

PTH 的主要靶器官是肾与骨。PTH 与靶细胞 PTH 受体结合以后，经 AC-cAMP 与 PLC-IP_3/DG 信号转导通路产生调节作用。

1. 对肾脏的作用

PTH 主要促进肾远曲小管和集合管重吸收 Ca^{2+}，减少钙排泄，升高血钙。甲状旁腺功能减退时，Ca^{2+} 随尿大量地丢失。PTH 能够抑制近端小管和远端小管重吸收 Pi，促进磷排泄，使尿磷增加，血磷降低。这样可以防止血钙升高时引起过多的钙磷化合物生成而损害机体，因此对机体具有保护意义。另外，PTH 还可抑制近端小管重吸收 Na^+、

HCO_3^-、水。

PTH 对肾的另一作用是可以激活肾近端小管细胞线粒体中的 1α - 羟化酶，催化 25 - OH - D_3 转变成为生物活性更高的钙三醇，继而间接地促进小肠的黏膜上皮细胞吸收钙与磷。

2. 对骨的作用

PTH 可以直接或者间接地作用于各种骨组织细胞，调节骨的转换，既能促进骨形成（bone formation），又能促进骨吸收（bone resorption），作用比较复杂。骨转换过程中骨吸收与骨形成保持平衡，维持骨正常结构及其更新。破骨细胞的活动增强时，在骨内膜与骨外膜下侵蚀骨基质，骨的吸收占优势，骨基质溶解，释放 Ca^{2+}、Pi；成骨细胞的活动增强时，骨的形成占优势，Ca^{2+}、Pi 沉积于骨。骨代谢状态可以影响血中的钙、磷水平。

PTH 的生物效应取决于其应用的方式与量。持续应用 PTH 可以促进骨钙入血，表现为快速效应与延迟效应两个时相。快速效应在数分钟内即产生，主要因为激活骨细胞的膜系统钙通道、钙泵等，将毗邻的骨液中的非结晶磷酸钙等转运到细胞外液中，引起血钙的升高。延迟效应在 12~14 小时以后出现，通常需要几天才能达高峰，其作用是 PTH 通过刺激成骨细胞等释放多种细胞因子，诱导破骨细胞的增殖、融合、发育以及活性增强，破骨细胞加速骨基质的溶解，析出 Ca^{2+} 和 Pi，使钙、磷释放入血。因此，PTH 分泌过多将会增强溶骨过程，造成骨质疏松，骨量减少。相反，小剂量、间歇性应用 PTH 则可以促进骨的形成，骨量增加。PTH 经其受体作用于成骨细胞，可促使成骨细胞释放 IGF - 1 等生长因子，使前成骨细胞继续分化成为成骨细胞；能够抑制成骨细胞凋亡；促进前成骨细胞表达 PTH 受体等。

（二）分泌调节

1. 血钙水平

血钙降低可以促进 PTH 的分泌与合成。甲状旁腺主细胞分布有钙受体，对血钙的变化极为敏感。血钙水平轻微降低，在 1 分钟内即可使 PTH 分泌增加，从而促进骨钙的释放和肾小管对钙的重吸收，使血钙水平迅速地回升，及时防止低血钙症发生，对机体起强烈的保护作用。当血钙水平降至 7.0 mg/dL 或者升至 10.5 mg/dL 时，则分别对 PTH 的分泌产生最大兴奋与最大抑制效应。急性实验性低血钙可以在 1 小时内增加动物的 PTH mRNA 水平，促进 PTH 的合成。持续低血钙还可以使甲状旁腺增生。相反，长时间高血钙则可以发生甲状旁腺萎缩。因此，血钙水平是调节甲状旁腺分泌的最主要因素。

2. 其他因素

血磷升高可以促进 PTH mRNA 的表达，也可以通过降低血钙与钙三醇水平，间接刺激 PTH 分泌。血镁降低也可以刺激 PTH 的分泌，但血镁的慢性降低则会减少 PTH 的分泌。儿茶酚胺可以通过激活 β 受体、组胺通过激活 H_2 受体促进 PTH 分泌，但 α 受体激动剂与 PGE 却会抑制 PTH 的分泌。

另外，尽管钙三醇和 PTH 之间存在着协同作用，但是钙三醇也显著抑制 PTH 的基因转录，抑制甲状旁腺细胞增殖，因此具有负反馈调节意义。

二、维生素 D 的作用与生成调节

机体能够以维生素 D 为前体,合成具有激素活性的钙三醇,调节骨和钙、磷代谢。

(一) 钙三醇的生成

维生素 D_3 又称胆钙化醇(cholecalciferol),为胆固醇的开环化合物,可以从肝脏、乳、鱼肝油等含量丰富的食物中获取,也可以在紫外线照射下由皮肤中所含的 7-脱氢胆固醇快速转化为维生素 D_3。维生素 D_3 分子需经过两次羟化才具有激素的生物活性。首先,维生素 D_3 在肝内 25-羟化酶的催化下生成 25-羟维生素 D_3;再经过近端肾小管上皮细胞内的 1α-羟化酶催化,生成生物活性最高的 1,25-二羟维生素 D_3[1,25-dihydroxy vitamin D_3,1,25(OH)$_2D_3$],即钙三醇。钙三醇的生物活性是 25-羟维生素 D_3 的 3 倍以上,但是后者在血中的浓度是前者的 1000 倍,因此 25-羟维生素 D_3 也表现出一定的生物活性。

钙三醇具有脂溶性,在血液中以乳糜微粒或者与特异蛋白结合的形式存在。血液中钙三醇浓度约 100pmol/L,半衰期为 12~15 小时,其灭活的主要方式是在靶细胞内发生侧链氧化或者羟化,形成钙化酸等代谢产物。维生素 D_3 及其衍生物在肝内和葡萄糖醛酸结合以后,可以随胆汁排入小肠,其中一部分吸收入血,形成维生素 D_3 的肠-肝循环;另一部分随粪便排出体外。另外,钙三醇也可以由胎盘、巨噬细胞等组织细胞生成。

(二) 钙三醇的生物作用

钙三醇与靶细胞内核受体结合以后,通过调节基因表达产生效应。维生素 D 受体(vitamin D receptor,VDR)主要分布在小肠、骨与肾。钙三醇除可通过核受体的基因组机制产生生物效应外,也能够经快速的非基因组机制来产生生物效应。钙三醇可以防止血钙的异常升高与降低。

1. 对小肠的作用

钙三醇可以促进小肠黏膜上皮细胞吸收 Ca^{2+}。钙三醇进入小肠黏膜细胞内,通过其特异性受体经基因组效应,促进钙吸收相关蛋白生成,例如与钙有很高亲和力的钙结合蛋白(calcium-binding protein,CaBP 或 calbindin)、钙通道、钙泵等蛋白,直接参与小肠黏膜上皮细胞吸收钙的转运过程。同时,钙三醇也能够通过 Na^+-Pi 转运体,促进小肠黏膜细胞对于 Pi 的吸收。因此,钙三醇既可升高血钙,也可升高血磷。

2. 对骨的作用

给缺乏维生素 D 的动物进行钙三醇替代治疗,结果显示,钙三醇的净效应是增加 Ca^{2+} 沉积于骨。钙三醇对于动员骨钙入血(直接)与 Ca^{2+} 沉积于骨(间接)均有作用。前破骨细胞、成骨细胞都含有 VDR。一方面,钙三醇既可以通过促进前破骨细胞的分化,增加破骨细胞的数量,增强骨基质的溶解;也可以刺激成骨细胞产生碱性磷酸酶、纤溶酶原激活物等,最终使骨钙、磷释放入血,升高血钙、血磷。另一方面,骨吸收引起的高血钙和高血磷又可促进骨钙的沉积与骨的矿化,但总效应是升高血钙。此外,钙三醇还可以协同 PTH 的作用,如果钙三醇缺乏,则 PTH 对骨的作用会明显减弱。

钙三醇还可以通过促进成骨细胞合成并分泌骨钙素直接刺激成骨作用,增强骨形成过程。维生素 D 缺乏对骨代谢可以产生显著影响。如儿童缺乏维生素 D 可以患佝偻病，而成人缺乏维生素 D 则容易发生骨软化症，出现骨痛，甚至骨折。

3. 对肾的作用

钙三醇能够与 PTH 协同促进肾远曲小管对 Ca^{2+}、Pi 的重吸收。缺乏维生素 D 的患者或者实验动物，给予钙三醇之后，肾小管重吸收 Ca^{2+}、Pi 增加，尿中钙、磷排出量减少。此外，钙三醇还能够抑制 PTH 的基因转录以及甲状旁腺细胞增殖；增强骨骼肌细胞 Ca^{2+}、Pi 转运，缺乏维生素 D 可致肌无力。钙三醇还可参与免疫调节等。

（三）钙三醇生成的调节

PTH 可以通过诱导肾近端小管上皮细胞内 1α-羟化酶基因转录，促进维生素 D 的活化。另外，钙三醇合成增加时可以负反馈抑制 1α-羟化酶活性，形成自动控制环路。

维生素 D、血钙、血磷降低时，1α-羟化酶的活性升高，钙三醇转化增加，促使血钙和血磷水平得以纠正。在高血钙时，25-羟维生素 D_3 转化为钙三醇减少，转化为 24,25-二羟维生素 D_3 增加，但是后者几乎没有生物活性。持续的高血钙可以使钙三醇生成进一步减少。这样，小肠、肾和骨的钙吸收能力降低，也有利于血钙水平的恢复。

三、降钙素的生物作用与分泌调节

降钙素是由甲状腺 C 细胞（也称滤泡旁细胞）分泌。此外，支气管、前列腺和脑内等组织中也发现 CT 的存在。CT 为含有一个二硫键的 32 肽，分子量为 3.4 kD。正常人的血清 CT 浓度为 1~2 ng/dL，血中 CT 半衰期不足 15 分钟，主要在肾降解以后排出。CT 与胰淀素、肾上腺髓质素、降钙素基因相关肽（calcitonin gene-related peptide，CGRP）等同属于一个家族，这些活性肽广泛地分布于外周组织与神经系统。

（一）生物作用

CT 主要的靶器官是骨和肾，主要抑制破骨细胞的骨吸收，减少骨转换，产生降低血钙、血磷的效应。CT 与其受体结合以后，经过 AC-cAMP 以及 PLC-IP_3/DG 通路而产生细胞调节效应。前一通路的反应出现较早，而后一通路的反应则出现较迟。

1. 对骨的作用

破骨细胞与成骨细胞都含有 CT 受体。CT 能够直接迅速地抑制破骨细胞活性，减少其分泌，阻止其分化和增殖，进而抑制骨吸收与溶骨过程，使 Ca^{2+} 释放减少。CT 同时可刺激成骨细胞，增强成骨过程，使骨组织中钙、磷的沉积增加，血中的钙、磷水平下降。

CT 抑制溶骨作用的效应出现得较快，应用大剂量 CT 后 15 分钟内，破骨细胞活动可减弱 70%；1 小时左右，成骨细胞活动加强，骨组织释放钙、磷减少，反应可以持续数天。此外，CT 还能升高碱性磷酸酶的活性，促进骨形成与矿化的过程。

在成人，CT 对血钙浓度的调节作用较弱。因为 CT 引起的血钙浓度的下降在数小时内即可以刺激 PTH 的分泌，后者的作用可以抵消 CT 的降血钙效应。此外，成人的破骨细胞向细胞外液释放的钙量也十分有限，每天仅能提供 0.8 g。但儿童由于骨的更新速度较快，每天通过破骨细胞活动可以向细胞外液提供 5 g 以上的钙，相当于细胞外液总钙量的 5~10 倍，因此，CT 对儿童血钙的调节作用可能更为重要。

2. 对肾的作用

CT 能够抑制肾近端小管重吸收 Pi、Ca^{2+}、Na^+ 与 Cl^-，进而增加这些离子尿中的排出量，特别是降低血钙和血磷。

CT 分泌过量或者过少并不会造成明显疾患，因此它对人体的重要性目前还存有争议。尽管如此，CT 在临床能够有效用于治疗骨吸收过度的疾病，例如 Paget 骨病及绝经期妇女或者衰老过程中骨量过快地丢失所致的骨质疏松症等，用以提高骨的力学特性。

综上所述，调节钙、磷代谢的激素分别通过对各自靶细胞的作用，维持血钙、血磷水平与骨代谢间的稳态。此外，其他一些激素在发挥调节生长、发育效应时也可从不同角度参与调节骨代谢（表 8-2）。

表 8-2　调节钙及骨代谢的主要激素的作用

激素	主要作用
甲状旁腺激素	促进骨吸收；升高血钙；提高 1-α 羟化酶活性
钙三醇	促进小肠吸收钙；增强骨重建；升高血钙
降钙素	抑制骨吸收；降低血钙
性激素（雌激素/雄激素）	提高 1-α 羟化酶活性；抑制骨吸收；促进护骨素合成；减少骨量丢失
生长激素/胰岛素样生长因子	促进骨形成；促进骨生长
甲状腺激素	促进骨吸收
催乳素	使肾重吸收钙增加；提高 1-α 羟化酶活性
糖皮质激素	促进骨吸收；抑制骨形成
炎症因子	促进骨吸收

（二）分泌调节

1. 血钙水平

CT 分泌主要受血钙水平调节。血钙浓度升高时，CT 分泌增多。当血钙浓度升高 10% 时，血中 CT 的浓度可以增加 1 倍。CT 与 PTH 对血钙的调节作用相反，两者共同维持血钙的稳态。与 PTH 相比，CT 对血钙的调节作用快速而短暂，启动比较快，1 小时内即可达高峰。而 PTH 分泌达到高峰则需几个小时，当其分泌增加时，可以部分或者全部抵消 CT 的作用。由于 CT 的作用快速而短暂，故其对高钙饮食引起的血钙浓度升高后血钙水平的恢复起着重要作用。

2. 其他因素

进食可以刺激 CT 分泌。这可能与一些胃肠激素，例如促胃液素、促胰液素、缩胆囊素以及胰高血糖素的分泌有关。这些胃肠激素都可以促进 CT 分泌，其中促胃液素作用最强。此外，血中 Mg^{2+} 浓度的升高也可以刺激 CT 的分泌。

第三节 肾上腺

肾上腺是人体重要的内分泌腺，分为皮质与髓质两部分，总重量为 8~10g。肾上腺皮质与髓质在起源发生、形态结构以及功能上均不相同，但由于髓质的血液供应来自皮质，两者在功能上又有一定联系。

一、肾上腺皮质激素

肾上腺皮质激素（adrenal cortical hormones 或 adrenocorticoids）包括盐皮质激素（mineralocorticoid，MC）、糖皮质激素（glucocorticoid，GC）和性激素（gonadal hormone）。肾上腺皮质由外向内依次分为球状带、束状带和网状带。由于细胞所含酶系的差异，球状带分泌以醛固酮（aldosterone）为代表的盐皮质激素；束状带与网状带主要分泌以皮质醇（cortisol）为代表的糖皮质激素和极少量雄激素。这些激素均属于类固醇激素。研究发现，切除双侧肾上腺的动物很快死亡，如果能及时地补充肾上腺皮质激素，则能够维持生命，说明肾上腺皮质激素是维持生命所必需的。

（一）肾上腺皮质激素的合成与代谢

胆固醇为肾上腺皮质激素合成的原料，主要来自血液中的低密度脂蛋白（LDL），少量由皮质细胞内的乙酸合成。胆固醇与皮质细胞膜的 LDL 受体结合以后，进入细胞，以胆固醇酯的形式进行储存。在胆固醇酯酶的作用下，胆固醇酯分解为胆固醇，后者被转运蛋白转移入线粒体，在侧链裂解酶的催化下转变为孕烯醇酮，再进一步转变成各种皮质激素。

血液中的皮质醇 75%~80% 与皮质类固醇结合球蛋白或者皮质醇结合球蛋白（corticosteroid binding globulin，CBG）结合，约 15% 与白蛋白结合，仅 5%~10% 呈游离状态。结合型和游离型皮质醇之间可以相互转化，保持动态平衡。只有游离的皮质醇才能进入靶细胞而发挥生物作用。正常成人肾上腺每天约合成 20 mg 的皮质醇，血浓度约为 135 μg/L（375 nmol/L），半衰期为 60~90 分钟，主要在肝内降解失活，其降解产物中约 70% 为 17-羟类固醇化合物，可从尿中排泄，测定其尿中含量能够反映皮质醇的分泌水平。另有约 15% 的皮质醇以原形的形式从胆汁分泌排泄，少量从尿中排泄。

醛固酮与 CBG 结合力较弱，主要与白蛋白结合。血液中结合型醛固酮约占 60%，其余呈游离状态。醛固酮日分泌量仅 100 μg，血浆浓度在 0.06 μg/L（0.17 nmol/L）以下，血浆中游离醛固酮的半衰期为 15~20 分钟，其代谢与皮质醇相似。

肾上腺皮质激素主要通过调控靶基因转录而发挥生物效应。糖皮质激素、盐皮质激素均是脂溶性的类固醇激素，它们非常容易通过细胞膜进入细胞内，与胞质受体结合形成激素-受体复合物，后者进入细胞核内，与特异的 DNA 位点结合，调节靶基因的转录与翻译，最终产生相应的生物效应。肾上腺皮质激素也可以与靶细胞膜中的受体结合，通过第二信使而产生快速效应。

（二）糖皮质激素

1. 生物作用

GC 可以通过基因组效应和非基因组效应发挥作用，人体内的大多数组织存在糖皮质激素受体，因此，GC 的作用广泛而复杂。

（1）对物质代谢的影响。GC 对体内糖、脂肪、蛋白质的代谢均有明显影响。

1）糖代谢。GC 是调节糖代谢的重要激素之一，因能够显著升高血糖而得名。GC 主要通过减少组织对糖的利用和加速肝糖异生从而使血糖升高。主要作用环节包括：增强肝内糖异生和糖原合成所需酶的活性，利用外周组织，尤其是肌肉组织蛋白质分解产生的氨基酸，加速肝糖原异生；增强禁食期间肝对糖原异生激素（胰高血糖素、肾上腺素）的反应性；抑制 NADH 氧化，减少葡萄糖的酵解，降低外周组织细胞对葡萄糖的利用；抑制胰岛素与其受体结合，降低组织细胞对胰岛素的敏感性，使外周组织，尤其是肌肉与脂肪组织对糖的利用减少。因此，GC 缺乏将导致低血糖，GC 过多则可以升高血糖。

2）脂肪代谢。GC 对脂肪组织的主要作用是提高四肢部分的脂肪酶的活性，促进脂肪的分解，使血浆中脂肪酸的浓度增加，并且向肝脏转移，增强脂肪酸在肝内氧化，以利于肝糖原异生。GC 也能够加强细胞内脂肪酸的氧化供能，特别是在饥饿以及应激情况下。GC 引起的高血糖可继发引起胰岛素的分泌增加，反而加强脂肪的合成，增加脂肪的沉积。由于机体的不同部位对 GC 的敏感性不同，因此肾上腺皮质功能亢进或者大剂量应用 GC 类药物时，机体内的脂肪会重新分布，主要沉积在面、颈、躯干与腹部，但四肢的分布减少，形成"满月脸"（moon face）、"水牛背"（buffalo hump）、四肢消瘦的"向心性肥胖"体征。

3）蛋白质代谢。GC 对肝内与肝外组织细胞的蛋白质代谢影响不同。GC 能够抑制肝外组织细胞内蛋白质的合成，加速其分解，减少氨基酸转运进入肌肉等肝外组织，为肝糖异生提供原料；相反，却能够促进肝外组织产生的氨基酸转运入肝以及肝细胞内蛋白质合成，肝内蛋白质增加，血浆蛋白也相应增加。因此，糖皮质激素分泌过多时，可以出现肌肉消瘦、骨质疏松、皮肤变薄等体征。

（2）参与应激反应。在机体遭受各种有害刺激时，如创伤、手术、感染、疼痛、中毒、缺氧、寒冷、恐惧等，腺垂体会立即释放大量的 ACTH，并且促使 GC 快速大量分泌，引起机体发生非特异性防御性反应，即应激（stress）。引起应激反应的刺激统称应激原（stressor）。

应激反应的机制十分复杂，除 ACTH、GC 的分泌迅速增多外，儿茶酚胺、催乳素、生长激素、血管升压素、β-内啡肽、胰高血糖素与醛固酮等激素的分泌也明显地增加。此外，交感神经系统活动也增强。应激有利于机体对抗应激原，在整体功能全面动员的基础上，提高了机体对有害刺激的耐受能力，并减轻各种不良反应，对于维持机体正常生命活动具有极其重要的意义。

（3）对组织器官活动的影响。

1）对血细胞的影响。GC 可以使血液中红细胞、血小板、中性粒细胞的数量增加，但淋巴细胞、嗜酸性粒细胞的数量减少。红细胞、血小板的数量增加是因为骨髓造血功能增强，中性粒细胞的数量增加是由于附着在血管壁以及骨髓中的中性粒细胞进入循环血液。淋巴细胞、嗜酸性粒细胞的数量减少是因为 GC 能够抑制淋巴细胞有丝分裂，促进淋巴细胞的凋亡，使淋巴结与胸腺萎缩，并增加淋巴细胞、嗜酸性粒细胞在脾和肺的破坏。所以，长期应用 GC 可以导致机体免疫功能下降，易发生感染。

2）对循环系统的作用。GC 对心血管系统的作用包括：通过对儿茶酚胺类激素的允许作用，增加心肌、血管平滑肌细胞肾上腺素能受体数量，并且增强这些受体与儿茶酚胺的亲和力，加强心肌的收缩力，增加血管的紧张度，参与正常血压的维持；抑制前列腺素合成，降低毛细血管的通透性，减少血浆的滤过，有利于循环血量的维持。

3）对胃肠道的影响。GC 可以促进胃腺分泌盐酸和胃蛋白酶原，也可以增强胃腺细胞对于迷走神经与促胃液素的反应性，因此长期大量应用 GC 容易诱发或者加重消化性溃疡。

4）调节水盐代谢。一方面，GC 具有一定的促进肾远曲小管和集合管的保钠排钾的作用，但该作用仅约为醛固酮作用的 1/500；另一方面，GC 能够降低入球小动脉的血流阻力，增加肾血浆流量与肾小球滤过率，还能够抑制血管升压素分泌，因此有利于肾排水。当肾上腺皮质的功能减退时，可以发生肾排水障碍，甚至引起"水中毒"，补充 GC 则可以缓解症状。另外，大量服用 GC 可以减少小肠黏膜吸收钙，还能够抑制肾近端小管对钙、磷的重吸收，并增加钙、磷的排泄。

除上述作用外，GC 还能够促进胎儿的肺泡发育以及肺表面活性物质的生成，防止新生儿呼吸窘迫综合征发生；维持中枢神经系统的正常兴奋性，改变行为与认知能力，影响胎儿、新生儿的脑发育。过量使用 GC 可引起失眠、情绪激动或者压抑、记忆力减退等症状。药理剂量（大剂量）应用 GC 还有抗炎、抗过敏、抗休克等作用。可见，GC 的作用是十分广泛而又复杂的。

2. 分泌调节

GC 分泌可表现为基础分泌与应激分泌两种情况。基础分泌指在正常生理状态下的分泌，应激分泌是指在机体发生应激反应时的分泌，两者均受下丘脑 - 腺垂体 - 肾上腺皮质轴的调节。

（1）下丘脑 - 腺垂体 - 肾上腺皮质轴的调节。下丘脑室旁核分泌 CRH 和 VP，通过垂体门脉系统到达腺垂体，分别与 ACTH 细胞的 CRH 受体 - 1（CRH-R1）和 V_3R 结合，促进腺垂体分泌 ACTH，进而促进 GC 的分泌。研究发现，如果缺乏 CRH，则 ACTH 的释放量将大幅减少。

ACTH 是由腺垂体 ACTH 细胞分泌的 39 肽，分子量 4.5 kD。ACTH 的日分泌量为 5～25 μg，血中半衰期是 10～25 分钟，主要通过氧化或者酶解而灭活。

ACTH 对维持肾上腺皮质的正常结构以及 GC 的合成与分泌具有重要的作用。ACTH 可以促进肾上腺皮质细胞内核酸（DNA、RNA）与蛋白质合成，刺激肾上腺皮质细胞的分裂、增殖。ACTH 与肾上腺皮质细胞膜受体结合以后，通过 AC-cAMP-PKA 或者 PLC-IP_3/DG-PKC 通路促进胆固醇转化成为孕烯醇酮，进而增加皮质醇合成。ACTH 对肾上腺皮质束状带与网状带细胞的作用强度是对球状带细胞作用的 20 倍。由于受视交叉上核生物钟影响，下丘脑 CRH 的分泌具有昼夜节律。CRH 分泌量在清晨觉醒前最高，白天维持在较低水平，入睡以后逐渐降低，午夜降至最低水平，然后逐渐升高。由于下丘脑 CRH 的节律性释放，因此 ACTH 和 GC 的分泌量也发生相应的日周期波动。

正常情况下，血浆中 ACTH 与 GC 的水平相平行。切除动物的腺垂体以后，其血液中 GC 含量在几分钟内即降至很低水平，24 小时内即可出现肾上腺皮质的明显萎缩。如果给摘除腺垂体的动物注射 ACTH，数分钟内 GC 分泌量即可增加数倍，连续注射则可以引起肾上腺皮质的增生、肥厚。

（2）反馈调节。生理情况下，当血中 GC 的浓度增加时，可以反馈抑制腺垂体 ACTH 细胞和下丘脑 CRH 神经元的活动，使 ACTH、CRH 的合成与释放减少，而且 ACTH 细胞对于 CRH 的敏感性降低，使血中的 GC 减少，这种长反馈调节有利于维持血液中 GC 稳态。腺垂体 ACTH 分泌过多时可以反馈抑制下丘脑的 CRH 神经元（短反馈），而下丘脑 CRH 神经元还可以通过分泌 CRH 反馈影响自身活动（超短反馈）。

临床上长期大剂量应用 GC，可以通过长反馈抑制 CRH、ACTH 的合成与分泌，导致患者的肾上腺皮质束状带与网状带萎缩，分泌功能减退或者停止。若这时突然停药，可因体内 GC 的突然减少而出现急性肾上腺皮质功能减退的严重后果。因此，应当逐渐减量停药，或者在治疗过程中间断补充 ACTH，防止肾上腺皮质发生萎缩。

（3）应激性调节。在机体受应激原刺激时，下丘脑 CRH 神经元的分泌增强，刺激腺垂体 ACTH 分泌，最终引起肾上腺皮质激素大量分泌，提高机体对伤害性刺激的耐受能力。应激情况下，由中枢神经系统通过增强 CRH-ACTH-GC 系统的活动，可以使 ACTH 和 GC 的分泌量明显增多，完全不受上述轴系的负反馈影响。应激时 ACTH 分泌的增加几乎全部受控于下丘脑室旁核释放的 CRH，如果毁损正中隆起，可以阻断各种应激原刺激引起的 ACTH 分泌增加。证据表明，脑内许多部位有投射纤维会聚至室旁核。例如，来自杏仁核有关情绪应激的神经冲动可以引起 ACTH 分泌的增加，由外周伤害性感觉通路和网状结构上行的冲动也能够触发 ACTH 分泌。另外，血管升压素、5-羟色胺、缩宫素、血管紧张素 II 和儿茶酚胺等多种激素与神经肽也参与应激时 ACTH 分泌的调节。

（三）盐皮质激素

MC 主要包括醛固酮、11-去氧皮质酮、11-去氧皮质醇等，其中醛固酮的生物活性最强，其次为去氧皮质酮。

1. 生物作用

醛固酮的主要作用为促进肾远曲小管、集合管上皮细胞重吸收 Na^+ 和排泄 K^+，即保 Na^+ 排 K^+ 作用，在重吸收 Na^+ 的同时也等渗性重吸收水，因而对维持细胞外液量以及循环血量的相对稳定具有重要意义。醛固酮也可作用于汗腺、唾液腺导管以及胃肠道上皮细胞，通过保 Na^+ 排 K^+ 作用，使汗液、唾液、粪便中的 Na^+ 排出减少，而 K^+ 排出增加。此外，醛固酮还能够增强血管平滑肌对于缩血管物质的敏感性，而且该作用强于 GC 的作用。

醛固酮分泌过多可导致机体 Na^+、水潴留，引起高血钠、低血钾、碱中毒，甚至可发生顽固性高血压；相反，醛固酮分泌过低则可以使 Na^+、水排出过多，出现低血钠、高血钾、酸中毒与低血压。

2. 分泌调节

（1）肾素-血管紧张素系统的调节。肾上腺皮质球状带细胞分泌醛固酮直接受血管紧张素Ⅱ、血管紧张素Ⅲ的调节，血管紧张素Ⅲ刺激醛固酮合成与分泌的作用强于血管紧张素Ⅱ，但前者的血浓度仅是后者的1/4，故以血管紧张素Ⅱ的调节为主。血管紧张素通过Gq蛋白耦联受体通路促进球状带细胞生长、提高醛固酮合酶活性，从而促进醛固酮的合成与分泌。

（2）血K^+和血Na^+的调节。血K^+水平升高、血Na^+水平降低均能够刺激醛固酮的分泌，但球状带细胞对血K^+水平的改变更敏感，血K^+的水平仅升高0.1 mol/L，即可直接刺激醛固酮的分泌。细胞膜外高钾可以引起球状带细胞膜的去极化，使电压门控钙通道开放，继而引起醛固酮的合成增加。而血Na^+的水平需降低10%以上时，才能够有效刺激醛固酮的分泌。

（3）应激性调节。生理情况下，ACTH对醛固酮的分泌没有明显影响；但发生应激反应时，ACTH可以促进醛固酮的分泌。

（四）肾上腺雄激素

肾上腺皮质束状带与网状带均可以分泌极少量的雄激素，这一功能可以保持终生。肾上腺皮质合成与分泌的雄激素主要包括脱氢表雄酮（dehydroepiandrosterone，DEHA）和雄烯二酮（androstenedione）等，其生物活性较弱，但它们可以在外周组织转化为活性较强的形式而发挥效应。

肾上腺雄激素在男女两性的青春期前1～2年分泌增多，称为肾上腺（皮质）功能初现（adrenarche）。这些雄激素能够使生长加速，促使外生殖器的发育和第二性征出现。肾上腺雄激素对成年男性的影响不明显，但是男童可因分泌过多而引起性早熟。肾上腺雄激素是女性体内雄激素的主要来源，具有刺激女性腋毛、阴毛生长，维持性欲和性行为等作用。肾上腺皮质雄激素分泌过多的女性会出现痤疮、多毛，甚至表现出男性化特征等。

二、肾上腺髓质激素

肾上腺髓质与交感神经节后神经元在胚胎的发生上同源，既属于自主性神经系统又属于内分泌系统。因此，肾上腺髓质嗜铬细胞在功能上相当于无轴突的交感神经节后神经元，分泌的激素主要是肾上腺素、去甲肾上腺素，还有少量多巴胺。血中肾上腺素主要来自肾上腺髓质，去甲肾上腺素来自肾上腺髓质和肾上腺素能神经纤维末梢。

（一）生物作用

肾上腺素与去甲肾上腺素作用于靶细胞的α受体和β受体后，分别通过PLC-IP$_3$/DG-PKC和AC-cAMP-PKA信号转导通路而发挥作用。有关肾上腺素和去甲肾上腺素对各组织器官的作用已在相关章节叙述，在此主要讨论这两种激素对物质代谢的影响和在应急反应中的作用。

1. 调节物质代谢

肾上腺素、去甲肾上腺素与各型肾上腺素能受体结合后调节新陈代谢的机制不同。例如，骨骼肌的运动增强时，肾上腺素可以通过激活$β_2$受体，加强肌糖原分解，为肌肉收缩提供即时能源；必要时也能够通过激活 β_3 受体增强脂肪组织的脂肪分解，为肌肉较为持久的活动提供游离脂肪酸分解供能；还能够通过激活肝细胞 α_1 受体促进糖异生，以维持血糖浓度；此外，还能够通过局部自主神经的支配激活 α_2 受体，抑制胰岛素的分泌，促进糖异生，协同维持血糖浓度。

2. 参与应急反应

肾上腺髓质嗜铬细胞受交感神经胆碱能节前纤维支配。在一般生理状态下，血中的儿茶酚胺浓度很低，几乎不参与机体代谢与功能的调节。当机体遇到紧急情况时，如遭遇恐惧、愤怒、焦虑、运动、搏斗、低血压、低血糖、寒冷等刺激，通过传入神经纤维将有关信息传至延髓、下丘脑以及大脑皮层，继而使支配肾上腺髓质嗜铬细胞的交感神经兴奋，肾上腺髓质激素分泌的水平急剧升高（可达基础水平的1000倍），引起中枢神经系统的兴奋性增强，此时机体的反应极为机敏，处于警觉状态；作用于心肌 β_1 受体，使心率加快，心输出量增加，血压升高，全身的血量重新分布，以确保心、脑、肌肉等器官的血流量增加；作用于气道平滑肌 β_2 受体，使平滑肌舒张，呼吸加深加快；血糖升高，脂肪分解，葡萄糖、脂肪的氧化增强，以满足机体紧急情况下骤增的能量需求，提高机体应对能力。这种在紧急情况下发生的交感－肾上腺髓质系统活动增强的适应性反应，称为应急反应（emergency reaction）。

现在认为，Cannon 的"应急"与 Seyle 的"应激"学说，实质上都是在机体受到伤害性刺激时，通过中枢神经系统整合，经协调神经－内分泌调节活动而实现的自我保护性反应，以应对且迅速适应突然出现的环境变化。

（二）分泌调节

1. 交感神经的作用

肾上腺髓质嗜铬细胞直接受交感神经节前纤维的支配。交感神经兴奋时，节前纤维末梢释放乙酰胆碱，作用于嗜铬细胞膜中的 N_1 受体，促使肾上腺髓质激素分泌，同时提高靶细胞中儿茶酚胺合成酶系的活性，促进儿茶酚胺合成。

2. ACTH 和 GC 的作用

腺垂体分泌的 ACTH 可直接或间接（通过引起 GC 的分泌）提高嗜铬细胞内儿茶酚胺有关合成酶的活性，促进儿茶酚胺的合成及分泌。实验摘除动物的垂体，其肾上腺髓质中的酪氨酸羟化酶、多巴胺β－羟化酶以及苯乙醇胺氮位甲基移位酶（phenylethano－lamine N－methyl transferase，PNMT）的生物活性均降低。补充 ACTH 可以使这三种酶的活性恢复。如仅补充 GC，则只能恢复后两种酶的活性。

3. 自身反馈性调节

当肾上腺髓质嗜铬细胞中去甲肾上腺素或多巴胺含量增加到一定程度时，可负反馈抑制酪氨酸羟化酶的活性；而当肾上腺素合成增加到一定程度时，则可负反馈抑制 PNMT 的活性，阻止儿茶酚胺的进一步合成。反之，当嗜铬细胞内儿茶酚胺含量减少时，对上述合成酶的抑制作用被解除，使儿茶酚胺合成增加，从而保持激素合成的稳态。

另外，儿茶酚胺的分泌还受到机体代谢状态的影响。如低血糖时，嗜铬细胞分泌肾上腺素和去甲肾上腺素增加，促进糖原分解，使血糖升高。

（三）肾上腺髓质素

肾上腺髓质嗜铬细胞除能合成与分泌儿茶酚胺类激素外，还可以合成和分泌一种多肽激素，即肾上腺髓质素（adrenomedullin，ADM）。人的 ADM 为 52 肽，和降钙素基因相关肽（CGRP）属同一家族。血管平滑肌和内皮细胞也可以分泌 ADM，血中 ADM 主要来源于血管内皮细胞。ADM 通过 ADM 受体以及 CGRP 受体可以使靶细胞内的 cAMP 增多从而发挥生物效应。ADM 虽然可以经远距离分泌的方式发挥作用，但是主要以旁分泌的方式直接调节血管平滑肌的张力。ADM 作用十分广泛，其不仅具有舒张血管、降低外周阻力、利钠和利尿等作用，还可以抑制血管紧张素Ⅱ与醛固酮的释放。ADM 在高血压的发病与防治方面具有一定作用。

第四节 下丘脑、垂体及松果体

下丘脑与垂体在结构与功能上密切联系，形成下丘脑－垂体功能单位（hypothalamus-hypophsis unit），包括下丘脑－腺垂体系统和下丘脑－神经垂体系统两部分（图 8-3）。下丘脑内一些神经元兼有神经元和内分泌细胞的功能，可将中枢神经系统和其他部位传来的神经信号转变为激素信号，整合机体的神经调节与体液调节，广泛地参与机体功能调节。因此，下丘脑－垂体功能单位不仅是内分泌系统的调控中枢，也是神经内分泌功能的高级枢纽。

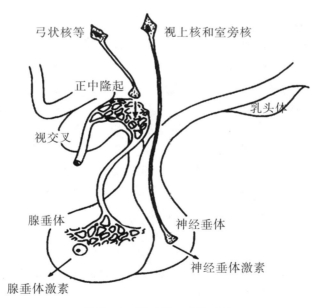

图 8-3 下丘脑－垂体系统

一、下丘脑-腺垂体系统的内分泌生理

下丘脑与腺垂体间没有直接的神经结构联系,但是存在独特的血管网络,即垂体门脉系统(hypophyseal portal system)。它是实现下丘脑与腺垂体之间双向沟通的主要结构基础。下丘脑内侧基底部,包括正中隆起、弓状核、腹内侧核、视交叉上核、室周核和室旁核内侧等结构在内,均分布有小细胞神经元(parvocellular neuron,PvC)。这些神经元胞体小,其发出的轴突多终止于下丘脑基底部的正中隆起,与初级毛细血管网密切接触,其分泌物可以直接释放到垂体门脉血管血液中。因为这些神经元可以产生多种调节腺垂体分泌的激素,故将这些神经元胞体所在的下丘脑内侧基底部称为下丘脑促垂体区(hypophysiotrophic area)。

(一)下丘脑调节肽

下丘脑促垂体区小细胞神经元分泌的能够调节腺垂体活动的肽类物质,统称为下丘脑调节肽(hypothalamic regulatory peptides,HRP)。下丘脑调节肽除了在下丘脑促垂体区产生外,在中枢神经系统其他部位以及身体的许多组织中均可生成。因此,这些肽类物质除了可以调节腺垂体内分泌活动外,还有更广泛的作用。1968年,Guillemin实验室首次从羊的下丘脑中成功地分离出几毫克的促甲状腺激素释放激素(TRH),并且在一年之后确定其结构为三肽。1971年,Schally实验室从猪的下丘脑中提纯出GnRH,并且鉴定其为10肽。此后,生长激素抑制激素(GHIH)、促肾上腺皮质激素释放激素(CRH)以及生长激素释放激素(GHRH)等下丘脑调节肽相继地被成功分离,并确认催乳素抑制因子(PIF)主要是多巴胺(表8-3)。

表8-3 下丘脑调节肽的化学性质和主要作用

下丘脑调节肽	英文缩写	化学性质	主要作用
促甲状腺激素释放激素	TRH	3肽	促进TSH、PRL分泌
促性腺激素释放激素	GnRH	10肽	促进LH、FSH分泌(以LH为主)
生长抑素	SS	14肽	抑制GH、LH、FSH、TSH、PRL、ACTH分泌
生长激素释放激素	GHRH	44肽	促进GH分泌
促肾上腺皮质激素释放激素	CRH	41肽	促进ACTH分泌
催乳素释放因子	PRF	31肽	促进PRL分泌
催乳素抑制因子	PIF	多巴胺	抑制PRL分泌

各种下丘脑调节肽的作用机制有所不同。CRH、GHRH、GHIH等下丘脑调节肽与腺垂体靶细胞膜受体结合之后以cAMP、IP_3/DG或者Ca^{2+}为第二信使,GnRH、TRH等以IP_3/DG和Ca^{2+}作为第二信使。通过这些机制,下丘脑调节肽调节腺垂体相关激素的分泌。

由于 TRH、GnRH 以及 CRH 都呈脉冲式释放，因而血液中相应的腺垂体激素也出现脉冲式波动。例如，每隔一定时间从恒河猴的垂体门脉血管采集血样，可以检测到血液中 GnRH 含量每 1～2 小时出现一个脉冲。大鼠的 GnRH 分泌每隔 20～30 分钟出现一个脉冲，血液中 LH、FSH 浓度也随之发生相应波动。给大鼠注射抗 GnRH 血清之后，则血中 LH、FSH 浓度的脉冲式波动会消失，表明血中 LH 与 FSH 的脉冲式波动是由下丘脑 GnRH 脉冲式释放决定的。

下丘脑肽能神经元的活动受高位中枢以及外周传入信息的影响。影响肽能神经元活动的神经递质主要分为两类：一类为肽类递质，如脑啡肽、β-内啡肽、血管活性肠肽、P 物质、神经降压素和缩胆囊素等；另一类为单胺类递质，主要有多巴胺（DA）、去甲肾上腺素（NE）与 5-羟色胺（5-HT）。各种神经递质对下丘脑调节肽分泌的调节作用很复杂，如单胺能神经元可以直接或者间接调节下丘脑肽能神经元的活动，三种单胺类递质对下丘脑调节肽分泌的作用也有明显区别（表 8-4）。

表 8-4　三种单胺类递质对下丘脑调节肽和相关激素分泌的影响

单胺类递质	TRH（TSH）	GnRH（LH、FSH）	GHRH（GH）	CRH（ACTH）	PRF（PRL）
NE	↑	↑	↑	↓	↓
DA	↓	↓/（-）	↑	↓	↓
5-HT	↓	↓	↑	↑	↑

（括号内为腺垂体促激素。↑：加强；↓：减弱；（-）：不变。）

同样，肽类递质对下丘脑调节肽分泌的调节作用也十分复杂。例如，β-内啡肽和脑啡肽可以抑制 CRH、GnRH 释放，但又可以促进 TRH 与 GHRH 释放。另外，在绵羊下丘脑提取出垂体腺苷酸环化酶激活肽（pituitary adenylyl cyclase activating polypeptide，PACAP），它与其他的下丘脑调节肽一样，经垂体门脉系统作用于滤泡星形细胞，激活腺苷酸环化酶，使细胞内的 cAMP 水平升高，进而促进某些细胞因子或者生长因子的生成，这些因子再以旁分泌方式调节腺垂体细胞的生长发育以及分泌活动。

研究已经发现，下丘脑分泌的具有激素、神经递质、神经调质等作用的生物活性肽种类远不止上述这些，它们的作用广泛而且复杂，其意义正不断被阐明。

（二）腺垂体激素

腺垂体能分泌多种激素，促甲状腺激素（TSH）、促肾上腺皮质激素（ACTH）、卵泡刺激素（FSH）与黄体生成素（LH）均可以特异性作用于各自外周靶腺，统称为垂体促激素（tropic hormones），生长激素（GH）、催乳素（PRL）直接作用于靶组织或者靶细胞。

1. 促激素

腺垂体分泌 TSH、ACTH、FSH 以及 LH 四种垂体促激素，分泌入血后均分别特异性地作用于各自外周的内分泌靶腺，再经靶腺激素调节全身组织细胞的活动。TSH、ACTH、FSH 与 LH 分别与下丘脑及各自的外周内分泌靶腺构成下丘脑-腺垂体-甲状腺轴、下丘脑-腺垂体-肾上腺皮质轴与下丘脑-腺垂体-性腺轴系统。

TSH、FSH 和 LH 都为糖蛋白，均是由 α 与 β 亚单位构成的异二聚体。它们 α 链氨基酸残基的数量相同，生物活性取决于有差异的 β 链，但是仅当 α、β 亚单位结合时才具有生物活性。TSH 靶器官是甲状腺，ACTH 靶器官是肾上腺皮质，FSH、LH 靶器官则是两性的性腺。

2. 生长激素

腺垂体富含生长激素细胞，GH 也是腺垂体含量最多的激素。人生长激素（human growth hormone，hGH）由 191 个氨基酸残基组成，属蛋白质类激素，分子量为 22 kD，它的化学结构与人 PRL 很相似，因此二者的作用有一定的交叉重叠，即 GH 具有较弱的泌乳始动作用，而 PRL 也具有较弱的促生长作用等。

成年人血清 hGH 的基础水平不足 0.3 μg/dL，受年龄与性别影响，通常儿童高于成年人，女性稍高于男性，但一般不超 1 μg/dL。GH 基础分泌呈节律性脉冲式的释放，脉冲周期与年龄、性别相关，青春期及青春后期平均可达到 8 次/天，青年女性 GH 的连续分泌较男性明显，最高可达 6 μg/dL，这可能与性激素有关。人的一生中，青年期的 GH 分泌率最高，平均 60 μg/（kg·24 h），随着年龄增长而逐渐减少。血清中的 hGH 水平还受睡眠、体育锻炼、血糖、性激素水平等多种因素影响。入睡后 GH 的分泌明显增加，约 60 分钟左右达高峰，随后逐渐降低。50 岁之后睡眠期间的 GH 峰逐渐消失。至 60 岁时，GH 的生成速率仅约为青年时的 50%。血中 GH 半衰期为 6～20 分钟，GH 降解的主要部位是肝和肾。

血中 GH 存在结合型和游离型两种形式。GH 与高度特异性的生长激素结合蛋白（GH binding protein，GHBP）结合，结合型 GH 占 GH 总量的 40%～45%。一分子 GH 可以结合两分子 GHBP，形成更大的分子复合物。结合型 GH 是 GH 的外周储运库，与游离型 GH 保持动态平衡，并且决定血中游离型 GH 的水平以及其进入组织和到达细胞膜表面的量。

（1）作用机制。GH 可以通过直接激活靶细胞生长激素受体以及诱导产生胰岛素样生长因子间接地刺激靶细胞而产生生物效应。

生长激素受体（growth hormone receptor，GHR）同属催乳素/红细胞生成素/细胞因子受体超家族成员，是 620 个氨基酸残基构成的跨膜单链糖蛋白，分子量大约 120 kD。GHR 第 43 位精氨酸是灵长类所特有的，决定了 GH 的种属特异性。GH 分子先后和两分子 GHR 结合使受体成为同二聚体（homodimer）。受体二聚化是 GHR 活化必需的环节，二聚化后 GHR 膜内片段可吸附并且激活其邻近具有酪氨酸激酶活性的分子，例如 JAK 激酶 2（Janus kinase2，JAK2），随即经 JAK2-STATs、JAK2-SHC、PLC 等多条通路转导信号，而产生多种生物效应，包括调节基因转录、代谢物转运、胞膜中钙通道和胞质内某些蛋白激酶活性的变化等，改变细胞的生长与代谢活动。GHR 广泛分布于肝、软骨、骨、脑、骨骼肌、心、肾、脂肪细胞和免疫系统细胞等。由于新生儿组织细胞 GHR 的分布较丰富，故其对 GH 的作用敏感。

GH 的部分效应可以经诱导肝细胞等外周靶细胞产生胰岛素样生长因子（IGF）实现。IGF 因其化学结构、作用与胰岛素相似而得名，具有促生长作用。其中，IGF-1 介导 GH 的部分促进生长作用，同时可以缓冲血清中 GH 的波动。IGF-1 通过与酪氨酸激酶受体结合实现跨膜信号转导，IGF-2 对胎儿的生长发育具有重要作用。IGF-1 主要促进软骨的生长，除促进钙、磷、钠、钾、硫等多种元素进入软骨组织外，还可促进氨基酸进入软骨细胞，增强 DNA、RNA、蛋白质的合成，促进软骨组织的增殖与骨化，长骨加长。IGF 也能够刺激多种组织细胞有丝分裂。IGF 在肝以外的多数组织中都能够生成，并以自分泌或者旁分泌等多种方式发挥作用。

（2）生物作用。GH 主要作用是促进生长。GH 广泛影响机体的各器官组织，尤其是对骨骼、肌肉以及内脏器官的作用更为显著；也能够调节物质代谢。另外，GH 还参与机体应激反应与免疫调节等。

1）促进生长。机体的生长发育受到多种激素的调节（表 8-5），GH 的作用在青春期达到高峰，长骨骺闭合前，GH 直接刺激骨生长板前软骨细胞分化成为软骨细胞，同时增宽骺板，使骨基质沉积，促进骨的纵向生长。IGF-1 可使软骨细胞增殖成为骨细胞，促进骨的生长发育。GH 还可以调节成年人的骨转换，促进骨形成以及一定程度的骨吸收。实验证明，幼年动物摘除垂体后，生长迟滞，但是及时地补充 GH，则可以恢复生长发育。临床上，幼年时期如果 GH 分泌不足，则患儿生长缓慢，身材矮小，称为侏儒症（dwarfism）；幼年时期如果 GH 分泌过多则最终可患巨人症（gigantism）；成年后 GH 分泌过多，由于骨骺已经闭合，长骨不再生长，但是肢端短骨、颅骨以及软组织可异常生长，表现出手足粗大、指趾末端如杵状、唇厚鼻大、下颌突出以及内脏器官增大等现象，称为肢端肥大症（acromegaly）。

表 8-5 调节生长发育部分激素的主要作用

激素	主要作用
生长激素	全身组织器官生长，尤其骨骼和肌肉等软组织
甲状腺激素	维持胚胎期间的生长发育，尤其是脑的发育；促进生长激素的分泌，提供允许作用
胰岛素	与生长激素协同作用，促进胎儿的生长；促进蛋白质的合成
肾上腺皮质激素	抑制躯体生长；抑制蛋白质的合成
雄激素	促进青春期躯体生长；促进骺闭合；促进肌肉增长
雌激素	促进青春期躯体生长；促进骺闭合

2）调节代谢。GH 能够调节糖、脂肪、蛋白质等物质代谢。GH 可以抑制外周组织摄取和利用葡萄糖，减少葡萄糖的消耗，升高血糖。若 GH 分泌过多，可以造成垂体性糖尿。GH 能够抑制脂肪细胞的分化，减少三酰甘油的积蓄；激活激素敏感的脂肪酶，促进脂肪的分解，增强脂肪酸的氧化，提供能量，并且使组织尤其是肢体的脂肪量减少；使机体的能量来源由糖代谢向脂肪代谢转移，有利于促进生长发育与组织修复。GH 可以促进蛋白质代谢，总体效应是合成大于分解，尤其可以促进肝外组织合成蛋白质，如促进氨基酸进入肌肉细胞被利用，减少尿氮，呈正氮平衡；增强 DNA、RNA 合成。GH 还可以表现出胰岛素样作用，但是持续时间比较短。GH 可以削弱胰岛素的某些生物效应。

另外，GH 可在多个环节发挥作用，例如可刺激 B 淋巴细胞产生抗体，提高自然杀伤细胞（NK 细胞）、巨噬细胞的活性，故能够维护免疫系统的功能；还可以调节情绪与行为，影响中枢神经系统活动。

（3）分泌调节。GH 分泌主要受到下丘脑 GHRH 与 GHIH（SS）的双重调节，二者分别经 Gs 与 Gi 蛋白耦联受体产生刺激和抑制效应（图 8-4）。如果切断大鼠的垂体柄，消除下丘脑 GHRH 和 GHIH 对腺垂体 GH 分泌的作用，或者离体培养腺垂体，则垂体分泌的 GH 量将迅速减少，表明在整体条件下 GHRH 作用占优势。一般认为，GHRH 对 GH 的分泌起经常性调节作用，GHIH 主要在应激等刺激引起 GH 过多分泌时才抑制 GH 的分泌。GHRH 可以促进 GH 的基因转录，腺垂体细胞的增殖、分化。GHRH 神经元主要位于下丘脑的弓状核，GHIH 神经元主要分布在室周区以及弓状核等处，且二者间存在着双向的突触联系。这些核团间广泛的突触联系形成了复杂的神经环路，通过多种神经肽或者递质互相促进、制约，共同来调节 GH 分泌。

生长激素释放素（ghrelin）为最先在胃黏膜发现的 28 肽，在下丘脑、垂体、肝、胰、肾等部位亦有表达。生长激素释放素具有很强的促 GH 分泌的效应，类似 GHRH 的作用；还可以刺激食欲，从多方面参与机体能量平衡的调节。

和其他的垂体激素一样，GH 对下丘脑与腺垂体具有负反馈调节的作用。摘除垂体之后的大鼠血中 GH 的浓度降低，但下丘脑内 GHRH 的含量却增加。在大鼠侧脑室内注射 GHRH 可以引起下丘脑内 GHRH 的含量减少、GH 的分泌减少以及 GH 脉冲性释放的抑制，表明 GHRH 对其自身释放也具有负反馈调节的作用。另外，IGF-1 对 GH 分泌也具有负反馈调节的作用。在体外培养垂体细胞，IGF-1 可以直接抑制 GH 的基础分泌与 GHRH 刺激引起的分泌。整体动物中，IGF-1 能够刺激下丘脑释放 GHIH，进而抑制垂体分泌 GH。因此，IGF-1 可以通过下丘脑与垂体两个水平对 GH 分泌进行负反馈的调节。

人与动物从觉醒状态进入慢波睡眠时，GH 的分泌陡增并且持续一定时间，然后迅速下降。饥饿、运动、低血糖及应激等使供能缺乏或者耗能增加时，均可以引起 GH 分泌增加。急性低血糖刺激 GH 分泌效应最显著，相反，血糖升高则可抑制 GH 分泌。血糖降低时，下丘脑腹内侧核等神经元的兴奋性增强，引起腺垂体 GH 分泌增加。高蛋白饮食以及注射某些氨基酸，可以刺激 GH 的分泌，但游离脂肪酸增多时则减少 GH 分泌。

另外，甲状腺激素、雌激素、睾酮及应激刺激均能够促进 GH 的分泌。青春期，血中雌激素或者睾酮浓度升高，可以使 GH 的分泌明显增加而引起青春期突长。

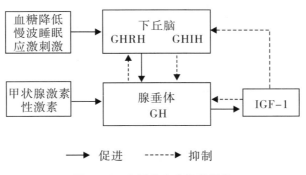

图 8-4 生长激素分泌的调节

3. 催乳素

人催乳素细胞分泌的催乳素（PRL）为含 199 个氨基酸残基的蛋白质，分子量为 22 kD，其分子序列 92% 与 hGH 相同。成年人的血浆中 PRL 的浓度低于 20 μg/L，妊娠末期可以高达 200～500 μg/L，PRL 具有类似 GH 的昼夜节律和脉冲分泌。PRL 半衰期约 20 分钟。PRL 及其受体在垂体外组织也有广泛的分布。

（1）生物作用。尽管 PRL 以催乳作用被发现与命名，其实其作用甚是广泛，除了对乳腺与性腺的发育以及分泌起着重要作用，还可参与应激与免疫调节。

1）调节乳腺活动。PRL 可以促进乳腺的发育，发动并且维持乳腺泌乳。但是对于女性一生不同时期，其作用有所不同。女性青春期乳腺的发育主要依赖于雌激素和孕激素，生长激素、糖皮质激素、甲状腺激素以及 PRL 起协同作用。妊娠期，随着 PRL、雌激素以及孕激素分泌增加，乳腺组织进一步发育，但是此时血中的雌激素与孕激素水平都很高，可以抑制 PRL 的泌乳作用，因此乳腺已经具备泌乳的能力却并不泌乳。分娩时，乳腺 PRL 受体可以增加约 20 倍。分娩后，血中的雌激素与孕激素水平明显下降，PRL 才发挥其始动与维持泌乳的作用。PRL 可促进乳汁成分中酪蛋白、乳糖与脂肪等重要成分的合成。

2）调节性腺功能。PRL 对于性腺的作用较复杂。研究表明，小剂量的 PRL 对卵巢雌激素与孕激素的合成具有促进作用，但大剂量的 PRL 则具有抑制作用。高浓度的 PRL 可以负反馈抑制下丘脑分泌 GnRH，减少腺垂体分泌 FSH 与 LH，导致无排卵以及雌激素的水平低下。PRL 能够刺激卵巢黄体 LH 受体生成，调控卵巢内 LH 受体的数量，同时还能够为孕酮生成提供底物，促进孕酮的合成，减少其分解；但是高浓度时却抑制孕酮的合成。患闭经溢乳综合征的妇女 PRL 分泌异常增加，表现为闭经、溢乳和不孕。

在男性，PRL 能够维持与增加睾丸间质细胞的 LH 受体数量，提高睾丸间质细胞对 LH 的敏感性，促进男性的性成熟。

3）参与应激反应。应激刺激时血中 PRL 的浓度升高，并且常与 ACTH、GH 浓度升高同时出现，在刺激停止之后的数小时才能恢复正常，是应激发生时腺垂体分泌的一种重要激素。

4）调节免疫功能。人 B 细胞、T 细胞等免疫细胞均分布有 PRL 受体。PRL 可以协同一些细胞因子共同促进淋巴细胞的增殖，直接或者间接地促进 B 淋巴细胞分泌 IgM、IgG，使抗体产量增加。同时，T 淋巴细胞等免疫细胞受到刺激活化后可产生 PRL，以旁分泌或者自分泌的方式发挥作用。另外，由于与 GH 的结构具有相似性，PRL 还参与调节生长发育和物质代谢。

（2）分泌调节。PRL 分泌受到下丘脑 PRF 促进和 PIF 抑制的双重调节。切断垂体柄可以使血中 PRL 的水平增加，因此认为平时 PIF 的效应占优势。现已经明确，PIF 主要为多巴胺，其能够诱导细胞膜的超极化，减少 Ca^{2+} 的内流，还可以抑制 cAMP 介导的基因转录。除多巴胺外，GHIH、GABA 也可抑制 PRL 分泌。有人认为下丘脑中 31 肽催乳素释放肽（PRP）就是 PRF，但是 TRH、血管活性肠肽、缩宫素和神经紧张肽等都可以促进 PRL 分泌，即亦具有 PRF 作用。哺乳期妇女，婴儿吸吮乳头的刺激经神经传至下丘脑，减少多巴胺的释放，解除多巴胺对于 PRL 细胞的抑制，可以反射性引起 PRL 分泌的增加，乳汁合成增加。

血中 PRL 升高可使下丘脑多巴胺能神经元分泌多巴胺增加，多巴胺可以直接抑制下丘脑 GnRH 与腺垂体 PRL 分泌，使血中 PRL 水平降低，产生负反馈效应。另外，应激刺激可以促进 PRL 分泌，而甲状腺激素可抑制 PRL 基因的表达。

二、下丘脑 – 神经垂体系统的内分泌生理

神经垂体是下丘脑的延伸结构，不含腺细胞，不能够合成激素。神经垂体的内分泌，实际是指下丘脑视上核和室旁核等部位的大细胞神经元（magnocellular neuron，MgC）轴突延伸投射终止于神经垂体，形成下丘脑 – 垂体束。视上核和室旁核等处合成的血管升压素（vasopressin，VP）与缩宫素（OT）经长轴突运输终止于神经垂体的末梢并贮存，在机体需要时由此释放入血。神经垂体与腺垂体的毛细血管网之间还可以通过垂体短门脉血管联系。

VP 与 OT 均是由一个六肽环和三肽侧链组成的九肽，二者的区别仅是第 3 位与第 8 位的氨基酸残基不同。因为人 VP 肽链第 8 位为精氨酸残基，故常称作精氨酸血管升压素（arginine vasopressin，AVP）。

神经垂体激素先在神经元合成前激素原，再裂解成神经垂体激素与神经垂体激素运载蛋白（neurophysin），包装在囊泡中，以 2～3 mm/d 的速度经轴浆运输至神经垂体，当受到适宜刺激时，视上核和室旁核神经元兴奋，神经冲动传到神经垂体的轴突末梢，引起 Ca^{2+} 内流，囊泡中的神经垂体激素与其运载蛋白以出胞的方式一起释放入血。

（一）血管升压素的作用与分泌的调节

1. 生物作用

VP 也称作抗利尿激素（ADH）。日常饮水的情况下，血浆中 VP 的浓度很低，仅 0.1～0.4 ng/dL。VP 在肾脏和肝脏内经蛋白水解酶而降解，其在循环中的半衰期仅 6～10 分钟。VP 生理水平升高可以促进肾重吸收水，浓缩尿并且减少尿量。当机体脱水、失血等情况发生时，VP 释放量明显增加，可以使血管广泛收缩，尤其内脏血管，这对于维持动脉血压和保持体液具有重要生理意义。VP 通过受体 – G 蛋白 – 第二信使通路转导其调控信号。VP 受体分 V_1、V_2、V_3 受体三种，V_1 受体主要分布于肝、平滑肌、脑以及肾上腺等，Gq 蛋白激活 PLC、PLD 与 PLA2，经 Ca^{2+} 介导而产生效应，例如升高血压。V_2 受体主要分布于肾的集合管以及远曲小管上皮细胞，经 AC-cAMP 介导促使胞质中的水孔蛋白 – 2（aquaporin-2，AQP-2）镶嵌至上皮细胞顶端膜，使水的重吸收增强，尿液浓缩，产生抗利尿的效应。V_2 受体激活还可以增加 AQP-2 合成量。V_3 受体表达于肾、心、肠、肺以及腺垂体 ACTH 细胞等处。

缺乏 VP 可致尿崩症，排出大量的低渗尿，引起严重口渴。反之，患脑、肺等部位的肿瘤则可产生 VP 分泌失调综合征，结果使尿量大减并且高度浓缩，体内却水潴留，出现低钠血症。另外，VP 还有增强记忆、调制痛觉等作用。

2. 分泌调节

VP 分泌主要受到血浆晶体渗透压、循环血量与血压变化的调节，其中血浆晶体渗透压改变的调节作用最早且最强。血浆渗透压仅 1% 的变化即可通过渗透压感受器刺激 VP

有调节意义的分泌,使血浆渗透压得到恢复。循环血量与血压升高分别刺激容量感受器与压力感受器,抑制大细胞神经元释放 VP。表面上看,VP 仅调节肾功能,实际上却参与维持体液与血压的稳态,为循环功能的正常进行奠定了基础。

(二) 缩宫素的作用与分泌的调节

OT 化学结构和血管升压素相似,二者的生理作用也有一定的交叉重叠。例如,OT 对于狗的抗利尿作用相当于 VP 的 1/200,而 VP 对于大鼠离体子宫肌的收缩作用约为 OT 的 1/15。

1. 生物作用

OT 的主要作用是在妇女分娩时刺激子宫强烈的收缩以及在哺乳期促进乳汁的排出。OT 通过 Gq 蛋白激活 PLC,再经 Ca^{2+} 介导而产生调节效应。

(1) 促进乳腺排乳。OT 为促进乳汁排放的关键激素。妇女在哺乳期时乳腺可以不断分泌乳汁,储存于腺泡中。婴儿吸吮乳头的信息经传入下丘脑之后兴奋 OT 神经元,神经冲动沿着下丘脑-垂体束至神经垂体,使 OT 释放入血。OT 使乳腺腺泡周围的肌上皮细胞收缩,腺泡内的压力增高,乳汁经输乳管从乳头射出,引起典型的神经-内分泌反射,称作射乳反射 (milk ejection reflex)。同时,OT 也具有营养乳腺的作用。

(2) 刺激子宫收缩。OT 可以促进子宫收缩,但是和子宫的功能状态有关。OT 对于非孕子宫的作用较弱,而对于妊娠子宫的作用较强。孕激素可以降低子宫肌对于 OT 的敏感性,而雌激素则可以发挥允许作用,促进 OT 与其受体相结合,提高子宫肌对于 OT 的敏感性。OT 促进子宫收缩主要是促使细胞外 Ca^{2+} 进入平滑肌细胞,提高胞质的 Ca^{2+} 浓度,经钙调蛋白与蛋白激酶参与,引起平滑肌细胞收缩。实验中应用低剂量的 OT 可引起子宫肌发生节律性的收缩,大剂量则导致强直性收缩。但是,OT 并不是分娩时引发子宫收缩的决定因素。另外,OT 对于机体的学习与记忆、神经内分泌、痛觉调制及体温调节等生理活动也具有一定的影响。

2. 分泌调节

OT 分泌的调节属于神经-内分泌调节。最有力的刺激是分娩时胎儿对子宫颈的机械性扩张,可以通过正反馈机制促进 OT 神经元的分泌,结果引发强有力的子宫平滑肌收缩,起到催产作用。内源性阿片、一氧化氮 (nitric oxide, NO)、γ-氨基丁酸 (γ-aminobutyric acid, GABA) 及剧痛可以抑制 OT 神经元,乙酰胆碱 (Ach) 和多巴胺则具有兴奋作用。妊娠末期,由于孕酮的水平降低,但雌激素的水平升高,解除部分抑制效应有助于 OT 的分泌。

婴儿吸吮乳头引导起的刺激能够使下丘脑室旁核的 OT 神经元兴奋并且引起射乳反射,还可以引起下丘脑的多巴胺能神经元兴奋,促使 β-内啡肽释放增加。下丘脑 GnRH 神经元的活动受到多巴胺以及 β-内啡肽的影响。多巴胺与 β-内啡肽均可以抑制下丘脑 GnRH 释放,减少腺垂体促性腺激素的分泌,导致哺乳期月经暂停。由于哺乳活动可以反射性地引起催乳素与 OT 释放,不仅可以促进乳汁的分泌与排出,同时能加速产后子宫复原。另外,性交时阴道以及子宫颈受到的机械刺激也可以反射性引起 OT 的分泌和子宫肌收缩,有利于精子在女性生殖道内运行。

三、松果体内分泌生理

松果体也称为松果腺,因其形似松果得名。松果体主要合成两类激素:①吲哚类,如褪黑素(melatonin,MT);②多肽类,如 8-精缩宫素(AVT)。

(一)褪黑素

松果体分泌的主要激素是 MT,因其能使青蛙皮肤变浅得名。MT 分泌具有明显的昼低夜高节律变化,凌晨 2 点达高峰,和日照周期同步。女性血中的 MT 波动还与月经周期同步,月经来潮前夕分泌量最高,排卵期达最低,峰-谷值相差可以达 5 倍左右。青春期开始,人类的松果体细胞开始钙沉积,MT 的合成和分泌量亦随着年龄增长而递减。1~3 岁时约为 25 ng/dL,67~84 岁时仅约为 3 ng/dL,尽管有年龄差异,但日间分泌率并没有显著的差异。

1. 生理作用

MT 具有广泛的生理作用。MT 对于神经系统的影响广泛,主要表现为镇静、催眠、镇痛、抗惊厥和抗抑郁等。MT 能够抑制下丘脑-垂体-靶腺轴的活动,尤其是下丘脑-垂体-性腺轴,因此 MT 的作用与性激素的分泌呈负相关,在性腺发育、性腺激素的分泌以及生殖周期活动的调节中可能起到抗衡作用。MT 还可参与机体免疫调节、调整生物节律等,例如使紊乱的生物钟重建和恢复时差等。另外,MT 也能够影响心血管系统、肾、肺、消化系统等器官和系统的功能。

2. 分泌调节

光照是调节 MT 分泌的环境因素。持续光照可以造成大鼠的松果体缩小,同时 MT 合成酶系的活性显著降低,MT 的合成减少。在黑暗的环境中,视交叉上核发出神经冲动,传至颈上交感神经节,其节后纤维释放的去甲肾上腺素作用于 β_1 受体,激活 MT 的合成酶系,促进 MT 的合成和分泌。但在光照条件下,由视网膜传入的冲动通过交感性活动反而产生抑制效应。但人的 MT 的昼夜节律变化为内源性的,因为已经观察到在持续光照和无光照季节中,日节律依然存在。

摘除大鼠眼球或者切断支配松果体的交感神经后,松果体分泌既不受光照的抑制,也不受黑暗的刺激,昼夜节律消失。损毁动物的视交叉上核后,MT 昼夜分泌节律消失,因此视交叉上核被认为是控制 MT 分泌的中枢。

(二)8-精缩宫素

8-精缩宫素为 9 肽激素,以其侧链第 8 位为精氨酸残基得名。8-精缩宫素可以通过抑制下丘脑 GnRH 和垂体促性腺激素的合成与释放,抑制生殖系统活动,也能够抑制动物的排卵活动等。

第五节 胰岛的内分泌

胰岛（pancreatic islet）是胰腺的内分泌部，是呈小岛状散在分布于外分泌腺间的内分泌细胞团。胰岛的内分泌细胞按照形态学特征以及分泌的激素至少有五种细胞：分泌胰高血糖素（glucagon）的 α（A）细胞，约占胰岛细胞总数25%；分泌胰岛素（insulin）的 β（B）细胞，占60%～70%；分泌生长抑素（somatostatin，SS）的 δ（D）细胞，约占10%；而分泌血管活性肠肽（vasoactive intestinal peptide，VIP）的 D_1（H）细胞和分泌胰多肽（pancreatic polypeptide，PP）的 F（PP）细胞数则很少。

一、胰岛素

（一）胰岛素及其受体

1. 胰岛素

人胰岛素是含51个氨基酸残基的小分子蛋白质，分子量为5.8kD，由21肽的A链与30肽的B链所组成。A、B两条链间借助于两个二硫键相连，A链内还有一个二硫键，如果二硫键断开，胰岛素则失去活性。在胰岛 β 细胞内，前胰岛素原（preproinsulin）在粗面内质网中被水解成为胰岛素原（proinsulin），随后被运到高尔基体进一步加工，最后经过剪切形成胰岛素与连接肽（connecting peptide，C 肽）。由于 C 肽和胰岛素一起被释放入血，两者分泌量呈平行关系，因此测定 C 肽含量可以反映胰岛 β 细胞的分泌功能。胰岛 β 细胞分泌时亦有少量胰岛素原进入血液，但其生物活性仅是胰岛素的3%～5%，C 肽虽然没有胰岛素活性，但可激活钠泵以及内皮细胞中的一氧化氮合酶。

正常成人胰岛素的分泌量为40～50 U/d（1.6～2.0 mg/d）。空腹时，血清胰岛素的浓度约为10 μU/mL（69 pmol/L 或 40 ng/dL）。在血液中，胰岛素以与血浆蛋白结合和游离两种形式存在，二者间保持动态平衡，仅游离的胰岛素具有生物活性。人血中胰岛素的半衰期为5～6分钟，主要在肝脏被胰岛素酶灭活，也有少量胰岛素在肌肉和肾脏中被灭活。

2. 胰岛素受体及受体后信号转导

胰岛素受体（insulin receptor，IR）属于酪氨酸激酶受体家族的成员，几乎分布于哺乳动物的所有细胞膜中，但不同细胞 IR 数量可有显著的差异，例如，肝细胞与脂肪细胞膜中可有（2～3）$\times 10^5$ 个受体分布，而红细胞膜中仅有40多个，这决定了不同的组织细胞对胰岛素敏感性的差异。IR 是由完全暴露在细胞膜外的两个 α 亚单位和跨膜的两个 β 亚单位组成的四聚体糖蛋白。两个 α 亚单位间、α 与 β 亚单位间均由二硫键相连。α 亚单位是与胰岛素结合的部位，其分子量为 135 kD，含有 719 个氨基酸残基；β 亚单位含有620 个氨基酸残基，分子量为95 kD，分三个结构域：N 末端的 194 个氨基酸残基为膜外结构域，中间的 23 个氨基酸残基则组成跨膜结构域，C 末端膜内结构域具有酪氨酸激酶活性的片段。研究发现，去除 α 亚单位后，β 亚单位则处于持续的激活状态，表明 α 亚单位可抑制β亚单位酪氨酸激酶的活性。

胰岛素受体介导的细胞内信号转导的机制非常复杂。胰岛素受体底物（insulin receptor substrate，IRS）是介导胰岛素生物学作用的关键信号蛋白，其广泛存在于胰岛素敏感组织细胞内。胰岛素与IRα亚单位结合后，α亚单位解除对β亚单位的抑制效应，使β亚单位的酪氨酸激酶自我磷酸化而激活，活化的β亚单位可引起自身以及胞内多种信号蛋白（包括IRS）的酪氨酸残基进一步磷酸化，启动细胞内IRS等多种信号蛋白的活化与相互作用，通过级联反应引起细胞内与代谢、生长等有关的酶激活（或者失活）、基因表达等，最终实现胰岛素的生物效应。目前已经发现人组织细胞内含有多种IRS，例如IRS-1、IRS-2、IRS-3、IRS-4，分别表达于不同组织细胞，参与不同的信号转导通路。IRS-1在各种组织细胞中表达，主要表达于骨骼肌细胞，IRS-1也是IGF-1受体的底物，主要影响细胞的生长；IRS-2亦表达于各种组织细胞中，但在肝脏和胰岛β细胞中大量表达，主要影响肝代谢和胰岛β细胞的生长和分化；IRS-3存在于脑、脂肪等组织中，参与调节脂代谢；IRS-4则分布于垂体和脑组织中。

（二）胰岛素的生物作用

胰岛素是促进物质合成代谢、维持血糖水平稳态的关键激素，对于机体能源物质的储存以及生长发育具有重要意义。

依据胰岛素与IR结合以后出现生物效应的时间顺序，可先后表现为即刻作用、快速作用与延迟作用。即刻作用发生于数秒内，通过转运蛋白磷酸化，可促进靶细胞快速地转运葡萄糖、氨基酸、磷酸根离子、K^+等进入肌肉和脂肪细胞；快速作用则发生于数分钟内，通过改变酶的活性，可以促进糖原合成、糖酵解与蛋白质合成，抑制糖原分解、糖异生与蛋白质分解等；延迟作用发生于数小时或数天后，经调控基因转录，可影响多种mRNA生成，促进脂肪、蛋白质合成以及细胞生长。

1. 对糖代谢的作用

胰岛素具有降低血糖的作用，它是通过增加血糖的去路以及减少血糖的来源实现的，并且与其他激素共同维持血糖的稳态。胰岛素在不同组织细胞的降糖作用机制不尽相同。

（1）促进肌肉摄取、储存与利用葡萄糖。安静时，肌肉主要利用脂肪酸氧化来提供能量；但在肌肉活动时，则利用葡萄糖氧化供能，此时葡萄糖摄入增多，主要原因是肌肉收缩可以诱发细胞膜增加对葡萄糖的通透性以及加速葡萄糖在细胞内的代谢。胰岛素大量分泌时，葡萄糖迅速地进入肌肉组织，以肌糖原形式储存备用。胰岛素通过增加肌肉、脂肪组织细胞膜中葡萄糖转运体（glucose transporter，GLUT）的数量来促进葡萄糖的摄取、储存与利用。

GLUT位于胞质中，是由495~524个氨基酸残基组成的一类转运蛋白。按发现顺序分为GLUT1、GLUT2、GLUT3、GLUT4、GLUT5、GLUT6、GLUT7七种类型。各种GLUT的分布、与葡萄糖的亲和力以及作用机制均存在一定的差异。正常情况下，GLUT4存在于对胰岛素敏感的靶细胞（如骨骼肌、心肌与脂肪等细胞）胞质中。IR被激活后，通过活化磷脂酰肌醇3-激酶（PI3-K），使胞质中含有GLUT4的囊泡转移至细胞膜并与之融合，促使GLUT4嵌入细胞膜中，加速葡萄糖跨膜转运。在肌肉活动过程中，与肌肉收缩有关的转录因子（GLUT4 增强因子、肌肉增强因子 2）激活，肌细胞表达 GLUT4 增加。

（2）促进肝脏摄取、储存与利用葡萄糖。胰岛素的重要作用之一是调节肝糖代谢，主要作用环节是：①提高葡萄糖激酶的活性，促进葡萄糖磷酸化，从而促进肝细胞摄取葡萄糖；②提高糖原合酶的活性，促进肝糖原合成；③抑制磷酸化酶的活性，阻止糖原分解；④抑制糖异生有关酶的活性，抑制肝糖异生。

通常，食物中 60% 的糖以肝糖原的形式储存在肝脏中。当胰岛素缺乏时，糖的摄取和利用发生障碍，可以引起血糖升高，一旦超过肾糖阈，尿中即出现葡萄糖，导致糖尿。

2. 对脂肪代谢的作用

胰岛素可以促进脂肪的合成与储存，抑制脂肪的分解和利用，降低血中脂肪酸的浓度。主要作用环节是：①促进葡萄糖进入脂肪细胞，小部分用于合成脂肪酸，大部分形成 α-磷酸甘油，后者与脂肪酸结合生成三酰甘油，储存于脂肪细胞中；②抑制对激素敏感的脂肪酶的活性，减少脂肪细胞中三酰甘油的分解，抑制脂肪酸进入循环血液；③当肝糖原储存饱和时（肝糖原浓度达 5%～6%），进入肝细胞的葡萄糖合成糖原受阻，多余的葡萄糖转化为脂肪酸，以三酰甘油的形式装载于极低密度脂蛋白（VLDL）中，通过血液运输到脂肪组织储存；④增加机体大多数组织对葡萄糖的利用，减少对脂肪的利用。胰岛素缺乏可致脂肪代谢紊乱，脂肪储存减少、分解加强，大量脂肪酸在肝内氧化生成过多酮体，可以引起酮症酸中毒，甚至昏迷。

3. 对蛋白质代谢的作用

胰岛素能够促进蛋白质的合成与储存，抑制蛋白质的分解。主要作用环节是：①促进氨基酸进入细胞，与生长激素协同增加细胞对氨基酸的摄取；②加速细胞核内 DNA 的复制和转录过程，增加 mRNA 和蛋白质数量，尤其增加与糖、脂肪、蛋白质生成有关的酶合成；③直接加强核糖体的功能，加速 mRNA 的翻译过程，增加蛋白质的合成；④抑制蛋白质分解，减少氨基酸从组织细胞，尤其从肌细胞释放入血；⑤促进肝糖异生关键酶降解，抑制糖异生，使血中的氨基酸用于蛋白质合成。

4. 对电解质代谢的作用

胰岛素可促进 K^+、Mg^{2+} 及磷酸盐进入细胞，参与细胞物质的代谢活动。

5. 对生长的作用

在促进机体生长方面，胰岛素与生长激素具有协同作用。实验发现，将动物的胰腺和垂体同时切除后，其生长停滞。若单独给予胰岛素或者生长激素，则促生长作用不显著；但若两种激素同时应用，则动物生长明显加快。

（三）胰岛素分泌的调节

胰岛素在调节体内物质代谢等活动的同时，其分泌活动也受到营养物质、神经、体液等诸多因素的调节。

1. 营养成分的调节作用

血糖水平是调节胰岛素分泌最重要的因素。胰岛 β 细胞对血糖变化十分敏感，正常人的空腹血糖浓度为 80～90 mg/100 mL（4.4～5.0 mmol/L），胰岛素的分泌很少，仅约 25 ng/（min·kg）；当血糖升高达 300 mg/100 mL 时，则产生最大分泌反应；当血糖水平降到正常时，胰岛素的分泌也随之恢复到基础水平；当血糖降到 50mg/100mL 时，则无胰岛素分泌。葡萄糖刺激胰岛 β 细胞分泌胰岛素与 ATP/ADP 的比率有关。生理情况下，胰岛 β 细胞膜中 GLUT2 转运葡萄糖进入胞内的量和血糖浓度成正比。进入胰岛 β 细胞的葡萄糖即刻可被葡萄糖激酶（glucokinase，GK）磷酸化，成为 6-磷酸葡萄糖。6-磷酸葡萄糖进一步氧化促使 ATP 生成增加，ATP/ADP 的比率增高，导致胰岛 β 细胞膜中 ATP 敏感的钾通道关闭，细胞膜去极化，激活电压门控 L 型的钙通道，引起 Ca^{2+} 内流增加，与神经末梢释放递质相似，触发胰岛素出胞释放。上述过程中，GLUT2 与 GK 起到葡萄糖感受器的作用，如果 GLUT2 与 GK 存在缺陷，可导致胰岛 β 细胞对血糖敏感性下降，刺激胰岛 β 细胞分泌胰岛素的血糖浓度将会升高。

持续高血糖刺激的情况下，胰岛素分泌过程可分为三个阶段：①在血糖急剧升高后的最早 3~5 分钟，胰岛素分泌量迅速增加，几乎是基础分泌水平的 10 倍，出现胰岛素分泌脉冲峰，这是胰岛 β 细胞内近质膜处的胰岛素储存颗粒快速释放的结果。胰岛 β 细胞内储存的激素量不大，一般在此后的 5~10 分钟时胰岛素的分泌量又快速回降至约 1/2 峰值水平。②前一阶段（约 15 分钟）结束后，胰岛素的分泌又逐渐增加，并且在此后 2~3 小时达到一个稳定的高水平。在此阶段胰岛素分泌量大，分泌速率可大于前一阶段，并且持续时间长，是由胰岛 β 细胞内远离质膜处的分泌颗粒中的胰岛素与新合成的胰岛素共同释放所致。③若高血糖持续一周左右，胰岛素分泌将进一步增加，这是长时间高血糖刺激胰岛 β 细胞，使之增殖引起的。

许多氨基酸也能够刺激胰岛素分泌，其中，精氨酸和赖氨酸的刺激作用最强。血中氨基酸和葡萄糖对胰岛素分泌的刺激作用具有协同效应。另外，血液中游离脂肪酸、酮体明显增多时也可以促进胰岛素的分泌。长时间高血糖、高氨基酸与高血脂可以持续地刺激胰岛素分泌，导致胰岛 β 细胞的功能衰竭，胰岛素分泌不足，从而引起糖尿病。

2. 激素的调节作用

多种激素参与胰岛素分泌的调节。

（1）胃肠激素。在胃肠激素中，促胃液素、促胰液素、缩胆囊素和抑胃肽（GIP）等均可以促进胰岛素分泌，其中 GIP 的刺激作用属于生理性调节，而其余胃肠激素的作用均通过升高血糖而间接实现。实验表明：①口服葡萄糖引起血糖升高和 GIP 分泌量呈平行上升，结果使胰岛素分泌迅速而明显增加，并且超过由静脉注射等量葡萄糖所引起的胰岛素分泌量；②口服葡萄糖并注射 GIP 抗血清的大鼠，其血糖水平升高的同时，胰岛素水平升高却并不显著。可见，在小肠吸收葡萄糖的同时，小肠黏膜分泌的 GIP 入血后可以刺激胰岛素分泌，即 GIP 促进胰岛素分泌的作用具有葡萄糖依赖特性，故 GIP 又称为葡萄糖依赖性促胰岛素多肽（glucose-dependent insulinotropic polypeptide）。除葡萄糖外，氨基酸、脂肪酸及盐酸等均能刺激 GIP 释放，从而促进胰岛素分泌。餐后 GIP 分泌可在血糖升高前促进胰岛素的分泌，因此这一调节属于前馈控制。

胃肠激素与胰岛素分泌间的功能联系构成肠-胰岛素轴（entero-insular axis），它的生理意义在于餐后血糖升高前刺激胰岛素分泌，为营养物质吸收后的细胞利用做好准备。肠-胰岛素轴活动受支配胰岛的副交感神经调节。

（2）胰岛激素。胰岛内胰高血糖素可以通过直接作用于胰岛 β 细胞以及升高血糖间接地促进胰岛素分泌。生长抑素则通过旁分泌抑制胰岛 β 细胞分泌胰岛素。胰腺内的垂体腺苷酸环化酶激活肽（pituitary adenylyl cyclase activating polypeptide，PACAP）也能够引起胰岛 β 细胞 Ca^{2+} 的内流和细胞内 Ca^{2+} 的释放，促进胰岛素的分泌。胰岛素还可以通过自分泌方式对胰岛 β 细胞进行负反馈调节（不依赖于血糖水平）。此外，胰岛素也具有促进胰岛 β 细胞分裂的正反馈作用。

（3）其他激素。生长激素、皮质醇、甲状腺激素均可以通过升高血糖间接地刺激胰岛素分泌，因此，长期、大量使用这些激素可以使胰岛 β 细胞衰竭而致糖尿病。肾上腺素与去甲肾上腺素可作用于胰岛 β 细胞膜上的 $α_2$ 受体，抑制胰岛素的分泌；但其作用于 $β_2$ 受体则促进胰岛素的分泌。此外，GHRH、CRH、TRH、胰高血糖素样肽（glucagon-like peptide，GLP）、VIP 等也可以促进胰岛素的分泌；而胰抑素、甘丙肽、瘦素、神经肽 Y、C 肽则能够抑制胰岛素分泌。

3. 神经调节

胰岛 β 细胞受迷走神经与交感神经双重支配。右侧迷走神经兴奋时释放乙酰胆碱，可以直接作用于胰岛 β 细胞膜上的 M 受体，刺激胰岛素的分泌，也可以通过引起胃肠激素分泌增多而间接地促进胰岛素的分泌。交感神经兴奋时释放去甲肾上腺素，可通过作用于胰岛 β 细胞膜上的 $α_2$ 受体抑制胰岛素的分泌，也可通过作用于 $β_2$ 受体刺激胰岛素的分泌（在 $α_2$ 受体阻断的情况下），但是以前者的作用为主。神经调节对正常情况下的胰岛素分泌的作用不大，主要用于维持胰岛 β 细胞对葡萄糖的敏感性。运动时交感神经抑制胰岛素的分泌可以防止低血糖发生。

各种因素对胰岛素分泌的影响总结于图 8-5 中。

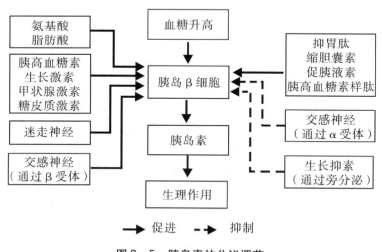

图 8-5 胰岛素的分泌调节

二、胰高血糖素

胰高血糖素的分子量约为 3.5 kD，是由胰岛 α 细胞分泌的含有 29 个氨基酸残基的直链多肽,其 N 末端第 1～6 位氨基酸残基是其生物活性所必需的。胰高血糖素血清浓度是 50～100 ng/L,半衰期为 5～10 分钟,其主要在肝内降解,部分在肾内降解。

(一) 胰高血糖素的生物作用

与胰岛素的作用相反,胰高血糖素是一种促进物质分解代谢的激素,动员体内能源物质的分解供能。胰高血糖素的主要靶器官是肝。胰高血糖素与肝细胞膜的受体结合以后,经 Gs 蛋白 – cAMP – PKA 或者 Gq 蛋白 – PLC – IP_3/DG – PKC 通路激活肝细胞内的糖原磷酸化酶、脂肪酶以及与糖异生有关的酶,引起后续系列反应。胰高血糖素的作用主要包括以下几方面:①促进肝糖原的分解、减少肝糖原的合成以及增强糖异生作用,从而提高血糖水平;②抑制肝内蛋白质的合成,促进其分解,同时增加氨基酸进入肝细胞的量,加速氨基酸转化为葡萄糖,增加糖异生;③减少肝内脂肪酸合成三酰甘油,促进脂肪酸的分解,使酮体的生成增加;④通过旁分泌促进胰岛 β 细胞、δ 细胞分泌;⑤大量胰高血糖素还可增加心肌收缩力、组织血流量(尤其肾血流量)、胆汁分泌以及抑制胃液分泌等。

(二) 胰高血糖素分泌的调节

1. 血糖和氨基酸水平的作用

血糖水平是调节胰高血糖素分泌的最主要因素。低血糖时,胰高血糖素分泌增加,引起肝释放大量葡萄糖进入血液,使血糖升高;反之,则胰高血糖素分泌减少。饥饿时胰高血糖素分泌增加对于维持血糖的稳态、保证脑的物质代谢与能量供应具有重要意义。血中氨基酸增加时,在促进胰岛素分泌、降低血糖的同时,还能刺激胰高血糖素的分泌,使血糖升高,从而防止低血糖发生。

2. 激素的调节

口服氨基酸比静脉注射氨基酸引起的胰高血糖素分泌量更多,提示胃肠激素可以刺激胰高血糖素分泌。缩胆囊素、促胃液素可以促进胰高血糖素分泌,而促胰液素的作用则相反。胰岛素、生长抑素可以旁分泌方式直接抑制相邻的胰岛 α 细胞分泌胰高血糖素,胰岛素还可以通过降低血糖间接地刺激胰高血糖素分泌。

3. 神经调节

交感神经兴奋时,通过胰岛 α 细胞膜上的 β 受体促进胰高血糖素分泌;而迷走神经兴奋时,则通过 M 受体抑制胰高血糖素分泌。

三、生长抑素

生长抑素(SS)是由胰岛 D 细胞分泌的,有 SS14 与 SS28 两种形式。生长抑素在胰腺的主要作用是抑制胰岛其他三种细胞的分泌活动,参与胰岛内激素的分泌调节。

四、胰多肽

胰多肽(PP)是由胰岛 F 细胞分泌的含有 36 个氨基酸残基的直链多肽。胰多肽的主要作用可能是减慢食物的吸收过程,但其确切的生理作用尚不明确。

五、胰岛淀粉样多肽

胰岛淀粉样多肽(islet amyloid polypeptide,IAPP)又称胰淀素(amylin),是一种含

有 37 个氨基酸残基的肽链，由胰岛 β 细胞分泌，与胰岛素共同包裹在囊泡中被分泌出细胞。正常生理条件下，IAPP 有助于胰岛素分泌并调节机体的血糖平衡。

> 讨论：
> 　　不良情绪、精神压力、疾病等各种原因会造成内分泌失调，甚至内分泌疾病。内分泌失调常见的临床表现有皮肤老化、月经失调、肥胖等。请问情绪和精神压力影响内分泌系统的生理机制是什么？内分泌系统如何调节身体其他器官系统的功能？

小结

1. 甲状腺是人体最大的内分泌腺，甲状腺激素可广泛调节机体的生长发育、新陈代谢等多种功能活动。试述甲状腺激素的合成过程、贮存特点、生理作用及其分泌调节。

2. 甲状旁腺激素、降钙素和钙三醇为共同调节机体钙、磷与骨代谢稳态的三种基础激素，请分析它们的分泌部位、生物学作用及分泌调节。

3. 肾上腺是人体重要的内分泌腺，分为皮质与髓质两部分。肾上腺可分泌哪些激素？为什么动物切除双侧肾上腺后很快就会死亡？应急反应与应激反应有何区别和联系？请总结糖皮质激素的生物学作用及分泌调节。

4. 下丘脑与垂体在结构与功能上密切联系，形成下丘脑－垂体功能单位，包括下丘脑－腺垂体系统和下丘脑－神经垂体系统两部分。请简述下丘脑与垂体的功能联系，以及几种调节性多肽（TRH、GnRH、GHRH、CRH）的功能。

5. 腺垂体分泌多种激素，其中促甲状腺激素、促肾上腺皮质激素、卵泡刺激素和黄体生成素均可特异性作用于各自外周靶腺，统称垂体促激素，而生长激素、催乳素可直接作用于靶组织或靶细胞。请简述生长激素的生物学作用及其分泌调节，并掌握巨人症、肢端肥大症、侏儒症、呆小症、黏液性水肿、单纯性甲状腺肿的发病原因。

6. 胰岛是胰腺的内分泌部，其内分泌细胞主要分泌胰岛素和胰高血糖素。试述胰岛素、胰高血糖素的生物学作用及分泌调节。

（史君）

单项选择题

1. 甲状腺功能减退症患者有严重的智力低下、聋哑，估计其甲状腺功能减退始于_____。

　　A. 18 岁以后　　　　B. 3～5 岁　　　　C. 6～10 岁　　　　D. 11～17 岁
　　E. 胎儿期或新生儿期

2. 分泌降钙素的细胞是_____。

　　A. 甲状旁腺细胞　　　　　　　　　B. 甲状腺滤泡细胞
　　C. 甲状腺滤泡旁细胞　　　　　　　D. 破骨细胞

E. 成骨细胞

3. 切除双侧肾上腺导致动物死亡的最主要原因是缺乏_____。

　　A. 肾上腺素　　　B. 性激素　　　C. 糖皮质激素　　　D. 盐皮质激素

　　E. 去甲肾上腺素

4. 由下丘脑产生的激素是_____。

　　A. 促肾上腺皮质激素　　　　B. 生长激素

　　C. 血管紧张素　　　　　　　D. 泌乳素

　　E. 血管升压素

5. 调节胰岛素分泌最重要的因素是_____。

　　A. 血中氨基酸浓度　　　　　B. 血糖浓度

　　C. 血中脂肪酸浓度　　　　　D. 迷走神经

　　E. 胰高血糖素

答案：

1. E；2. C；3. C；4. E；5. B

（史君）

第九章 常见内分泌系统疾病病理学

第一节 甲状腺疾病

甲状腺肿（goiter）是指由于滤泡增生和胶质储存伴甲状腺激素异常分泌而产生的甲状腺肿大。根据有无甲状腺功能亢进的临床表现，可将其分为弥漫性非毒性甲状腺肿和弥漫性毒性甲状腺肿两大类。

一、弥漫性非毒性甲状腺肿

弥漫性非毒性甲状腺肿（diffuse nontoxic goiter）亦称单纯性甲状腺肿（simple goiter），常由于缺碘使甲状腺素分泌不足，TSH 分泌增多，甲状腺滤泡上皮增生，滤泡内胶质堆积而导致甲状腺肿大。本病常呈地域性分布，当某一地区人群中 10% 以上或 6～12 岁儿童中 5% 以上因缺碘而引起甲状腺弥漫性或局限性肿大时称地方性甲状腺肿（endemic goiter），也可为散发性。本病主要表现为甲状腺肿大，一般无症状，部分患者后期可出现吞咽和呼吸困难，少数患者可伴甲状腺功能亢进或低下等症状。

根据疾病的发生发展过程及病理变化特点，弥漫性非毒性甲状腺肿分为 3 个时期。

1. 增生期

增生期又称弥漫性增生性甲状腺肿（diffuse hyperplastic goiter）。肉眼观，甲状腺弥漫性对称性中度增大，重量一般不超过 150 g，表面光滑；光镜下，滤泡上皮增生，呈立方形或低柱状，伴小滤泡形成，胶质较少，间质充血。甲状腺功能无明显改变。

2. 胶质贮积期

胶质贮积期又称弥漫性胶性甲状腺肿（diffuse colloid goiter）。由于长期持续缺碘，滤泡腔内胶质大量贮积。肉眼观，甲状腺弥漫性对称性显著增大，重 200～300 g，表面光滑，切面淡棕色或棕褐色，半透明胶冻状；光镜下，滤泡大小不等，大部分滤泡上皮复旧变扁平，滤泡腔高度扩张，腔内大量胶质贮积；可见小滤泡的部分上皮增生，部分呈乳头状。

3. 结节期

结节期又称结节性甲状腺肿（nodular goiter），病变后期滤泡上皮增生、复旧或萎缩不一致、分布不均，形成结节。肉眼观，甲状腺呈不对称性结节状增大，结节大小不等，境界清楚或不清楚，缺乏完整包膜（图 9-1）；切面见出血、坏死、囊性变、钙化和瘢痕形成。光镜下，部分滤泡上皮呈柱状或乳头样增生，小滤泡形成；部分滤泡上皮复旧或萎缩，滤泡腔胶质贮积；间质纤维组织增生、分隔并包绕滤泡形成大小不等的结节状病灶（图 9-2）。

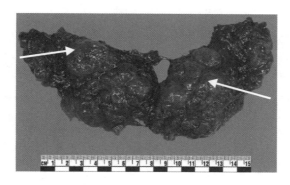

[切面呈多结节状，结节大小不等（箭头所示）]
图9-1　结节性甲状腺肿（大体标本）（见附彩图）

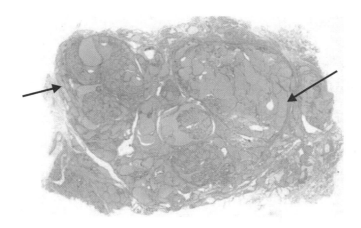

[甲状腺滤泡增生，滤泡大小不一，由纤维组织分隔成大小不等的结节状（箭头所示）]
图9-2　结节性甲状腺肿（HE，40×）（见附彩图）

二、弥漫性毒性甲状腺肿

弥漫性毒性甲状腺肿（diffuse toxic goiter）是指血中甲状腺素增多，作用于全身各组织所引起的临床综合征，临床上称为甲状腺功能亢进症，约1/3患者伴眼球突出，故又称为突眼性甲状腺肿（exophthalmic goiter）。临床上主要表现为甲状腺肿大，基础代谢率和神经兴奋性升高，出现心悸、多汗烦热、脉搏快、手震颤、多食、消瘦、乏力、突眼等症状和体征；血清T_3、T_4升高，吸碘率高。本病多见于女性，20～40岁最多见。

肉眼可见甲状腺弥漫性对称性增大，为正常的2～4倍，表面光滑，血管充血，切面灰红，胶质少，无结节，质实如肌肉。

光镜下，滤泡上皮增生，细胞呈高柱状，部分上皮呈乳头样增生并有小滤泡形成；滤泡腔内胶质稀薄，周边胶质出现许多大小不一、扇贝状吸收空泡；间质血管丰富、充血，淋巴组织增生（图9-3）。免疫荧光可见滤泡基底膜IgG沉积。

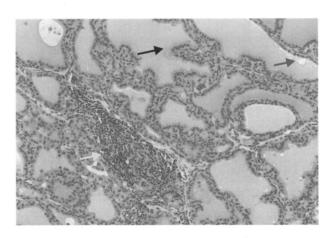

（黑色箭头示呈乳头状向腔内突出；红色箭头示滤泡腔内胶质稀薄，可见吸收空泡；黄色箭头示间质淋巴细胞浸润）

图 9-3　弥漫性毒性甲状腺肿（HE，400×）（见附彩图）

三、甲状腺功能低下

甲状腺功能低下（hypothyroidism）是甲状腺素合成和释放减少或缺乏而出现的临床综合征，表现为克汀病或黏液水肿。

1. 克汀病

克汀病（cretinism）又称呆小症，主要由于地方性缺碘，在胎儿和婴儿期从母体获得或合成甲状腺素不足或缺乏，导致生长发育障碍，表现为大脑发育不全、智力低下、表情痴呆、愚钝面容，骨形成及成熟障碍，四肢短小，形成侏儒。

2. 黏液水肿

黏液水肿（myxedema）指青少年及成人组织间质中出现大量类黏液（氨基多糖）积聚。光镜下，间质胶原纤维分解、断裂、疏松，其间充满蓝色的胶状液体。临床上，患者表现为怕冷、嗜睡、月经不规律，说话、动作及思维减慢，皮温低、皮肤粗糙和非凹陷性水肿。其他组织和器官可出现氨基多糖沉积的相应功能障碍或症状。

四、甲状腺炎

根据病程、临床症状和病理特点的不同，甲状腺炎可分为急性、亚急性和慢性三种。急性甲状腺炎是指由细菌感染引起的化脓性炎症，少见；亚急性甲状腺炎是与病毒感染有关的炎症性病变；慢性甲状腺炎包括慢性淋巴细胞性甲状腺炎和纤维性甲状腺炎。

（一）亚急性甲状腺炎

亚急性甲状腺炎（subacute thyroiditis）又称肉芽肿性甲状腺炎（granulomatous thyroiditis），是一种与病毒感染相关的肉芽肿性炎症。中青年尤其是女性多见。临床上起病急，发热，颈部有压痛，病程短，常在数月内恢复正常。

肉眼观，甲状腺轻至中度增大，呈不均匀结节状，质实，韧，橡皮样。切面呈灰白或淡黄色，可见坏死或瘢痕，与周围组织有粘连。

光镜下，病变呈灶性分布，部分滤泡被破坏，胶质外溢，引起类似结核结节的肉芽肿形成，并有较多中性粒细胞及不等量的嗜酸性粒细胞、淋巴细胞和浆细胞浸润，可形成微小脓肿，伴异物巨细胞反应，无干酪样坏死。愈复期巨噬细胞消失，滤泡上皮细胞再生，间质纤维化，瘢痕形成。本病需要与其他肉芽肿性炎鉴别，如结核和结节病。亚急性甲状腺炎的肉芽肿内可有胶样物质，无干酪样坏死和结核杆菌。

(二) 慢性甲状腺炎

1. 慢性淋巴细胞性甲状腺炎

慢性淋巴细胞性甲状腺炎（chronic lymphocytic thyroiditis）又称桥本甲状腺炎（Hashimoto's thyroiditis）、自身免疫性甲状腺炎（autoimmune thyroiditis），是一种自身免疫病，多见于中年女性。临床上，甲状腺呈无痛性弥漫性肿大，晚期常有甲状腺功能低下的临床表现，TSH 浓度较高，T_3 和 T_4 浓度低，血清中可检测到多种自身抗体。

肉眼观，甲状腺弥漫性对称性肿大，质较韧，重量 60～200 g，被膜轻度增厚，与周围组织无粘连；切面呈分叶状，灰白或灰黄色。

光镜下，甲状腺滤泡广泛破坏、萎缩，大量淋巴细胞及多少不等的嗜酸性粒细胞浸润，淋巴滤泡形成，纤维组织增生（图 9-4）。

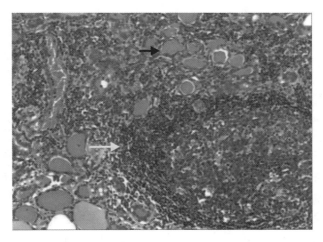

（黑色箭头示甲状腺滤泡破坏、萎缩；黄色箭头示大量淋巴细胞浸润，淋巴滤泡形成）

图 9-4 桥本甲状腺炎（HE, 100×）（见附彩图）

2. 纤维性甲状腺炎

纤维性甲状腺炎（fibrous thyroiditis）又称 Riedel 甲腺肿或慢性木样甲状腺炎（chronic woody thyroiditis），罕见，病因不明。男女患病之比为 1∶3，见于 30～60 岁。早期症状不明显，晚期甲状腺功能低下，增生的纤维组织压迫可产生声音嘶哑和呼吸及吞咽困难等症状和体征。

肉眼观，甲状腺中度肿大，病变范围和程度不一，呈结节状，质硬似木样，与周围组织明显粘连，切面灰白色。

光镜下，甲状腺滤泡萎缩，大量纤维组织增生伴玻璃样变，淋巴细胞浸润。

纤维性甲状腺炎与淋巴细胞性甲状腺炎的区别：①纤维性甲状腺炎向周围组织蔓延侵犯，与周围组织粘连；②淋巴细胞性甲状腺炎仅限于甲状腺内；③纤维性甲状腺炎虽有淋巴细胞浸润，但不形成淋巴滤泡；④纤维性甲状腺炎有显著间质纤维化及玻璃样变，质硬。

五、甲状腺肿瘤

甲状腺肿瘤种类较多，组织学分类也不一致，下面介绍几种常见的甲状腺肿瘤。

（一）甲状腺腺瘤

甲状腺腺瘤（thyroid adenoma）是甲状腺滤泡上皮发生的一种良性肿瘤。常见，多见于中青年女性，患者往往在无意中发现。肿瘤生长缓慢，并随吞咽活动而上下移动。

肉眼观，甲状腺腺瘤多为单发，圆形或类圆形，包膜完整，常压迫周围组织，直径一般为3~5 cm；切面多为实性，色暗红或棕黄（图9-5、图9-6），可并发出血、囊性变、钙化和纤维化。根据肿瘤组织形态学特点，甲状腺腺瘤可分为以下几类。

1. 单纯型腺瘤

单纯型腺瘤（simple adenoma）包膜完整。光镜下，瘤组织由大小较一致、排列拥挤、与正常成人甲状腺相似的滤泡构成，滤泡腔内含胶质。

2. 胶样型腺瘤

胶样型腺瘤（colloid adenoma）肿瘤组织由大滤泡或大小不一的滤泡组成，滤泡腔内充满胶质，并可互相融合成囊。

3. 胎儿型腺瘤

胎儿型腺瘤（fetal adenoma）主要由小而一致、仅含少量胶质或无胶质的小滤泡构成，上皮细胞为立方形，似胎儿甲状腺组织。

4. 胚胎型腺瘤

胚胎型腺瘤（embryonal adenoma）瘤细胞小，大小较一致，分化好，呈片状或条索状排列，偶见不完整的小滤泡，无胶质，间质较疏松，水肿。

5. 嗜酸细胞型腺瘤

嗜酸细胞型腺瘤（acidophilic cell type adenoma）又称Hürthle细胞腺瘤。较少见。光镜下，瘤细胞大而呈多角形，核小，胞质丰富，呈嗜酸性，内含嗜酸性颗粒。电镜下见嗜酸性细胞内有丰富的线粒体，即Hürthle细胞。瘤细胞排列成索网状或巢状，很少形成滤泡。

6. 非典型腺瘤

非典型腺瘤（atypical adenoma）瘤细胞丰富，部分为梭形，呈条索或巢状排列，不形成滤泡；细胞轻度非典型，可见核分裂象。间质少，无包膜和血管侵犯。本瘤的鉴别诊断包括髓样癌和转移性癌。

甲状腺腺瘤需与结节性甲状腺肿鉴别，鉴别要点见表9-1。

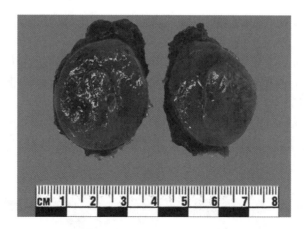

（肿瘤呈单个结节状，与周围组织分界清楚，有包膜，切面暗红或棕黄，实性，质软）
图9-5　甲状腺腺瘤（镜下标本）（见附彩图）

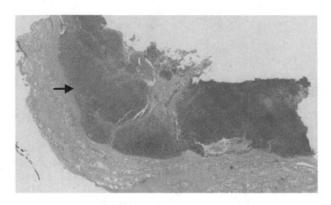

[肿瘤包膜完整，滤泡增生，呈膨胀性生长挤压周围正常甲状腺组织（箭头示由纤维组织包绕的增生滤泡）]
图9-6　甲状腺腺瘤（HE，40×）（见附彩图）

表9-1　甲状腺腺瘤与结节性甲状腺肿的鉴别要点

形态特点	甲状腺腺瘤	结节性甲状腺肿
结节数量	单个结节	多个结节
包膜	完整包膜	无完整包膜
滤泡结构	滤泡及滤泡上皮细胞大小较一致	滤泡大小不一
与周围组织的关系	压迫周围甲状腺组织，结节内外滤泡形态不一致	对周围甲状腺组织无压迫，结节内外滤泡形态一致

（二）甲状腺癌

甲状腺癌（thyroid carcinoma）是甲状腺最常见的原发性恶性肿瘤，多见于女性，男女患病之比约为2∶3，以40～50岁患者多见。不同类型的甲状腺癌生物学特性和预后差异较大。甲状腺癌的主要组织学类型有以下几种。

1. 乳头状癌

乳头状癌（papillary carcinoma）是最常见的原发性甲状腺癌，占甲状腺癌的60%，青少年女性多见。临床上，该肿瘤生长缓慢，恶性程度较低，可较早发生局部淋巴结转移，但血道转移少见，预后较好，10年生存率达80%以上。

肉眼观，肿瘤一般呈结节状，直径约3 cm，无包膜，切面灰白色，质地较硬（图9-7）。部分病例有囊形成，囊内可见乳头，又称为乳头状囊腺癌（papillary cystadenocarcinoma）。

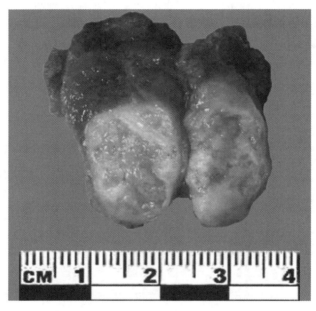

（肿瘤呈灰白结节状，与周围正常组织分界较清楚）
图9-7 甲状腺乳头状癌（大体标本）（见附彩图）

光镜下，肿瘤细胞呈乳头状增生，乳头分支多而纤细，乳头中心有纤维血管间质，间质内常见呈同心圆状的钙化小体，称为砂粒体（图9-8）；肿瘤浸润间质或周围甲状腺组织生长，有助于诊断。乳头被覆上皮常呈单层，细胞核增大，椭圆形，排列拥挤，核染色质少，常呈半透明毛玻璃样（ground glass），无核仁，可见核沟和核内假包涵体。肿瘤最大径小于1 cm者，称为微小癌（microcarcinoma），多在尸检中、因其他病变行甲状腺切除时或颈淋巴结转移时才发现。

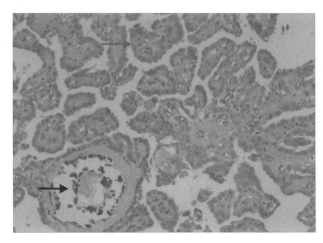

(红色箭头示肿瘤细胞呈乳头状排列,细胞排列拥挤;黑色箭头示间质可见钙化)
图 9-8 甲状腺乳头状癌(HE,400×)(见附彩图)

2. 滤泡癌

滤泡癌(follicular carcinoma) 占甲状腺癌的 20%~25%,是甲状腺向滤泡分化形成的高分化恶性肿瘤,缺乏乳头状癌的病理诊断特征。多见于 40 岁以上女性,易发生血道转移,预后较乳头状癌差。

肉眼观,肿瘤呈结节状,有包膜,包膜厚薄不均,切面灰白,质软。光镜下可见不同分化程度的滤泡,分化极好的滤泡癌很难与甲状腺腺瘤区别,须对肿瘤及包膜多处取材、切片,是否有包膜和血管侵犯是诊断滤泡癌的组织学依据。分化差的滤泡癌呈实性巢片状,瘤细胞异型明显,滤泡少,腔内胶质量少。新版 WHO(2017)甲状腺肿瘤分类提出具有乳头样核特征的非浸润性甲状腺滤泡性肿瘤为交界性肿瘤。滤泡癌甲状腺转录因子 1(Thyroid transcription factor 1,TTF-1)、TG 蛋白免疫组织化学染色阳性。

3. 髓样癌

髓样癌(medullary carcinoma) 占甲状腺癌的 5%~10%,是由甲状腺滤泡旁细胞发生的恶性肿瘤,属于 APUD 瘤。多见于 40~60 岁,部分为家族性常染色体显性遗传。肿瘤细胞分泌降钙素,产生严重腹泻和低钙血症,有的还同时分泌其他多种激素和物质。

肉眼观,肿瘤为单发或多发,可有假包膜,直径为 1~11 cm,切面灰白或黄褐色,质实而软(图 9-9)。光镜下,瘤细胞呈圆形、多角形或梭形,核圆或卵圆形,核仁不明显,核分裂罕见。瘤组织呈实性片巢状、乳头状、滤泡状或旋涡状排列,间质内常有淀粉样物质沉积(可能与降钙素分泌有关)。电镜下,癌细胞胞质内有大小较一致的神经内分泌颗粒。

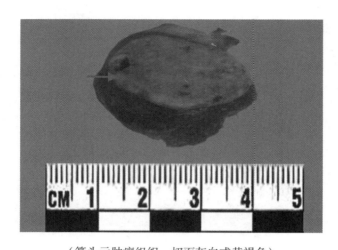

（箭头示肿瘤组织，切面灰白或黄褐色）
图9-9　甲状腺髓样癌（大体标本）（见附彩图）

4. 未分化癌

未分化癌（undifferentiated carcinoma）占甲状腺癌的5%～10%，又称间变性癌（anaplastic carcinoma）或肉瘤样癌（sarcomatoid carcinoma）。多见于50岁以上，女性较多见。肿瘤生长快，早期即可发生浸润和转移，恶性程度高，预后差。

肉眼观，肿瘤较大，无包膜，广泛浸润、破坏周围组织，切面灰白，常伴出血、坏死。光镜下，癌细胞大小、形态不一，核分裂象多。组织学类型包括小细胞型、梭形细胞型、巨细胞型和混合细胞型。

第二节　肾上腺疾病

一、肾上腺皮质功能亢进

肾上腺皮质分泌的每一类激素分泌过多时可导致相应的临床综合征，常见的有皮质醇增多症（hypercortisolism）[又称库欣综合征（Cushing syndrome）]，以及醛固酮增多症（hyperaldosteronism）。

（一）库欣综合征

库欣综合征是由皮质醇生成过多所致。由于长期分泌过多的糖皮质激素，促进蛋白质异化，脂肪沉积，临床上表现为满月脸、向心性肥胖、高血压、皮肤紫纹、多毛、糖耐量降低、月经失调、性欲减退、骨质疏松、肌肉乏力等。多见于20～40岁，女性多于男性。其病因及病变如下。

1. 垂体性

由于垂体肿瘤或下丘脑功能紊乱，分泌促肾上腺皮质激素（ACTH）增多或下丘脑分泌促肾上腺皮质激素释放因子（corticotropin releasing factor，CRF）增加，血中ACTH升高。肉眼观，双侧肾上腺弥漫性中度肥大，重量可达 20 g，切面皮质厚度可超过 2 mm。光镜下主要表现为皮质网状带和束状带细胞增生。

2. 肾上腺性

由于肾上腺肿瘤或增生，分泌大量皮质醇，血中 ACTH 降低。肉眼观，双侧肾上腺显著增生肥大，重量可超过 50 g。光镜下主要表现为网状带及束状带细胞弥漫增生，呈结节状者则多为束状带细胞增生。

3. 异位性

由异位分泌的 ACTH 引起。最常见的原因是肺小细胞癌，其他有恶性胸腺瘤、胰岛细胞瘤等。

4. 医源性

长期大量使用糖皮质激素引起，垂体－肾上腺皮质轴受抑制可致肾上腺萎缩。

（二）醛固酮增多症

醛固酮增多症（hyperaldosteronism）包括原发性和继发性两种。

1. 原发性醛固酮增多症

原发性醛固酮增多症（primary aldosteronism）大多数由肾上腺肿瘤引起，少数为肾上腺皮质增生所致，临床主要表现为高钠血症、低钾血症及高血压，血清肾素降低，这是因为钠潴留致血容量增多，抑制肾素释放。光镜下主要表现为球状带细胞增生。

2. 继发性醛固酮增多症

继发性醛固酮增多症（secondary aldosteronism）指各种疾病引起肾素－血管紧张素分泌增加，刺激球状带细胞增生而引起继发性醛固酮分泌增多的疾病。

二、肾上腺皮质功能低下

肾上腺皮质功能低下分为急性和慢性两种类型。

1. 急性肾上腺皮质功能低下

急性肾上腺皮质功能低下（acute adrenocortical insufficiency）的主要病因是皮质大片出血或坏死、血栓形成或栓塞、重症感染或应激反应及长期使用皮质激素治疗后突然停药等。临床表现为血压下降、休克、昏迷等症状，严重者可致死。

2. 慢性肾上腺皮质功能低下

慢性肾上腺皮质功能低下（chronic adrenocortical insufficiency）又称 Addison 病，主要病因是双侧肾上腺结核和特发性肾上腺萎缩，极少数为肿瘤转移和其他原因导致双侧肾上腺皮质严重破坏。临床表现为皮肤和黏膜及瘢痕处黑色素沉着增多，低血糖，低血压，食欲减退，肌力低下，易疲劳，体重减轻等。黑色素沉着增多是肾上腺皮质激素减少，垂体分泌 ACTH 及 β-LPH 增加，促进黑色素细胞合成过多黑色素所致。

特发性肾上腺萎缩（idiopathic adrenal atrophy）又称自身免疫性肾上腺炎（autoimmuneadrenalitis），是一种自身免疫性疾病。多见于青年女性，患者血中常有抗肾上腺皮质细胞线粒体和微粒体抗体。双侧肾上腺明显萎缩，皮质菲薄，大量淋巴细胞和浆细胞浸润。

三、肾上腺肿瘤

1. 肾上腺皮质腺瘤

肾上腺皮质腺瘤是肾上腺皮质细胞发生的一种良性肿瘤。女性多于男性，儿童多见。肉眼观，肿瘤直径1～5cm，重10～70g，常有完整包膜，切面实性，金黄或棕黄色。光镜下，肿瘤主要由富含类脂质的透明细胞构成，细胞核较小，排列成团，由富含毛细血管的少量间质分隔（图9-10）。少数病例可伴有醛固酮增多症或库欣综合征。

肾上腺皮质腺瘤需要与结节状皮质增生鉴别。前者常为单侧单发，有包膜，可压迫周围组织；后者常为多发、双侧性，结节最大径通常小于1cm，多见于高血压患者。

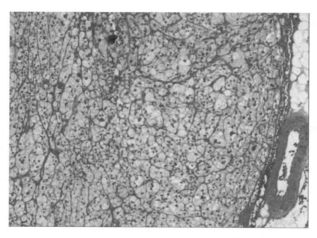

（肿瘤边界清楚，纤维包膜内肿瘤主要由网状带细胞构成，细胞核小，胞质透明，呈小巢状排列，巢周富于薄壁血管）

图9-10 肾上腺皮质腺瘤（HE，400×）（见附彩图）

2. 肾上腺皮质腺癌

肾上腺皮质腺癌是起源于肾上腺皮质细胞的恶性肿瘤。多见于女性，发病有两个高峰年龄，分别是10岁和50岁。临床上，一半以上患者缺乏症状或表现为肿瘤生长相关性体征。另一部分表现为类固醇激素（皮质醇、醛固酮、性激素）增高的相应症状和体征，以皮质醇激素增高最为常见。肿瘤体积一般较大，重量常超过100g，包膜不完整，切面灰白或灰黄色，可伴出血、坏死、囊性变和钙化。光镜下，癌细胞异型性明显，核分裂常见。易发生局部浸润和转移。皮质腺癌与皮质腺瘤的鉴别主要根据肿瘤生物学行为，如是否存在浸润和转移等。预后差，5年生存率低于50%。

3. 肾上腺髓质肿瘤

肾上腺髓质可发生神经母细胞瘤、神经节细胞瘤和嗜铬细胞瘤。下面主要介绍嗜铬细胞瘤。

嗜铬细胞瘤（pheochromocytoma）是肾上腺髓质嗜铬细胞（chromaffin cell）发生的一种肿瘤，又称肾上腺内交感神经副神经节瘤（intra adrenal sympathetic paraganglioma），

90% 来自肾上腺髓质，其余 10% 左右发生在肾上腺髓质以外的器官或组织内。本瘤多见于 40~50 岁，无性别差异。临床上常伴儿茶酚胺的异常分泌，出现间歇性或持续性高血压、头痛、出汗、心动过速、心悸、基础代谢率升高和高血糖等。

肉眼观，肿瘤常为单侧单发，直径 2~6 cm，平均重约 100 g，可有完整包膜，切面灰白或粉红色，常有出血、坏死、钙化及囊性变。光镜下，瘤细胞大多为角形细胞，少数为梭形或柱状细胞，伴有一定程度的多形性，可出现瘤巨细胞，胞质内可见大量嗜铬颗粒，瘤细胞呈索、团状排列，间质富于血管。电镜下，细胞质内含有神经内分泌颗粒。肿瘤细胞表达神经内分泌标志物 CgA 和 Syn，肿瘤周围支持细胞表达 S-100。嗜铬细胞瘤具有转移潜能。

第三节　垂体疾病

一、下丘脑及垂体后叶疾病

下丘脑-垂体后叶轴的功能性或器质性病变，均可引起其内分泌功能异常而出现各种综合征，如尿崩症等。

尿崩症（diabetes insipidus）是由垂体后叶的抗利尿激素（ADH）缺乏或显著减少而引起的以多尿、低比重尿、口渴和多饮等为特征的一组临床综合征。根据病因不同可把尿崩症分为四类：垂体性尿崩症、肾性尿崩症、继发性尿崩症、原发性尿崩症。临床上，继发性尿崩症较为多见。

二、垂体前叶功能亢进与低下

垂体前叶功能亢进（hyperpituitarism）是前叶的一种或多种激素分泌异常增加，一般由前叶的功能性肿瘤引起，少数由下丘脑作用或其靶器官的反馈抑制作用消失所致，常见的疾病有性早熟症、垂体性巨人症及垂体性肢端肥大症、催乳素过高血症和垂体性库欣综合征等。

任何原因造成的垂体前叶大部分组织破坏都能引起垂体功能低下。主要原因如肿瘤、血液循环障碍、外科手术或外伤等均可使垂体前叶激素分泌减少，常见的临床表现有席汉综合征、西蒙综合征和垂体性侏儒症等。

1. **性早熟症**

性早熟症（precocious puberty）是中枢神经系统疾病（如脑肿瘤、脑积水等）或遗传异常而使下丘脑-垂体过早分泌释放促性腺激素所致，表现为女孩 6~8 岁、男孩 8~10 岁前出现性发育。

2. **垂体性巨人症及肢端肥大症**

垂体性巨人症（pituitary gigantism）及肢端肥大症（acromegaly）多由垂体生长激素细胞腺瘤分泌过多的生长激素（GH）所致。若发生于青春期前，骨骺未闭合，人体的骨骼、器官和组织按比例过度生长，身材异常高大，称为垂体性巨人症；若发生于青春期后，骨骺已闭合，则表现为头颅骨增厚，下颌骨、眶上嵴及颧骨弓增大突出，鼻唇、舌增厚肥大，皮肤增厚粗糙，面容特异，四肢手足宽而粗厚，手（足）指（趾）粗钝，称为肢端肥大症。

3. 高催乳素血症

高催乳素血症（hyperprolactinemia）一部分是由垂体催乳激素细胞腺瘤分泌过多的催乳素（PRL）引起，一部分是由下丘脑病变或药物所致，临床表现为溢乳-闭经综合征（galactorrhea-amenorrhea syndrome）：女性表现为闭经、不育和溢乳；男性表现为性功能下降。

4. 垂体性侏儒症

垂体性侏儒症（pituitary dwarfism）是指儿童期垂体前叶分泌 GH 部分或完全缺乏所致的生长发育障碍性疾病，表现为骨骼、躯体生长发育迟缓，体型停滞于儿童期，身材矮小，皮肤和颜面可有皱纹，常伴性器官发育障碍，但智力发育正常。

5. 西蒙综合征

西蒙综合征（Simmond syndrome）是由于炎症、肿瘤、血液循环障碍、损伤等多种因素使前叶各种激素分泌障碍，导致相应的靶器官如甲状腺、肾上腺、性腺等萎缩的一种临床综合征。病程呈慢性经过，以恶病质、早衰及各种激素分泌低下及其相应临床症状为特征。

6. 席汉综合征

席汉综合征（Sheehan syndrome）是垂体缺血性萎缩、坏死，导致前叶各种激素分泌减少的一种综合征，多由分娩时大出血或休克引起。典型病例于分娩后出现乳腺萎缩、乳汁分泌停止，相继出现生殖器官萎缩、闭经、甲状腺和肾上腺萎缩及功能低下，进而出现全身萎缩和老化。

三、垂体肿瘤

垂体瘤（pituitary tumor）是一组起源于腺垂体、神经垂体及胚胎期颅咽管囊残余鳞状上皮的肿瘤。垂体瘤是颅内常见肿瘤，其中来自腺垂体的肿瘤占大多数。有明显临床症状的垂体瘤占中枢神经系统肿瘤的 10%～20%，从尸检发现的无症状性垂体瘤或微腺瘤更多。大多为催乳素瘤，可伴或不伴生长激素分泌增多，其次为生长激素瘤、无功能瘤及 ACTH 腺瘤伴库欣综合征。

1. 垂体腺瘤

垂体腺瘤（pituitary adenoma）是来源于垂体前叶上皮细胞的良性肿瘤，是颅内最常见的肿瘤，占颅内肿瘤的 10%～20%，多见于 30～60 岁，女性较多见。

肉眼观，肿瘤大小不一，最大径 0.1～10 cm，直径小于 1 mm 者称为垂体微腺瘤，直径小于 1 cm 者为小腺瘤，直径大于 1 cm 者为大腺瘤；肿瘤一般境界清楚，呈膨胀性生长，约 30% 的腺瘤无包膜，呈侵袭性生长。肿瘤侵入周围脑组织时，称为侵袭性垂体腺瘤。肿瘤质软、色灰白、粉红或黄褐，可伴有出血、坏死、囊性变、纤维化和钙化等。

光镜下，瘤细胞似正常垂体前叶细胞，核圆或卵圆形，有小核仁，多数腺瘤由单一细胞构成，形态一致，少数可由几种瘤细胞构成，瘤细胞呈片状、条索状、巢状、腺样或乳头状排列，可有一定异型性，但核分裂罕见，瘤细胞巢之间为血管丰富的纤维间质（图 9-11）。

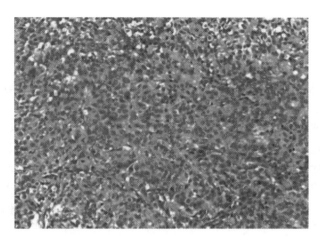

（瘤细胞大小、形态较一致，呈片状排列，间质富于纤维血管）
图9-11 垂体腺瘤（HE，400×）（见附彩图）

2. 垂体腺癌

垂体腺癌（pituitary carcinoma）少见，目前尚无统一的诊断标准，单纯从瘤细胞形态很难区别腺癌和腺瘤，须结合肿瘤生物学行为考虑。若肿瘤明显侵犯脑组织或通过脑脊液脑内播散转移，或通过血道发生颅外转移者，无论其形态如何，均为恶性；若细胞核异型性明显，核分裂象显著增多，肿瘤细胞坏死，Ki-67指数高，且向周围组织浸润破坏，如骨质缺损，则可考虑诊断恶性。

第四节 糖尿病和胰岛细胞瘤

一、糖尿病

糖尿病（diabetes mellitus，DM）是一组由多病因导致的以慢性高血糖为特征的代谢性疾病，是由胰岛素分泌及利用缺陷所导致。长期饮碳水化合物以及脂肪、蛋白质代谢紊乱可导致多系统损害，导致眼、肾、神经、心脏、血管等组织器官慢性进行性病变、功能减退及衰竭；病情严重或应激时可发生急性严重代谢紊乱，如糖尿病酮症酸中毒、高渗高血糖综合征等。糖尿病是由遗传及环境因素等复杂病因导致的临床综合征，其病因及发病机制仍未完全阐明。

1. 胰岛病变

不同类型、不同时期病变不同。1型糖尿病早期为非特异性胰岛炎，随后，胰岛β细胞颗粒脱失、空泡变性、坏死，胰岛变小、数目减少，纤维组织增生、玻璃样变；2型糖尿病早期病变不明显，后期胰岛β细胞减少，常见胰岛淀粉样变性。

2. 血管病变

各型动脉均可发生不同程度的血管壁玻璃样变性、增厚；血管壁通透性增加；部分病例可伴有血栓形成或管腔狭窄，导致组织或器官缺血，功能障碍。大、中动脉可伴动脉粥样硬化或中层钙化，引起冠心病、心肌梗死、脑萎缩、四肢坏疽等。

3. 肾脏病变

糖尿病肾病（diabetic nephropathy）是糖尿病的严重并发症。光镜下：①肾脏体积增大：早期肾血流量增加，肾小球滤过率增高，导致早期肾脏体积增大，通过治疗可恢复正常。②结节性肾小球硬化：肾小球系膜内出现圆形或卵圆形均质嗜伊红的玻璃样物质沉积结节，结节增大可阻塞毛细血管腔，六胺银染色显示结节呈同心圆层状结构，毛细血管基底膜增厚。③弥漫性肾小球硬化：系膜基质弥漫性增多，基底膜弥漫性增厚；毛细血管腔狭窄或闭塞，肾小球玻璃样变性。④肾小管及肾间质改变：肾小管上皮细胞出现颗粒样和空泡样变性及萎缩；肾间质纤维化、水肿和淋巴细胞浸润。⑤血管损伤：肾细动脉可发生硬化。⑥肾乳头坏死：患者伴发急性肾盂肾炎时，缺血及感染可导致肾乳头坏死。

4. 视网膜病变

早期表现为微小动脉瘤和视网膜小静脉扩张，继而出现渗出、水肿、微血栓形成、出血等非增生性视网膜病变。此外，也可因血管病变引起缺氧，刺激纤维组织增生、新生血管形成等增生性视网膜性病变。

5. 神经系统病变

周围神经可因血管病变引起缺血性损伤或症状，如肢体疼痛、麻木、感觉丧失、肌肉麻痹等，脑细胞可发生广泛变性。

6. 其他

组织或器官病变可出现皮肤黄色瘤、肝脂变和糖原沉积、骨质疏松、真菌感染等。

二、胰岛细胞瘤

胰岛细胞瘤（islet cell tumor）是胰腺神经内分泌肿瘤。好发部位依次为胰尾、胰体、头部。常见于20～50岁。肿瘤多为单个，直径1～5 cm，圆形或椭圆形，境界清楚，包膜完整或不完整，切面粉白或暗红色，质软、均质。光镜下，瘤细胞与正常胰岛细胞相似，圆形、短梭形或多角形，形态较一致，核圆或椭圆形、短梭形，染色质细颗粒状，可见小核仁，核有不同程度的异型性，核分裂罕见。瘤组织排列形式多样，部分呈脑回状、梁状或条带状，部分呈腺泡样、腺管状或菊形团样，部分呈实性团块或弥漫成片，排列不规则，间质富于薄壁血窦。胰岛细胞瘤多数具有分泌功能，已知的功能性胰岛细胞瘤有胰岛素瘤、胃泌素瘤、高血糖素瘤、生长抑素瘤、VIP瘤和PP瘤六种。

> **讨论：**
> 　　甲状腺乳头状癌是最常见的甲状腺癌。中国肿瘤登记中心的数据显示，我国城市地区女性甲状腺癌发病率位居女性所有恶性肿瘤的第4位。其预后非常好，十年生存率可达80%以上。但仍有少数患者死于甲状腺乳头状癌。在分子病理时代，如何从肿瘤的基因层面认识甲状腺癌的发病机制，甄别低风险和高风险甲状腺癌，以便明确诊断、科学分类、个体化管理，避免过度治疗的同时兼顾规范彻底治疗，建立精准、规范和个体化的管理模式？

小结

1. 甲状腺疾病包括甲状腺肿、炎症和肿瘤。根据是否伴有甲状腺素异常，甲状腺肿分为毒性甲状腺肿和非毒性甲状腺肿。甲状腺炎症性病变以慢性淋巴细胞性甲状腺炎为常见，且与甲状腺乳头状癌和淋巴瘤有关。甲状腺乳头状癌是较常见的甲状腺恶性肿瘤，多种基因异常与其发生发展密切相关。

2. 肾上腺疾病包括肾上腺功能亢进和肾上腺功能低下相关的改变。肾上腺肿瘤包括肾上腺皮质肿瘤（腺瘤和癌）和髓质肿瘤（嗜铬细胞瘤）。嗜铬细胞瘤具有转移潜能，新版WHO（2017）将其ICD-O编码由8700/0（良性）修改为8700/3（恶性）。

3. 垂体疾病与多种激素分泌异常有关，从而导致相应激素异常的各种临床表现。

4. 糖尿病的病理改变除胰岛外，还包括由高血糖引起的其他继发性改变，如血管、肾脏、视网膜和神经系统等器官系统的改变。

（王明华，谭丽艳）

单项选择题

1. 关于甲状腺疾病，以下说法正确的是_____。
   A. 弥漫性毒性甲状腺肿做免疫荧光检测时，滤泡基底膜可见IgM沉积
   B. 亚急性甲状腺炎典型的病理改变是可见肉芽肿形成，肉芽肿中央可见微脓肿
   C. 甲状腺滤泡癌预后较甲状腺乳头状癌差，属于低分化的甲状腺上皮性恶性肿瘤
   D. 甲状腺髓样癌间质常见砂粒体形成
   E. 甲状腺腺瘤一般为单发结节，可见纤维包膜，包膜内外滤泡形态一致

2. 关于肾上腺疾病，以下说法不正确的是_____。
   A. 库欣综合征临床上表现为"满月脸"、向心性肥胖、低血压、皮肤紫纹、多毛等
   B. 醛固酮增多症的病理变化主要表现为球状带细胞增生
   C. 肾上腺皮质腺瘤大体常有完整包膜，切面实性，金黄或棕黄色
   D. 肾上腺嗜铬细胞瘤是恶性肿瘤

E. 肾上腺皮质腺癌与皮质腺瘤的鉴别主要根据肿瘤生物学行为
3. 关于垂体肿瘤的描述，下列说法不正确的是_____。
   A. 垂体腺瘤是常见的垂体肿瘤类型
   B. 部分垂体瘤临床无症状
   C. 垂体腺瘤可呈浸润性生长
   D. 垂体性侏儒症临床表现为骨骼、躯体生长发育迟缓，体型停滞于儿童期，身材矮小，皮肤和颜面可有皱纹，常伴性器官发育障碍和智力发育障碍
   E. 功能性垂体腺瘤以催乳素瘤最常见
4. 糖尿病的病理变化不包括下列哪一项_____？
   A. 动脉血管壁玻璃样变性
   B. 弥漫性或结节性肾小球硬化
   C. 骨质疏松
   D. 胰腺导管上皮细胞增生
   E. 胰岛淀粉样变性

答案：
1. B；2. A；3. D；4. D

（王明华，谭丽艳）

第十章 内分泌系统药理学

第一节 甲状腺激素及抗甲状腺药物

一、甲状腺激素

甲状腺激素是维持机体正常代谢、促进生长发育所必需的激素,包括甲状腺素(四碘甲状腺原氨酸,T_4)和三碘甲状腺原氨酸(T_3)。甲状腺素分泌过少会引起甲状腺功能低下(hypothyroidism),须补充甲状腺激素;而分泌过多则引起甲状腺功能亢进症(hyperthyroidism,简称甲亢),可用手术疗法,也可用抗甲状腺药暂时或长期消除甲亢症状。

(一)药理作用及作用机制

1. 维持正常的生长发育

甲状腺激素能促进蛋白质合成及骨骼、中枢神经系统的生长发育。在发育期,甲状腺功能不足可使神经元轴突和树突形成发生障碍,神经髓鞘形成延缓,骨骺不能形成,而产生智力低下、身材矮小的克汀病。T_3和T_4还能加速胎儿肺发育,新生儿呼吸窘迫综合征常与T_3、T_4不足有关。成人甲状腺功能不全时,则引起黏液性水肿,表现为中枢兴奋性降低、记忆力减退等。

2. 促进代谢和产热

甲状腺激素能促进物质氧化,增加耗氧,提高基础代谢率,使产热增多。甲亢时有怕热、多汗等症状。

3. 提高机体交感-肾上腺系统的反应性

在甲亢时由于机体对儿茶酚胺的反应性提高,出现神经过敏、烦躁、震颤、心率加快、心排出量增加及血压增高等现象。这与肾上腺素β受体数目增多有关。

甲状腺激素受体(thyroid hormone receptor,TR)为核内受体,由TRα和TRβ基因编码,介导甲状腺激素的作用。TR表达在垂体、心、肝、肾、骨骼肌、肺、肠等组织,两个受体蛋白构成的同源或异源二聚体能与DNA结合,血中游离的T_4和T_3进入细胞内与受体蛋白形成激素-受体复合物而启动靶基因转录,加速相关蛋白和酶的生成,从而产生效应。T_3与TR的亲和力比T_4大10倍,85%~90%的TR与T_3结合,故TR又称为T_3受体。当饥饿、营养不良与肥胖、患糖尿病时,TR数目会减少。

此外,甲状腺激素还有"非基因作用",通过核糖体、线粒体和细胞膜上的受体结合,影响转录后的过程、能量代谢以及膜的转运功能。

(二) 临床应用

甲状腺激素主要用于甲状腺功能低下的替代疗法。

1. 甲状腺功能低下

（1）呆小病。甲状腺功能减退始于胎儿或新生儿。若尽早诊治，则发育仍可维持正常；若治疗过晚，则智力持续低下。治疗应从小剂量开始，到症状好转改用维持量，并根据症状随时调整剂量。

（2）黏液性水肿。给予甲状腺素治疗应从小剂量开始，逐渐增至足量，2～3周后如基础代谢率恢复正常，可逐渐减为维持量。老年及心血管疾病患者增量宜缓慢，以防过量诱发或加重心脏病变；垂体功能低下者宜先用糖皮质激素，再用甲状腺激素，以防发生急性肾上腺皮质功能不全。黏液性水肿昏迷者必须立即注射大量 T_3，直至清醒后改为口服。如无静脉注射剂，也可用 T_3 片剂研碎后加水鼻饲，同时给予足量氢化可的松。

2. 单纯性甲状腺肿

由缺碘所致者应补碘，原因不明者可给予适量甲状腺激素，以补充内源性激素的不足，并可抑制 TSH 过多分泌，缓解腺体代偿性增生肥大。但甲状腺结节常不能消失，须进行手术。

3. 其他

（1）甲亢患者服用抗甲状腺药时，加服 T_4 有利于减轻突眼、甲状腺肿大以及防止甲状腺功能低下。虽然 T_4 不易通过胎盘屏障，但也不能防止抗甲状腺药剂量过大对胎儿甲状腺功能的影响，故甲亢孕妇一般不加服 T_4。

（2）甲状腺癌术后应用 T_4，可抑制残余甲状腺癌变组织，减少复发，用量需较大。

（3）T_3 抑制试验用于对摄碘率高者做鉴别诊断。服用 T_3 后，摄碘率比用药前对照值下降50%以上者，为单纯性甲状腺肿；摄碘率下降小于50%者为甲亢。

(三) 不良反应及注意事项

甲状腺激素过量可引起心悸、手震颤、多汗、体重减轻、失眠等甲亢症状，重者可有腹泻、呕吐、发热、脉搏快而不规则，甚至有心绞痛、心力衰竭、肌肉震颤或痉挛症状。一旦出现上述现象，应立即停药，用 β 受体阻滞剂对抗，停药1周后再从小剂量开始应用。

二、抗甲状腺药

抗甲状腺药是治疗各种原因引起的甲亢及其症状的有效手段，目前常用的有硫脲类、碘和碘化物、放射性碘和 β 受体阻滞剂四类。

(一) 硫脲类

硫脲类（thioureas）是最常用的抗甲状腺药。可分为两类：①硫氧嘧啶类，包括甲硫氧嘧啶（methylthiouracil，MTU）和丙硫氧嘧啶（propylthiouracil，PTU）；②咪唑类，包括甲巯咪唑 [thiamazole，又称他巴唑（tapazole）] 和卡比马唑（carbimazole，又称甲亢平）。

1. **药理作用及作用机制**

(1) 抑制甲状腺激素的合成。通过抑制甲状腺过氧化物酶，进而抑制酪氨酸的碘化及耦联，减少甲状腺激素的生物合成。该类药物对过氧化物酶并没有直接抑制作用，而是作为过氧化物酶的底物本身被氧化，影响酪氨酸的碘化及耦联。硫脲类药物对甲状腺摄碘没有影响，对已合成的甲状腺激素无效，须用药3～4周后才有储存的 T_4 水平下降，一般症状改善常需2～3周，基础代谢率恢复正常需1～2个月。

(2) 抑制外周组织的 T_4 转化为 T_3。丙硫氧嘧啶能迅速控制血清中生物活性较强的 T_3 水平，故在重症甲亢、甲状腺危象时，该药可列为首选；而甲巯咪唑的这种作用相对较弱。

(3) 减弱β受体介导的糖代谢活动。硫氧嘧啶能减少心肌、骨骼肌的β受体数目，降低腺苷酸环化酶活性而减弱β受体介导的糖代谢活动。

(4) 免疫抑制作用。甲亢的发病与自身免疫机制异常有关，硫脲类药物能轻度抑制免疫球蛋白的生成，降低甲状腺刺激性免疫球蛋白（thyroid stimulating immunoglobulin，TSI）水平。因此，该类药物除能控制高代谢症状外，还对甲亢病因也有一定的治疗作用。

2. **临床应用**

(1) 甲亢的内科治疗。适用于轻症和不宜手术或放射性碘治疗者，如儿童、青少年、术后复发及中、重度患者而年老体弱或兼有心、肝、肾、出血性疾患等患者。若剂量适当，症状可在1～2个月得到控制。当基础代谢率接近正常时，药量即可递减至维持量，疗程1～2年。遇有感染或其他应激时，应酌加剂量。应以 T_3 抑制试验或TRH兴奋试验来监测疗效，结果正常后停药，则复发率较低。内科治疗可使40%～70%患者不再复发。

(2) 甲状腺手术前准备。为避免甲状腺次全切除手术患者在麻醉和手术后发生并发症及甲状腺危象，在术前应先服用硫脲类药物，使甲状腺功能恢复或接近正常。由于服用硫脲类药物后TSH分泌增多，腺体增生，组织脆而充血，不利于手术进行，因此须在手术前两周左右加服大量碘剂。

(3) 甲状腺危象的治疗。感染、外伤、手术、情绪激动等诱因可致大量甲状腺激素突然释放入血，使患者发生高热、虚脱、心力衰竭、肺水肿、水和电解质紊乱等，严重时可致死亡，称为甲状腺危象。对此，除须消除诱因、对症治疗外，应给予大剂量碘剂以抑制甲状腺激素释放，并立即应用硫脲类（常选用丙硫氧嘧啶）阻止甲状腺素合成，剂量约为治疗量的2倍，疗程一般不超过1周。

3. **不良反应及注意事项**

有3%～12%的硫脲类用药者会发生不良反应，丙硫氧嘧啶和甲巯咪唑发生较少，甲硫氧嘧啶发生较多。

(1) 胃肠道反应。恶心、呕吐、胃肠道不适，使用甲硫氧嘧啶偶有味觉、嗅觉改变。

(2) 过敏反应。最常见的过敏反应是斑丘疹（发生率为4%～6%）、皮肤瘙痒、药疹，少数伴有发热，应密切观察，一般不需停药症状可自行消失。

(3) 粒细胞缺乏症。为最严重不良反应，发生率为0.1%～0.5%。一般发生在治疗后的2～3个月，老年人较易发生，应定期检查血象。注意与甲亢本身引起的白细胞计数偏低相区别，发生咽痛、发热等反应时应立即停药，可恢复正常。

(4)甲状腺肿及甲状腺功能减退。长期用药可使血清甲状腺激素水平呈显著下降,反馈性增加 TSH 分泌而引起腺体肿大,还可诱导甲状腺功能减退,及时发现并停药常可恢复。

硫脲类药物能通过胎盘浓集于胎儿甲状腺,妊娠妇女慎用或不用;药物在乳汁中浓度也高,服用本类药物的妇女应避免哺乳。相比之下,丙硫氧嘧啶具有更高的血浆蛋白结合率,通过胎盘的量相对较少,更适合于妊娠期甲亢患者。结节性甲状腺肿合并甲亢者及甲状腺癌患者禁用。

(二)碘及碘化物

在硫脲类药物产生前,碘及碘化物是用于抗甲状腺治疗的主要药物。目前,碘及碘化物不作为单独用药用于抗甲状腺治疗。常用复方碘溶液(liguor iodine Co)又称卢戈液(Lugol's solution),含碘5%,碘化钾10%。也可单用碘化钾或碘化钠。《神农本草经》记载用海带治疗"瘿瘤",这是最早用含碘食物治疗甲状腺疾病的文献。

1. 药理作用及作用机制

不同剂量的碘化物对甲状腺功能可产生不同的作用。小剂量的碘是合成甲状腺激素的原料,可预防单纯性甲状腺肿。缺碘地区的患者可在食盐中按1∶100000~1∶10000的比例加入碘化钾或碘化钠,这对早期患者疗效显著;腺体太大已有压迫症状者应考虑手术治疗。

大剂量碘(>6mg/d)有抗甲状腺作用,可能是通过抑制 TG 的水解而抑制甲状腺激素的释放,因为 TG 水解时需足够的还原型谷胱甘肽(GSH)使 TG 中的二硫键还原,大剂量碘剂能抑制谷胱甘肽还原酶,减少 GSH,从而使 TG 对蛋白水解酶不敏感。此外,大剂量碘还能拮抗 TSH 促进激素释放的作用,抑制甲状腺过氧化物酶活性,影响酪氨酸碘化和碘化酪氨酸耦联,减少甲状腺激素的合成。

大剂量碘的抗甲状腺作用快而强,用药2~7天起效,10~15天达最大效应。但是,腺泡细胞内碘离子浓度增高到一定程度时,细胞摄碘即自动降低,使胞内碘离子浓度下降,从而失去抑制激素合成的效应,这就是碘化物不能单独用于甲亢内科治疗的原因。

2. 临床应用

(1)甲亢的术前准备。一般在术前2周给予复方碘溶液,因为大剂量碘能抑制 TSH 促进腺体增生的作用,使腺体缩小变韧、血管减少,利于手术进行及减少出血。

(2)甲状腺危象的治疗。可将碘化物加到10%葡萄糖溶液中静脉滴注。也可服用复方碘溶液,其抗甲状腺作用发生迅速,并在2周内逐渐停服,需要同时配合服用硫脲类药物。

3. 不良反应及注意事项

碘的不良反应相对较少,大多数在停药后都可以恢复。

(1)一般反应。咽喉不适、口内金属味、呼吸道刺激、鼻窦炎和眼结膜炎症状及唾液分泌增多、唾液腺肿大等,停药后可消退。

(2)超敏反应。于用药后立即或几小时内发生,表现为发热、皮疹、皮炎,也可有血管神经性水肿,严重者有喉头水肿,可致窒息。一般停药后可消退,加服食盐和增加饮水量可促进碘排泄。必要时采取抗过敏措施。

(3) 诱发甲状腺功能紊乱。一方面,长期或过量服用碘剂可能诱发甲亢;已用硫脲类药物控制症状的甲亢患者,也可因服用少量碘而复发。另一方面,碘剂也可诱发甲状腺功能减退和甲状腺肿,原有甲状腺炎者不易发生。碘能进入乳汁和通过胎盘,可能引起新生儿和婴儿甲状腺功能异常或甲状腺肿,严重者可压迫气管而致命,孕妇和哺乳期妇女应慎用。

(三) β受体阻滞剂

1. 药理作用及作用机制

β受体阻滞剂如普萘洛尔(propranolol)、美托洛尔(metoprolol)、阿替洛尔(atenolol)等是甲亢及甲状腺危象的辅助治疗药。通过阻断β受体来改善甲亢所致的心率加快、心肌收缩力增强等交感神经激活症状。普萘洛尔在160 mg/d时还能抑制外周T_4转化成T_3,减少T_3生成约20%。

2. 临床应用

β受体阻滞剂适用于不宜用抗甲状腺药、不宜手术及^{131}I治疗的甲亢患者;甲状腺危象时,静注能帮助患者度过危险期。应用大剂量β受体阻滞剂做甲状腺术前准备,不会致腺体增大变脆,2周后即可进行手术,本类药物常与硫脲类合用做术前准备。甲亢患者如因故需紧急手术(甲状腺手术或其他手术)时,也可用β受体阻滞剂保护患者。

3. 不良反应及注意事项

β受体阻滞剂较少影响常用的甲状腺功能测定试验,且不干扰硫脲类药物对甲状腺的作用,但应注意防止本类药物对心血管系统和气管平滑肌等造成的不良反应。

(四) 放射性碘

1. 药理作用及作用机制

放射性碘(radioiodine)是^{131}I,有效半衰期为5天,甲状腺有很强的摄取^{131}I的能力。^{131}I的β射线(占99%)在组织内射程仅约2 mm,辐射损伤只限于甲状腺内,又因增生细胞对辐射作用较敏感,很少损伤周围其他组织,可起到类似手术切除部分甲状腺的作用。少量的γ射线(占1%)可在体外测得,用于测定甲状腺摄碘功能。

2. 临床应用

^{131}I适用于不宜手术或手术后复发及硫脲类无效或过敏的甲亢患者,作用缓慢,一般用药1个月见效,3~4个月后甲状腺功能可恢复正常。

3. 不良反应及注意事项

剂量过大易致甲状腺功能低下,故应严格掌握剂量,通常按甲状腺重量和最高摄碘率估计值计算。用药后,一旦发现甲状腺功能低下症状,可补充甲状腺激素对抗。由于儿童甲状腺组织处于生长期,对辐射效应较敏感;卵巢也可浓集放射性碘,可能影响遗传,因此,20岁以下患者、妊娠期或哺乳期妇女及肾功能不佳者不宜使用。此外,甲状腺危象、重症浸润性突眼症及甲状腺不能摄碘者禁用。^{131}I是否会致癌和诱发白血病尚待确定。

第二节 肾上腺皮质激素类药物

肾上腺皮质激素药物指天然与合成的肾上腺皮质激素及其拮抗剂，临床常用的肾上腺皮质激素主要是糖皮质激素。

一、糖皮质激素

糖皮质激素的作用广泛而复杂，且随剂量不同而变化。生理剂量下主要影响正常物质代谢过程；缺乏时可引起代谢失调甚至死亡；应激状态时，机体分泌大量的糖皮质激素，通过允许作用等，使机体能适应内外环境变化所产生的强烈刺激；超生理剂量（药理剂量）时，除影响物质代谢外，糖皮质激素还具有抗感染、抗过敏和抑制免疫反应等多种药理作用。不适当使用或长期大剂量使用糖皮质激素可导致多种不良反应和并发症，甚至危及生命。

（一）药理作用及作用机制

糖皮质激素在生理剂量下主要是对机体的物质代谢产生影响，在超生理剂量（药理剂量）时还发挥除代谢作用外的其他药理作用。

1. 对代谢的影响

（1）糖代谢。糖皮质激素是调节机体糖代谢的重要激素之一，能增加肝糖原和肌糖原含量并升高血糖。机制是：①促进糖原异生，特别是利用肌肉蛋白质代谢中的一些氨基酸及其中间代谢产物作为原料合成糖原；②减少机体组织对葡萄糖的利用；③减慢葡萄糖氧化分解过程，有利于丙酮酸和乳酸等中间代谢产物在肝脏和肾脏再合成葡萄糖，增加血糖的来源。

（2）蛋白质代谢。糖皮质激素可加速胸腺、肌肉、骨等组织蛋白质分解代谢，增加尿中氮的排泄，造成负氮平衡；大剂量糖皮质激素还能抑制蛋白质合成。故长期用药可出现肌肉消瘦、骨质疏松、皮肤变薄和伤口愈合延缓等。因此，对于严重损失蛋白质的肾病及多种影响蛋白质代谢的疾病，采用此类激素治疗（尤其是长期治疗）时，须合用蛋白质同化类激素。

（3）脂肪代谢。短期使用糖皮质激素对脂肪代谢无明显影响；大剂量长期使用可增高血浆胆固醇、激活四肢皮下脂酶，促使皮下脂肪分解，使脂肪重新分布于面部、胸、背及臀部，形成向心性肥胖，表现为"满月脸""水牛背"，呈现圆脸、背厚、躯干部发胖而四肢消瘦的特殊体形。

（4）水和电解质代谢。糖皮质激素通过作用于盐皮质激素受体产生较弱的盐皮质激素样潴钠排钾作用。此外，它还可通过增加肾小球滤过率和拮抗抗利尿激素的作用，减少肾小管对水的重吸收，故有利尿作用。此外，长期用药将造成骨质脱钙，可能与其减少小肠对钙的吸收和抑制肾小管对钙的重吸收、促进尿钙排泄有关。

2. 抗炎作用

糖皮质激素具有强大的抗炎作用，能抑制物理性、化学性、免疫性及病原生物性等多种原因所引起的炎症反应。在急性炎症早期，糖皮质激素通过增高血管的紧张性、减轻充血、降低毛细血管的通透性，同时抑制白细胞浸润及吞噬反应，减少各种炎症因子的释放，减轻渗出、水肿，改善红、肿、热、痛等症状。在炎症后期，糖皮质激素通过抑制毛细血管和成纤维细胞的增生，抑制胶原蛋白、黏多糖的合成及肉芽组织增生，防止粘连及瘢痕形成，减轻后遗症。但须注意的是，炎症反应是机体的一种防御性机制，炎症反应的后期更是组织修复的重要过程。因此，糖皮质激素在抑制炎症及减轻症状的同时也可导致感染扩散、创面愈合延迟。

3. 免疫抑制与抗过敏作用

（1）对免疫系统的抑制作用。糖皮质激素对免疫过程的多个环节均有抑制作用。小剂量糖皮质激素主要抑制细胞免疫，大剂量则能抑制由 B 细胞转化成浆细胞的过程，减少抗体生成，干扰体液免疫。但这一抑制作用随动物种属不同而有很大差异。小鼠、大鼠、家兔等较敏感，用药后能使胸腺缩小，脾脏淋巴结减少，血中淋巴细胞溶解；而豚鼠、猴和人的敏感性则较差。例如，糖皮质激素不能使正常人淋巴细胞溶解，也不能使免疫球蛋白合成或补体代谢明显下降，更不能抑制特异性抗体的合成。但糖皮质激素能干扰淋巴组织在抗原作用下的分裂和增殖，阻断致敏 T 淋巴细胞所诱发的单核细胞和巨噬细胞的聚集等，从而抑制组织器官的移植排斥反应和皮肤迟发性过敏反应。此外，糖皮质激素对于自身免疫性疾病也能发挥一定的近期疗效。

目前认为糖皮质激素抑制免疫的机制是：①诱导淋巴细胞 DNA 降解：这种由类固醇激素诱导的核 DNA 降解现象只发生于淋巴组织中，并具有糖皮质激素特异性。②影响淋巴细胞的物质代谢：减少葡萄糖、氨基酸以及核苷的跨膜转运过程，抑制淋巴细胞中 DNA、RNA 和蛋白质的生物合成，减少淋巴细胞中 RNA 聚合酶的活力和 ATP 的生成量。③诱导淋巴细胞凋亡：体内和体外实验均出现胸腺细胞皱缩、膜起泡、染色体凝缩及核碎裂，形成凋亡小体，受影响的主要是 CD4/CD8 双阳性的未成熟淋巴细胞。此外，还能诱导 B 淋巴细胞凋亡。④抑制核转录因子 NF-κB 活性：NF-κB 是一种重要的转录调节因子，它在胞质内与 NF-κB 抑制蛋白 IκB 结合呈非活性状态，一旦被刺激剂激活，便与 IκB 解离而转入核内与特异的启动子结合，从而调控基因的表达。NF-κB 过度激活可导致多种炎症细胞因子的生成，这与移植物排斥反应、炎症等疾病发病有关。糖皮质激素一方面通过其受体直接与 RelA（NF-κB 异源二聚体的 p65 亚基）相互作用，抑制 NF-κB 与 DNA 结合，阻断其调控作用；另一方面增加 NF-κB 抑制蛋白 IκBα 基因的转录，抑制 NF-κB 的活性，从而发挥免疫抑制作用。

（2）抗过敏作用：在免疫过程中，抗原-抗体反应可引起肥大细胞脱颗粒而释放组胺、5-羟色胺、过敏性慢反应物质和缓激肽等，从而引起一系列过敏性反应症状。糖皮质激素被认为能减少上述过敏介质的产生，抑制因过敏反应而产生的病理变化，从而减轻过敏性症状。

4. 抗休克作用

常用于严重休克，特别是感染中毒性休克的治疗。大剂量糖皮质激素抗休克作用的可能机制是：①抑制某些炎症因子的产生，减轻全身炎症反应综合征及组织损伤，使微循环血流动力学恢复正常，改善休克状态。②稳定溶酶体膜，减少心肌抑制因子（myocardial depressant factor，MDF）的形成。③扩张痉挛收缩的血管和兴奋心脏、加强心肌收缩力。④提高机体对细菌内毒素的耐受力，但对外毒素则无防御作用。

5. 其他作用

（1）允许作用：糖皮质激素对有些组织细胞虽无直接活性，但可给其他激素发挥作用创造有利条件，称为允许作用。例如，糖皮质激素可增强儿茶酚胺的血管收缩作用和胰高血糖素的血糖升高作用等。

（2）退热作用：用于严重的中毒性感染，常具有迅速而良好的退热作用。可能与其能抑制体温中枢对致热原的反应、稳定溶酶体膜、减少内源性致热原的释放有关。

（3）对血液与造血系统的影响：糖皮质激素能刺激骨髓造血功能，使红细胞和血红蛋白含量增加，大剂量应用可使血小板增多、提高纤维蛋白原浓度，并缩短凝血酶原时间；刺激骨髓中的中性粒细胞释放入血而使中性粒细胞计数增多，但却降低其游走、吞噬、消化及糖酵解等功能，减弱其对炎症区域的浸润与吞噬活动。糖皮质激素可使血液中淋巴细胞减少，但存在明显的动物种属差异。临床发现肾上腺皮质功能减退者淋巴组织增生、淋巴细胞增多；而肾上腺皮质功能亢进者淋巴细胞减少、淋巴组织萎缩。

（4）提高中枢神经系统的兴奋性：大量长期应用糖皮质激素可引起部分患者欣快、激动、失眠等，偶可诱发精神失常；能降低大脑的电兴奋阈，促使癫痫发作，故精神病患者和癫痫患者宜慎用。大剂量应用可致儿童惊厥。

（5）对骨骼的影响：长期大量应用本类药物可出现骨质疏松，特别是脊椎骨，故可引起腰背痛，甚至发生压缩性骨折、鱼骨样及楔形畸形。其机制可能是糖皮质激素抑制成骨细胞的活力、减少骨中胶原的合成、促进胶原和骨基质的分解，使骨质形成发生障碍。

（6）对心血管系统的影响：糖皮质激素可以增强血管对其他活性物质的反应性，增加血管壁肾上腺素受体的表达。在糖皮质激素分泌过多的库欣综合征和一小部分应用合成的糖皮质激素的患者中，可出现高血压。

（二）临床应用

1. 严重感染或炎症

（1）严重急性感染：主要用于中毒性感染或同时伴有休克者，如中毒性菌痢、中毒性肺炎、暴发型流行性脑膜炎及败血症等，在应用有效抗菌药物治疗感染的同时，可用糖皮质激素做辅助治疗。因其能提高机体对有害刺激的耐受性，减轻中毒反应，有利于争取时间进行抢救。对无特效治疗药的病毒性感染，原则上不用本类药物。对于一些重症的感染，如严重急性呼吸综合征（severe acute respiratory syndromes，SARS），其是一种由冠状病毒引起的严重的肺部感染，部分重症患者肺间质可见单个核细胞浸润、肺泡腔内细胞性纤维黏液样渗出物及肺水肿等，之后肺部病变进行性加重，表现为胸闷、气促、呼吸困难，少数患者（10%～15%）出现呼吸窘迫综合征而危及生命，糖皮质激素的恰当应用可减轻肺组织的渗出及损伤，减轻后期肺纤维化的程度。但由于大剂量的应用，后期也有少部分患者出现股骨头坏死。另外，对于多种结核病的急性期，特别是以渗出为主的结核病，如结核性脑膜炎、胸膜炎、心包炎、腹膜炎，在早期应用抗结核药物的同时辅以短程糖皮质激素，可迅速退热，减轻炎症渗出，使积液消退，减少愈合过程中发生的纤维增生及粘连。但剂量宜小，一般为常规剂量的 1/2～2/3。目前认为，在有效抗结核药物的作用下，糖皮质激素的治疗并不引起结核病灶的恶化。带状疱疹、水痘患者禁用。

（2）抗感染治疗及防止某些炎症的后遗症：人体重要器官的炎症，如结核性脑膜炎、脑炎、心包炎，或由于炎症损害或恢复时产生粘连和瘢痕，将引起严重功能障碍，如风湿性心瓣膜炎、损伤性关节炎、睾丸炎以及烧伤后瘢痕挛缩等。早期应用糖皮质激素可减少炎性渗出，减轻愈合过程中纤维组织过度增生及粘连、防止后遗症的发生。对眼科疾病如虹膜炎、角膜炎、视网膜炎和视神经炎等非特异性眼炎，应用糖皮质激素可迅速消炎止痛，防止角膜混浊和瘢痕粘连的发生。有角膜溃疡者禁用。

2. **免疫相关疾病**

（1）自身免疫性疾病。对于多发性皮肌炎，糖皮质激素为首选药。严重风湿热、风湿性心肌炎、风湿性及类风湿关节炎、系统性红斑狼疮、自身免疫性贫血和肾病综合征等，应用糖皮质激素后可缓解症状。一般采用综合疗法，不宜单用，以免引起不良反应。

（2）过敏性疾病。糖皮质激素可用于治疗荨麻疹、血管神经性水肿、支气管哮喘和过敏性休克等过敏性疾病。此类疾病一般发作快，消失也快，治疗主要应用肾上腺素受体激动药和抗组胺药物。对严重病例或其他药物无效时，可应用本类激素做辅助治疗，目的是抑制抗原－抗体反应所引起的组织损害和炎症过程。吸入型糖皮质激素防治哮喘效果较好且安全可靠，极少有副作用。

（3）器官移植排斥反应。对异体器官移植手术后所产生的免疫性排斥反应，可使用糖皮质激素预防，通常器官移植术前 1～2 天开始口服泼尼松。若已发生排斥反应，治疗时可采用大剂量氢化可的松静脉滴注，排斥反应控制后再逐步减少剂量至最小维持量，并改为口服。若与环孢素等免疫抑制剂合用，则疗效更好，并可减少两种药的剂量。

3. **抗休克治疗**

对于感染中毒性休克，在给予足量有效的抗菌药物治疗的同时，可及早、短时间突击使用大剂量糖皮质激素，待微循环改善、脱离休克状态即可停用，糖皮质激素尽可能在抗菌药物之后使用，以及在撤去抗菌药物之前停药；对于过敏性休克，可与首选药肾上腺素合用，对病情较重或发展较快者，同时静脉滴注氢化可的松 200～400 mg，以后视病情决定用量，好转后逐渐减少用量；对于低血容量性休克，在补液、补电解质或输血后效果不佳者，可合用超大剂量的糖皮质激素；对于心源性休克，须结合病因治疗。

4. **血液病**

糖皮质激素多用于治疗儿童急性淋巴细胞白血病，目前采取与抗肿瘤药物联合的多药并用方案；但对急性非淋巴细胞白血病的疗效较差。此外，还可用于再生障碍性贫血、粒细胞减少症、血小板减少症和过敏性紫癜等的治疗。停药后易复发。

5. **局部应用**

糖皮质激素对湿疹、肛门瘙痒、接触性皮炎、银屑病等都有疗效，多采用氢化可的松、泼尼松龙或氟轻松等软膏、霜剂或洗剂局部用药。肌肉韧带或关节劳损时，可将醋酸氢化可的松或醋酸泼尼松龙混悬液加入 1% 普鲁卡因注射液肌内注射，也可注入韧带压痛点或关节腔内以消炎止痛。应用滴眼剂及呼吸道吸入制剂，可主要作用于眼部或呼吸道。

6. 替代疗法

用于急、慢性肾上腺皮质功能不全者，脑垂体前叶功能减退及肾上腺次全切除术后，皮质激素分泌不足的患者。

（三）不良反应及注意事项

1. 长期大剂量应用引起的不良反应

（1）医源性肾上腺皮质功能亢进。医源性肾上腺皮质功能亢进又称类肾上腺皮质功能亢进综合征，是指长期过量应用激素引起脂质代谢和水盐代谢紊乱的结果。表现为"满月脸""水牛背"、皮肤变薄、多毛、水肿、低血钾、高血压、糖尿病等，停药后症状可自行消失。必要时可加用抗高血压药、抗糖尿病药治疗，并采用低盐、低糖、高蛋白饮食及加用氯化钾等措施。

（2）诱发或加重感染。长期应用糖皮质激素可诱发感染或使体内潜在的感染病灶扩散，特别是在原有疾病已使抵抗力降低的白血病、再生障碍性贫血、肾病综合征等患者更易发生。故肺结核、淋巴结核、脑膜结核及腹膜结核等患者应合用抗结核药。无有效药物可控制的感染（如病毒感染），应慎用或禁用。

（3）消化系统并发症。糖皮质激素可刺激胃酸、胃蛋白酶的分泌并抑制胃黏液分泌，降低胃肠黏膜的抵抗力，诱发或加剧胃、十二指肠溃疡，甚至造成消化道出血或穿孔。对少数患者可诱发胰腺炎或脂肪肝。

（4）心血管系统并发症。长期应用糖皮质激素，由于钠、水潴留和血脂升高，可引起高血压和动脉粥样硬化。

（5）骨质疏松、肌肉萎缩、伤口愈合迟缓等。出现这些症状与糖皮质激素促进蛋白质分解、抑制其合成及增加钙、磷排泄有关。骨质疏松多见于儿童、绝经妇女和老人。严重者可发生自发性骨折。糖皮质激素可抑制生长激素的分泌和造成负氮平衡，还可影响生长发育。孕妇应用，偶引起胎儿畸形。长期应用激素可引起高脂血症，来源于中性脂肪的栓子易黏附于血管壁上，阻塞软骨下的骨终末动脉，使血管栓塞造成股骨头无菌性缺血坏死。

（6）糖尿病。糖皮质激素促进糖原异生，降低组织对葡萄糖的利用，抑制肾小管对葡萄糖的重吸收作用，因而长期应用超生理剂量糖皮质激素者，将引起糖代谢紊乱，约半数患者出现糖耐量受损或糖尿病（类固醇性糖尿病）。这类糖尿病对降糖药物敏感性较差，所以应在控制原发病的基础上，尽量减少糖皮质激素的用量，最好停药。如不能停药，应酌情给予口服降糖药或注射胰岛素治疗。

（7）糖皮质激素性青光眼。易感患者外周血淋巴细胞与小梁网细胞 GR 比正常人有更高的亲和力，小梁细胞功能活动的异常将导致房水流畅性的改变，引起眼压升高。多发生于对激素中、高度反应者，其临床表现与原发性开角型青光眼相似，应注意区别。因此，在使用糖皮质激素类药物时要定期检查眼压、眼底、视野，以减少糖皮质激素青光眼的发生。

（8）对妊娠的影响。糖皮质激素可通过胎盘，使用药理剂量的糖皮质激素可增加胎盘功能不全、新生儿体重减轻或死胎的发生率。妊娠时曾接受一定剂量的糖皮质激素者应注意观察所产的婴儿是否有肾上腺皮质功能减退的表现。

（9）其他。有癫痫或精神病史者禁用或慎用。

2. 停药反应

（1）医源性肾上腺皮质功能不全。长期应用尤其是每天给药的患者，减量过快或突然停药，特别是当遇到感染、创伤、手术等严重应激情况时，可引起肾上腺皮质功能不全或危象，表现为恶心、呕吐、乏力、低血压和休克等，需及时抢救。这是长期大剂量使用糖皮质激素，反馈性抑制垂体－肾上腺皮质轴致肾上腺皮质萎缩所致。肾上腺皮质功能的恢复时间与用药剂量、用药时间长短和个体差异等有关。停用激素后，垂体分泌 ACTH 的功能一般需经 3～5 个月才恢复；肾上腺皮质对 ACTH 起反应功能的恢复需 6～9 个月，甚至长达 1～2 年。因此，不可骤然停药，须缓慢减量，停用糖皮质激素后连续应用 ACTH 7 天左右；在停药 1 年内如遇应激情况（如感染或手术等），应及时给予足量的糖皮质激素。

（2）反跳现象。突然停药或减量过快而致原有症状复发或恶化称为反跳现象。常需加大剂量再行治疗，待症状缓解后再缓慢减量、停药。

（3）糖皮质激素抵抗。大剂量糖皮质激素治疗疗效很差或无效称为糖皮质激素抵抗。此时对患者盲目加大剂量和延长疗程不但无效，反而会引起严重的后果。目前临床还未见解决糖皮质激素抵抗的有效措施。

二、盐皮质激素

盐皮质激素（mineralocorticoid）主要有醛固酮（aldosterone）和去氧皮质酮（desoxycorticosterone），对维持机体正常的水、电解质代谢起着重要作用。

（一）药理作用及作用机制

醛固酮主要作用于肾脏的远曲小管，促进 Na^+、Cl^- 的重吸收和 K^+、H^+ 的排出，其中潴 Na^+ 的作用是原发的。它与下丘脑分泌的抗利尿激素相互协调，共同维持体内水、电解质的平衡。此外，对唾液腺、汗腺、肌肉和胃肠道黏膜细胞也同样有潴 Na^+、排 K^+ 的作用。醛固酮潴钠排钾机制可能与类固醇的基因效应有关，通过与肾远曲小管上皮细胞内特殊受体相结合，转位进入细胞核，作用于染色质 DNA，引起某种特异 mRNA 的合成，生成一类醛固酮诱导蛋白质（aldosterone induced protein，AIP），使上皮钠通道活性增大，表现为上皮钠通道开放频率及开放数目增加，从而促进肾小管细胞膜对 Na^+ 的重吸收。去氧皮质酮潴钠作用只有醛固酮的 1%～3%，但远较氢化可的松的大。

（二）临床应用

临床上盐皮质激素常与氢化可的松等合用作为替代疗法，用于慢性肾上腺皮质功能减退症，以纠正患者失钠、失水和钾潴留等，恢复水和电解质的平衡。替代疗法的同时，每日须补充食盐 6～10 g。

（三）注意事项

在天然皮质激素中，醛固酮是作用最强的一种盐皮质激素，其作用是等量糖皮质激素的 5 倍。但由于在正常生理状态下，糖皮质激素的分泌量很大，故在人体总的水盐代谢中糖皮质激素也承担了重要的作用。平时每日醛固酮的分泌量很少，如因某种情况引起醛固酮分泌过多，其显著的钠水潴留及排钾效应则可引起低血钾、组织水肿及高血压。若盐皮质激素分泌水平过低，会导致水钠流失和血压降低的症状。

三、促皮质素及皮质激素抑制药

（一）促肾上腺皮质激素

1. 药理作用及作用机制

促肾上腺皮质激素（ACTH）由垂体前叶的嗜碱性细胞合成与分泌，是一种由39个氨基酸组成的多肽，ACTH的生理活性主要依赖于前24个氨基酸残基，氨基酸残基25～39则主要与ACTH的免疫原性有关。ACTH的合成和分泌受到下丘脑促皮质素释放激素（CRH）的调节，对维持机体肾上腺正常形态和功能具有重要作用。在生理情况下，下丘脑、垂体和肾上腺三者分泌的激素处于动态平衡，ACTH缺乏，将引起肾上腺皮质萎缩、分泌功能减退。人工合成的ACTH仅有24个氨基酸残基，免疫原性明显降低，故过敏反应显著减少。

2. 临床应用及注意事项

ACTH经口服后在胃内会被胃蛋白酶破坏而失效，只能注射应用。血浆半衰期约为10分钟。一般在ACTH给药后2小时，肾上腺皮质才开始分泌氢化可的松。临床上主要用于ACTH兴奋试验以判断肾上腺皮质储备功能，诊断脑垂体前叶-肾上腺皮质功能状态及检测长期使用糖皮质激素的停药前后的皮质功能水平，以防止因停药而发生皮质功能不全。

（二）皮质激素抑制药

1. 米托坦

（1）药理作用及作用机制。米托坦（mitotane，又称双氯苯二氯乙烷）为杀虫剂滴滴涕（DDT）一类化合物。它能相对选择性地作用于肾上腺皮质细胞，对肾上腺皮质的正常细胞或瘤细胞都有损伤作用，尤其是选择性地作用于肾上腺皮质束状带及网状带细胞，使其萎缩、坏死。用药后，血、尿中氢化可的松及其代谢物迅速减少。但不影响球状带，故醛固酮分泌不受影响。

（2）临床应用。口服可以吸收，分布于全身各部，但主要储存于脂肪中，其水溶性代谢产物约占给药量的25%，由尿中排出。停止给药后6～9周，在血浆中仍能测到微量的米托坦。主要用于不可切除的皮质癌、切除后复发癌以及皮质癌术后辅助治疗。

（3）不良反应及注意事项。可有消化道不适、中枢抑制及运动失调等反应，减小剂量后这些症状可以消失。若由于严重肾上腺功能不全而出现休克或严重的创伤时，可给予肾上腺皮质类固醇类药物。

2. 美替拉酮

（1）药理作用及作用机制。美替拉酮（metyrapone，又称甲吡酮）能抑制11β-羟化反应，干扰11-去氧皮质酮转化为皮质酮，抑制11-去氧氢化可的松转化为氢化可的松，从而降低它们的血浆水平；又能反馈性地促进ACTH分泌，导致11-去氧皮质酮和11-去氧氢化可的松代偿性增加，故尿中17-羟类固醇排泄也相应增加。

（2）临床应用。临床用于治疗肾上腺皮质肿瘤和产生ACTH的肿瘤所引起的氢化可的松过多症和皮质癌。还可用于垂体释放 ACTH 功能试验。

（3）不良反应。较少，可有眩晕、消化道反应等。

3. 氨鲁米特

（1）药理作用及作用机制。氨鲁米特（aminoglutethimide，又称氨基苯哌啶酮）能抑制胆固醇转变成 20α-羟胆固醇，阻断类胆固醇生物合成的第一个反应，从而抑制氢化可的松和醛固酮的合成。能有效减少肾上腺肿瘤和 ACTH 过度分泌时氢化可的松的增多。

（2）临床应用。与美替拉酮合用，治疗由垂体所致 ACTH 过度分泌诱发的库欣综合征。为了防止肾上腺功能不足，可给予生理剂量的氢化可的松。酮康唑（ketoconazole）是一种抗真菌药，其机制是阻断真菌类固醇的合成。但由于哺乳类动物组织对其敏感性远较真菌为低，因此它对人体类固醇合成的抑制作用仅在高剂量时才会出现。目前，酮康唑主要用于治疗库欣综合征和前列腺癌。

第三节　胰岛素及口服降血糖药

一、胰岛素

依据起效快慢、活性达峰时间（time of peak activity）及作用持续长短，可将胰岛素制剂分为以下几类。

（1）速效胰岛素（rapid action insulin preparations）。速效胰岛素包括普通胰岛素（regular insulin，RI）及经分子改构获得的赖脯胰岛素（insulin lispro）。其特点是：①溶解度高；②可静脉注射，适用于重症糖尿病初治及有酮症酸中毒等严重并发症者；③皮下注射起效迅速，作用时间短（维持6～8小时）。

（2）中效胰岛素（intermediate action insulin preparations）。中效胰岛素包括：①低精蛋白锌胰岛素（neutral protamine hagedorn，NPH），精蛋白含量较少，中性溶液，临床应用最广；②珠蛋白锌胰岛素（globin zinc insulin，GZI），国内产品多为酸性溶液。

（3）长效胰岛素（prolonged action insulin preparations）。长效胰岛素如精蛋白锌胰岛素（protamine zinc insulin，PZI），由结晶锌胰岛素（crystalline zinc insulin，CZI）与鱼精蛋白结合而成，近乎中性，注射后逐渐释出胰岛素，作用时间长（维持24～36小时），但不能静脉给药，采用皮下给药的方式。精蛋白有抗原性，在注射局部生成不溶性产物，造成淋巴管堵塞。新近通过基因重组技术研制成功的甘精胰岛素（insulin glargine），作用时间可达24小时。地特胰岛素（insulin detemir）去除了人胰岛素 B30 位的苏氨酸，在 B29 位的赖氨酸上增加了一个14个碳的水溶性脂肪酸（肉豆蔻脂肪酸）侧链，从而使胰岛素六聚体在皮下组织的扩散和吸收减慢，且在单体状态下，脂肪酸链又会与白蛋白结合，进一步减慢吸收入血液循环的速度，延长作用时间。

（4）单组分胰岛素（monocomponent insulin）。单组分胰岛素为高纯度胰岛素（纯度＞99%）。单组分牛胰岛素仍有一定抗原性，单组分猪胰岛素抗原性很弱。用过普通胰岛素的患者改用单组分胰岛素后，体内胰岛素抗体逐渐减少，胰岛素的需要量也同时降低。

（一）药理作用及作用机制

胰岛素主要促进肝脏、脂肪、肌肉等靶组织糖原和脂肪的储存。

（1）促进脂肪合成，抑制脂肪分解，减少游离脂肪酸和酮体的生成，增加脂肪酸和葡萄糖的转运，使其利用率提高。

（2）促进糖原的合成和储存，加速葡萄糖的氧化和酵解，并抑制糖原分解和异生而降低血糖。

（3）增加氨基酸的转运和核酸、蛋白质的合成，抑制蛋白质的分解。

（4）加快心率，增强心肌收缩力，减少肾血流，在伴发相应疾病时应予充分注意。

（5）促进钾离子进入细胞，降低血钾浓度。

（二）临床应用

注射用普通胰岛素制剂仍是治疗1型糖尿病最重要的药物，对胰岛素缺乏的各型糖尿病均有效。主要用于下列情况：①1型糖尿病。②新诊断的2型糖尿病患者，如有明显的高血糖症状和（或）血糖及糖化血红蛋白水平明显升高，一开始即采用胰岛素治疗，加或不加其他药物。③2型糖尿病经饮食控制或用口服降血糖药未能控制者。④发生各种急性或严重并发症的糖尿病，如酮症酸中毒及非酮症高渗性昏迷。酮症酸中毒的治疗原则是立即给予足够的胰岛素，纠正水、电解质紊乱等异常和去除诱因。高渗性非酮症糖尿病昏迷的治疗原则是纠正高血糖、高渗状态及酸中毒，适当补钾，但不宜贸然使用大剂量胰岛素，以免血糖下降太快，细胞外液的水分向高渗的细胞内转移，导致或加重脑水肿。⑤合并重度感染、消耗性疾病、高热、妊娠、创伤以及手术的各型糖尿病。⑥细胞内缺钾者，胰岛素与葡萄糖同用可促使钾内流。

（三）不良反应及注意事项

1. 低血糖症

低血糖症是最重要，也是较常见的不良反应，由胰岛素过量所致。早期表现为饥饿感、出汗、心跳加快、焦虑、震颤等症状，严重者可引起昏迷、休克及脑损伤，甚至死亡。长效胰岛素降血糖作用较慢，通常不会出现上述症状，而以头痛和精神、运动障碍为主要表现。为防止出现低血糖症的严重后果，应教会患者熟知不良反应。轻者可饮用糖水或摄食，严重者应立即静脉注射50%葡萄糖。必须在糖尿病患者中鉴别低血糖昏迷、酮症酸中毒性昏迷及非酮症高渗性糖尿病昏迷。

2. 超敏反应

超敏反应较多见，一般反应轻微，偶可引起过敏性休克。主要原因是动物来源的胰岛素与人的胰岛素结构差异或是制剂纯度较低、杂质较多。可改用高纯度制剂或人胰岛素。过敏症状可用H_1受体阻断药治疗，重症时可用糖皮质激素。

3. 胰岛素抵抗

（1）急性型。急性型胰岛素抵抗多是并发感染、创伤、手术等应激状态所致。血中出现拮抗胰岛素作用的物质增多、pH降低时，可减少胰岛素与受体结合，或血中大量游离脂肪酸和酮体妨碍葡萄糖的摄取、利用，使胰岛素作用锐减，须短时间内增加胰岛素剂量达数百乃至数千单位。正确处理诱因，调整酸碱、水电解质平衡，加大胰岛素剂量，常可取得良好疗效。

（2）慢性型。指临床每日需用胰岛素200U以上，且无并发症者。慢性型胰岛素抵抗形成的原因复杂，主要有以下几个：①受体前异常，主要是胰岛素抗体与胰岛素结合后妨碍胰岛素向靶部位转运所致。②受体水平变化，高胰岛素血症、老年、肥胖、肢端肥大症及尿毒症时靶细胞上的胰岛素受体数目减少；酸中毒时受体与胰岛素的亲和力降低。尤需注意，医生要准确掌握胰岛素用量，避免人为地造成高胰岛素血症。③受体后失常，靶细胞膜上葡萄糖转运系统及某些酶系统失常或某些微量元素含量异常导致胰岛素抵抗。微量元素在糖尿病治疗中的辅助作用正逐渐受到重视。

4. 脂肪萎缩

脂肪萎缩见于注射部位，女性多于男性。应用高纯度胰岛素后已较少见。

二、口服降糖药

目前常用的口服降血糖药包括磺酰脲类、双胍类、胰岛素增敏剂、α-葡萄糖苷酶抑制剂及餐时血糖调节剂等。

（一）磺酰脲类药物

1. 药理作用及作用机制

（1）降血糖。该类药可降低正常人的血糖，对胰岛功能尚存的患者有效，但对1型糖尿病患者及切除胰腺的动物则无作用。其机制是：①刺激胰岛β细胞释放胰岛素。当该类药物与胰岛β细胞膜上的磺酰脲受体结合后，可阻滞与受体相耦联的ATP敏感钾通道而阻止钾外流，致使细胞膜去极化，增强电压依赖性钙通道开放，促进胞外钙内流。胞内游离钙浓度增加后，触发胰岛素的释放。②降低血清糖原水平。③增加胰岛素与靶组织的结合能力。长期服用且胰岛素已恢复至给药前水平的情况下，其降血糖作用仍然存在，这可能与其增加靶细胞膜上胰岛素受体的数目和亲和力有关。

（2）对水排泄的影响。格列本脲、氯磺丙脲有抗利尿作用，但不降低肾小球滤过率，这是促进ADH分泌和增强其作用的结果，可用于尿崩症。

（3）对凝血功能的影响。第三代磺酰脲类能使血小板黏附力减弱，刺激纤溶酶原的合成。

2. 临床应用

（1）用于胰岛功能尚存的2型糖尿病且单用饮食控制无效者。

（2）用于尿崩症。只用氯磺丙脲，0.125～0.5 g/d，可使患者尿量明显减少。

3. 不良反应及注意事项

常见不良反应为皮肤过敏、胃肠不适、嗜睡及神经痛，也可致黄疸和肝损害，尤以氯磺丙脲多见。少数患者有白细胞、血小板减少及溶血性贫血，因此需定期检查肝功能和血象。较严重的不良反应为持久性的低血糖症，常因药物过量所致。老人及肝、肾功能不良者发生率高，故老年人及肾功能不良的糖尿病患者忌用。新型磺酰脲类降糖药较少引起低血糖。

（二）双胍类药物

国内常用的有二甲双胍（metformin，又称甲福明）、苯乙双胍（phenformin，又称苯乙福明)。

1. 药理作用及作用机制

本类药物可明显降低糖尿病患者的血糖，但对正常人血糖无明显影响。其作用机制可能是促进脂肪组织摄取葡萄糖，降低葡萄糖在肠的吸收及糖原异生，抑制胰高血糖素释放等。

2. 临床应用

根据美国糖尿病协会（American Diabetes Association，ADA）《糖尿病诊疗指南》的建议，如果没有禁忌证且能够耐受，二甲双胍是2型糖尿病起始治疗的首选药物。本类药物主要用于轻症糖尿病患者，尤适用于肥胖及单用饮食控制无效者。

3. 不良反应及注意事项

本类药物除有食欲下降、恶心、腹部不适及腹泻等不良反应外，尚有乳酸性酸血症、酮血症等严重不良反应，其他不良反应有食欲下降、恶心、腹部不适、腹泻及低血糖等。

（三）胰岛素增敏剂

胰岛素抵抗和胰岛β细胞功能受损是目前临床糖尿病治疗所面临的两大难题，改善患者的胰岛素抵抗状态对糖尿病治疗具有重要意义。胰岛素抵抗有获得性及遗传性两种，1型糖尿病患者仅有获得性胰岛素抵抗，在控制血糖后胰岛素抵抗可消失；2型糖尿病患者的胰岛素抵抗是遗传性的，须给予提高机体胰岛素敏感性的药物进行治疗。目前对2型糖尿病的治疗已从单纯增加胰岛素的数量转移到提高组织对胰岛素的敏感性上来。

噻唑烷酮类化合物（thiazolidinediones，TZDs）是具有2,4-二酮噻唑烷结构的化合物，包括吡格列酮（pioglitazone）、罗格列酮（rosiglitazone）、曲格列酮（troglitazone）、环格列酮（ciglitazone）、恩格列酮（englitazone）等，能改善胰岛β细胞功能，显著改善胰岛素抵抗及相关代谢紊乱，对2型糖尿病及其心血管并发症均有明显疗效。

1. 药理作用及作用机制

（1）改善胰岛素抵抗，降低高血糖。罗格列酮可降低骨骼肌、脂肪组织和肝脏的胰岛素抵抗。与磺脲类或二甲双胍联合治疗可显著降低胰岛素抵抗，改善胰岛β细胞功能的疗效更为明显。

罗格列酮能明显降低患者空腹血糖、餐后血糖、血浆胰岛素及游离脂肪酸水平。在已用磺脲类药物基础上加用罗格列酮可使糖化血红蛋白进一步降低。对使用最大剂量二甲双胍后血糖仍控制较差的患者，加用罗格列酮或吡格列酮能显著改善血糖水平。在口服常规降糖药失效而改用胰岛素血糖仍控制欠佳的患者中，加用罗格列酮也可明显减少每日所需的胰岛素用量，使血糖和糖化血红蛋白稳定地维持于理想水平，同时低血糖发生率也明显降低。

（2）改善脂肪代谢紊乱。罗格列酮能显著降低2型糖尿病患者甘油三酯水平，提高总胆固醇和HDL-C的水平。吡格列酮可增加极低密度脂蛋白-甘油三酯的清除，降低其水平。曲格列酮可明显降低致密的小颗粒LDL含量，增强LDL对氧化修饰的抵抗能力。

（3）防治2型糖尿病血管并发症。曲格列酮可抑制血小板内磷酸肌醇信号通路而明显降低腺苷二磷酸（adenosine diphosphate，ADP）、胶原蛋白和血栓诱导的血小板聚集反应，抗动脉粥样硬化，降低心血管病死率。曲格列酮和吡格列酮能明显抑制内皮生长因子诱导的内皮细胞有丝分裂，抑制内皮细胞的增生。

（4）改善胰岛 β 细胞功能。可增加胰腺胰岛的面积、密度和胰岛中胰岛素含量而对胰岛素的分泌无影响，通过减少细胞死亡来阻止胰岛 β 细胞的衰退。罗格列酮可降低血浆胰岛素水平，减轻胰岛 β 细胞的负担，降低游离脂肪酸水平，减少其对胰腺的毒性作用，保护胰岛 β 细胞功能。

2. 临床应用

本类药物主要用于治疗胰岛素抵抗和 2 型糖尿病。

3. 不良反应及注意事项

噻唑烷酮类化合物具有良好的安全性和耐受性，低血糖发生率低。副作用主要有嗜睡、肌肉和骨骼痛、头痛、消化道症状等。曲格列酮由于特异性肝毒性，现已不在临床上使用。罗格列酮由于潜在的导致心血管事件的作用被限制使用，2010 年和 2011 年先后在欧盟和美国下架。仍在使用罗格列酮的国家严格限制了其使用范围，如我国要求对于未使用过罗格列酮及其复方制剂的糖尿病患者，只能在无法使用其他降糖药或使用其他降糖药无法达到血糖控制目标的情况下，才考虑使用罗格列酮及其复方制剂；对于使用罗格列酮及其复方制剂的患者，应评估心血管疾病风险（包括有心力衰竭病史、有缺血性心脏病病史以及骨质疏松症或发生过非外伤性骨折病史的患者禁用，65 岁以上老年患者慎用），权衡用药利弊后方可继续用药。使用 1 年以上吡格列酮可能增加罹患膀胱癌的风险。

> **讨论：**
> 女性患者，52 岁，患支气管哮喘 10 余年，依赖糖皮质激素 7 年。泼尼松用量多时为 15mg，每日 4 次，用量最小时为 10mg，每日 2 次。请试分析病例中糖皮质激素的使用对病人可能带来的影响，临床工作中如何正确使用糖皮质激素？

小结

1. 抗甲状腺药物有哪些？它们是如何发挥作用的？
2. 明确甲状腺激素的药理作用，例如促进代谢和产热的机制是什么，进而我们可以去思考这一作用增强或减弱而产生的现象，帮助我们理解其临床应用。
3. 当甲状腺功能亢进的时候，我们如何寻找药物？
4. 硫脲类药物的药理作用有哪些？作用机制又是什么？根据其药理作用机制，我们可以怎样应用在临床？同时，基于其药理作用而带来的不良反应有哪些？
5. 碘及碘化物是甲状腺激素合成的基础，那么不同浓度的碘及碘代物会产生哪些不同的影响呢？其药理作用及机制、临床应用是什么？
6. 请阐述 β 受体阻滞剂和放射性碘的药理作用及机制、临床应用。
7. 明确糖皮质激素的药理作用，例如抗炎作用、免疫抑制及抗过敏作用的机制是什么，进而我们可以去思考这一作用在临床中的应用。同时，基于其药理作用而带来的不良反应有哪些？

8. 什么是允许作用？在糖皮质激素的药理作用中，其作用包括哪些？

9. 盐皮质激素的药理作用有哪些？作用机制又是什么？根据其药理作用及机制，我们可以怎样应用在临床？

10. 当肾上腺皮质激素分泌不足或过量的时候，我们该如何应用药物调整其分泌呢？请阐述促肾上腺皮质激素与盐皮质激素抑制剂的作用和应用。

11. 明确胰岛素的药理作用及作用机制是什么，进而我们可以去思考这一作用在临床中的应用。同时，基于其药理作用而带来的不良反应有哪些？

12. 口服降血糖药磺酰脲类、双胍类的药理作用有哪些？作用机制又是什么？根据其药理作用机制，我们可以怎样应用在临床？

13. α葡萄糖苷酶抑制药、胰岛素增敏药的药理作用有哪些？作用机制又是什么？根据其药理作用机制，我们可以怎样应用在临床？

（贾皓，马月宏）

单项选择题

1. 丙硫氧嘧啶的严重不良反应是_____。
   - A. 甲状腺机能减退
   - B. 粒细胞缺乏
   - C. 甲状腺腺体萎缩
   - D. 血管神经性水肿
   - E. 过敏反应

2. 丙硫氧嘧啶的作用机制是_____。
   - A. 抑制甲状腺激素的合成
   - B. 抑制甲状腺激素的释放
   - C. 抑制甲状腺激素的利用
   - D. 抑制甲状腺激素的摄取
   - E. 促进甲状腺激素的释放

3. 甲状腺功能亢进的内科治疗宜首选_____。
   - A. 小剂量碘剂
   - B. 大剂量碘剂
   - C. 甲巯咪唑
   - D. 甲状腺素
   - E. 放射性碘

4. 宜选用大剂量碘制剂治疗的疾病是_____。
   - A. 弥漫性甲状腺肿
   - B. 结节性甲状腺肿
   - C. 甲状腺危象
   - D. 轻症甲亢内科治疗
   - E. 黏液性水肿

5. 碘化物的急性不良反应是_____。
   - A. 心绞痛
   - B. 血管神经性水肿
   - C. 粒细胞缺乏
   - D. 甲状腺机能减退
   - E. 胃肠道反应

6. 糖皮质激素抑制白三烯的合成与诱导下列哪种物质的生成有关_____。
   - A. 磷脂酶
   - B. 血管紧张素转化酶

C. 脂皮素 – 1　　　　　　　　　　D. 前列腺素

E. 白细胞介素

7. 属于长效糖皮质激素的是_____。
   A. 氢化可的松　　　　　　　　　B. 曲安西龙
   C. 泼尼松　　　　　　　　　　　D. 可的松
   E. 倍他米松

8. 糖皮质激素的免疫抑制机制与哪一项无关？_____。
   A. 诱导淋巴细胞 DNA 降解　　　　B. 抑制补体参与反应
   C. 影响淋巴细胞的物质代谢　　　　D. 诱导淋巴细胞凋亡
   E. 抑制核转录因子 NF – κB 活性

9. 下列不具有升高血糖作用的药物是_____。
   A. 肾上腺素　　B. 胰岛素　　C. 氢化可的松　　D. 地塞米松
   E. 甲状腺素

10. 与长期应用糖皮质激素引起的低血钙有关的是_____。
    A. 增加小肠对钙的重吸收　　　　B. 抑制肾小管对钙的重吸收
    C. 增加钙的利用　　　　　　　　D. 抗炎作用
    E. 抗毒作用

11. 不需首选胰岛素的糖尿病是_____。
    A. 轻症糖尿病　　　　　　　　　B. 合并严重感染的糖尿病
    C. 幼年重型糖尿病　　　　　　　D. 合并创伤及手术等的糖尿病
    E. 合并妊娠的糖尿病

12. 胰岛素与磺酰脲类的共同不良反应是_____。
    A. 脂肪萎缩　　B. 胰岛素抵抗　　C. 二重感染　　D. 黄疸
    E. 低血糖症

13. 关于胰岛素的生物作用，下列描述错误的是_____。
    A. 促进脂肪合成，抑制脂肪分解
    B. 抑制糖原分解和异生，促进葡萄糖利用
    C. 抑制糖原合成和储存
    D. 促进蛋白质合成及氨基酸转运
    E. 抑制蛋白质分解

14. 对胰岛功能丧失的糖尿病人有降糖作用的药物是_____。
    A. 格列苯脲　　B. 苯乙双胍　　C. 氯磺丙脲　　D. 甲苯磺丁脲
    E. 格列齐特

答案：
1. B；2. A；3. C；4. C；5. B；6. C；7. E；8. B；9. B；10. B；11. A；12. E；13. C；14. B

（贾皓，马月宏）

参考文献

[1] 丁文龙，刘学政．系统解剖学［M］．北京：人民卫生出版社，2018．
[2] 崔慧先，李瑞锡．局部解剖学［M］．北京：人民卫生出版社，2019．
[3] 步宏，李一蕾．病理学［M］．9版．北京：人民卫生出版社，2018．
[4] 科尔曼，爱伦森，罗奈特．Blaustein女性生殖道病理学［M］．6版．北京：北京科学技术出版社．2014．
[5] 石玉秀．组织学与胚胎学［M］．3版．北京：高等教育出版社，2019．
[6] 李继承，曾园山．组织学与胚胎学［M］．9版．北京：人民卫生出版社，2018．
[7] 成令忠，钟翠平，蔡文琴．现代组织学［M］．上海：上海科学技术文献出版社．2003．
[8] 杨宝峰，陈建国．药理学［M］．9版．北京：人民卫生出版社，2018．
[9] 朱大年，王廷魁．生理学［M］．8版．北京：人民卫生出版社，2019．
[10] 陈新谦，金有豫．新编药物学［M］．17版．北京：人民卫生出版社，2015．
[11] 张传森，党瑞山．人体系统解剖学实物图谱［M］．2版．北京：第二军医大学出版社，2013．
[12] 柏树令，应大君．系统解剖学［M］．8版．北京：人民卫生出版社，2014．
[13] 李继承，曾园山．组织学与胚胎学［M］．9版．北京：人民卫生出版社，2018．
[14] 齐亚灵，赵文杰．组织学与胚胎学［M］．1版．北京：科学出版社，2017．
[15] 成令忠．现代组织学［M］．1版．上海：上海科学技术文献出版社，2003．
[16] 史学义，张钦宪，丁一．人体组织学［M］．1版．郑州：郑州大学出版社，2002．
[17] 谭玉珍，唐军民．英汉组织学与胚胎学词典［M］．1版．上海：复旦大学出版社，2005．
[18] 高英茂，柏树令．人体解剖解剖与组织胚胎学词典［M］．1版．北京：人民卫生出版社，2019．
[19] 迟素敏．内分泌生理学［M］．西安：第四军医大学出版社，2006．
[20] 吕社民，刘学政．内分泌系统［M］．北京：人民卫生出版社，2018．
[21] 刘丽丽，李伟红．生殖系统［M］．北京：人民卫生出版社，2020．
[22] 谢幸，孔北华，段涛．妇产科学［M］．9版．北京：人民卫生出版社，2018．
[23] 廖二元，袁凌青．内分泌代谢病学［M］．4版．北京：人民卫生出版社，2019．
[24] 《乳腺癌HER2检测指南（2019版）》编写组．乳腺癌HER2检测指南（2019版）［J］．中华病理学杂志，2019（3）：169-175．

［25］沈稤芳. 生殖生理学［M］. 重庆：重庆大学出版社，1994.

［26］Ralph M. Wynn. 子宫生物学［M］. 周苏文，主译. 北京：人民卫生出版社，1982.

［27］WHO Classification of Tumours Editorial Board. Female Genital Tumours［M］. WHO Classification of tumour. 5th Edition，2020.

［28］WHO Classification of Tumours Editorial Board. Breast Tumours［M］. WHO Classification of tumour. 5th Edition，2019.

［29］Ricardo V. Lloyd，Robert Y. Osamura，GÜnter KlÖppel，Juan Rosai. WHO Classification of Tumours of Endocrine Organs［M］. 4th ed. IARC：Lyon 2017.

［30］T. W. Sadler. Langman's Medical Embryology［M］. 14th ed. Alphen aan den Rijn：Lippincott Williams & Wilkins，2018.

彩 图

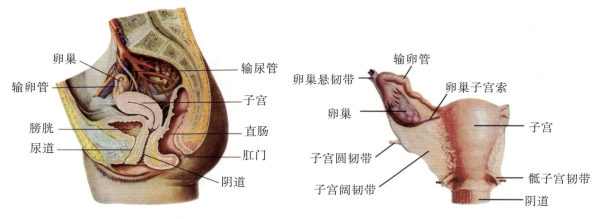

图 2-1 女性盆部正中矢状面

图 2-2 女性内生殖器

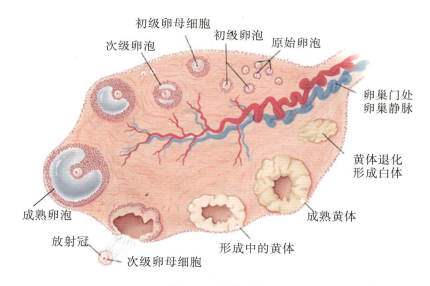

图 2-3 卵巢结构

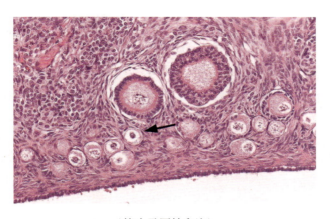

(箭头示原始卵泡)
图2-4 原始卵泡（HE，200×）

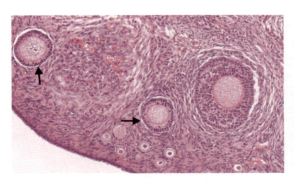

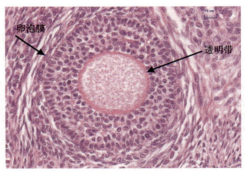

A   B

[A：早期初级卵泡（箭头所示）；B：晚期初级卵泡]
图2-5 初级卵泡（HE，200×）

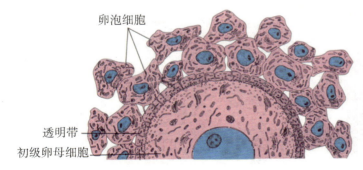

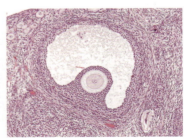

图2-6 初级卵泡超微结构模式   图2-7 次级卵泡（HE，100×）

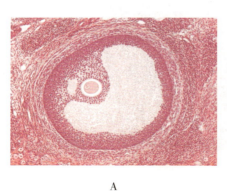
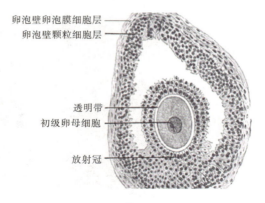

（A：HE，100×；B：成熟卵泡模式图）

图2-8　成熟卵泡

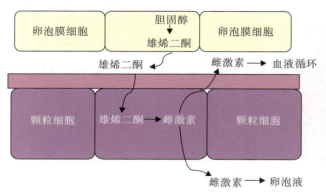

图2-9　雌激素分泌的二细胞学说示意

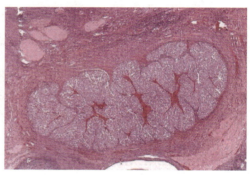

图2-11　黄体（HE，200×）

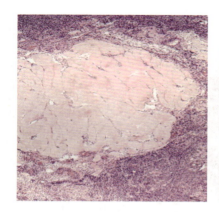

图2-12　白体（HE，200×）

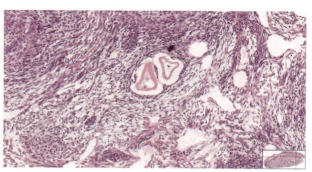

图2-13　闭锁卵泡（HE，200×）

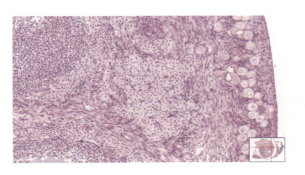

图2-14 间质腺（HE，200×）

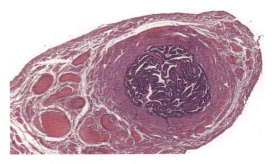

图2-16 输卵管（HE，40×）

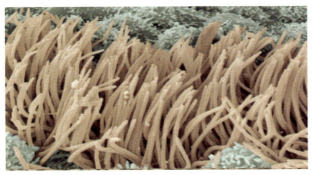

A
B

（A：扫描电镜；B：HE，400×）

图2-17 输卵管上皮

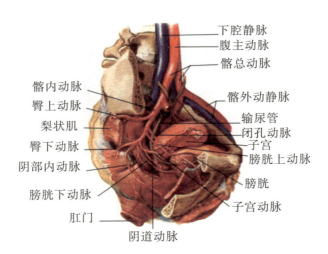

图2-19 子宫的动脉

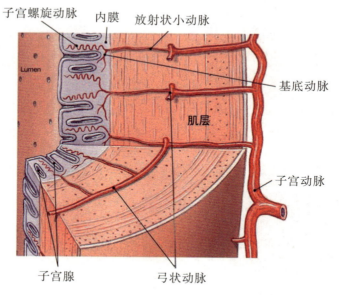

图 2-21 子宫内膜血管和腺体

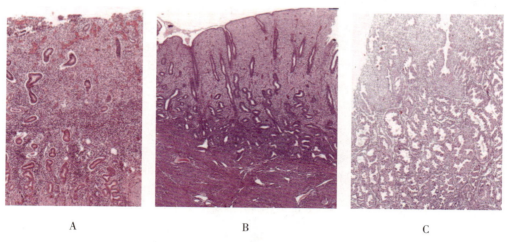

（A：月经期；B：增生期；C：分泌期）

图 2-22 子宫内膜的周期性变化（HE，200×）

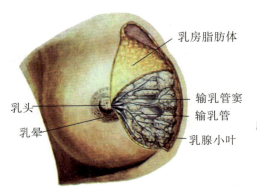

图2-23 成年女性乳房

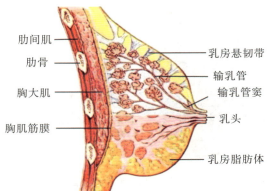

图2-24 女性乳房（矢状切面）

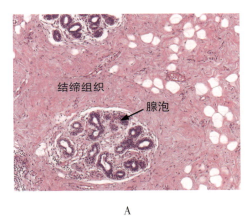

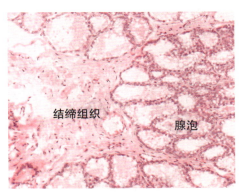

（A：静止期乳腺；B：活动期乳腺）

图2-25 乳腺（HE，200×）

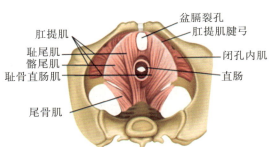

图2-29 肛提肌和尾骨肌（上面观）

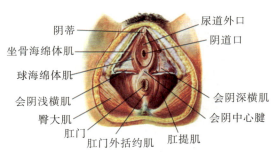

图2-30 女性会阴肌（浅层）

女性生殖系统与内分泌系统

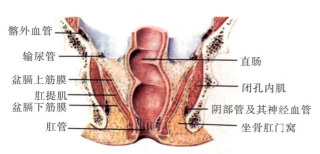

图 2-31　盆腔（冠状切面）（通过直肠）

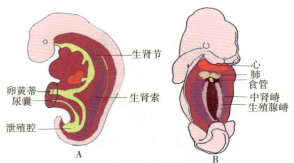

（A：内部侧面观；B：内部腹面观）
图 2-33　第 4 周末人胚示意

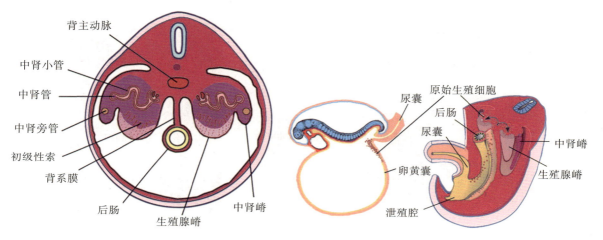

图 2-34　未分化性腺示意

图 2-35　原始生殖细胞迁移示意

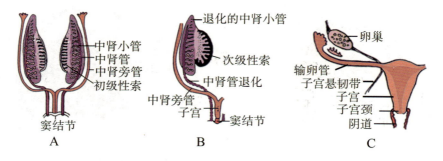

（A：未分化期尿生殖嵴；B：女性生殖系统的演变；C：出生后女性生殖系统）
图 2-36　卵巢和女性生殖管道的演变

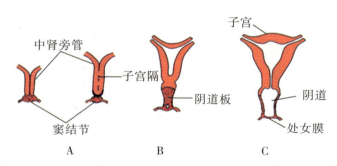

（A：子宫的形成；B：阴道的形成；C：正常子宫和阴道）

图2-37 子宫与阴道的演变

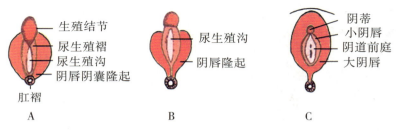

（A：尿生殖褶和肛褶的形成；B：阴唇隆起的形成；C：正常女性外生殖器）

图2-38 女性外生殖器的演变

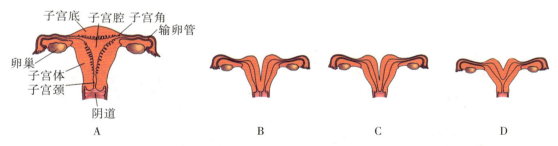

（A：正常子宫；B：双子宫双阴道；C：双子宫单阴道；D：双角子宫）

图2-39 子宫的相关畸形示意

女性生殖系统与内分泌系统

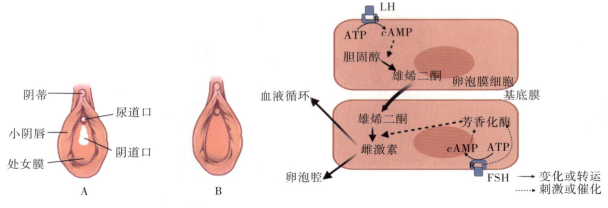

（A：正常处女膜；B：无孔处女膜）
图2-40 处女膜的相关畸形示意

图3-1 卵巢雌激素合成的二细胞学说示意

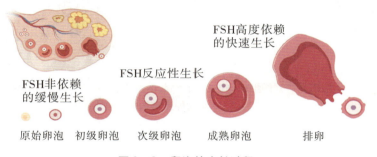

图3-3 卵泡的生长过程

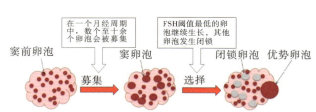

图3-4 卵泡的选择机制

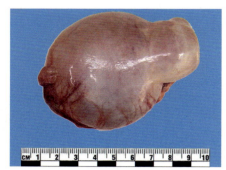

（肿瘤表面光滑，单房，内含清亮液体）
图4-1 卵巢浆液性囊腺瘤（大体标本）

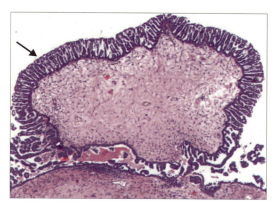

［宽大水肿的纤维血管轴心，周围被覆纤细乳头（箭头所示），乳头高度是宽度的5倍及以上］

图4-2　交界性浆液性肿瘤（微乳头亚型或非浸润性低级别浆液性癌，HE，4×）

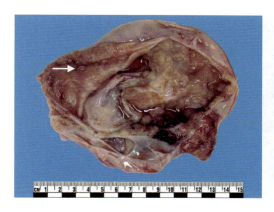

［肿瘤呈囊性，表面光滑，切面囊壁见乳头（箭头所示）形成］

图4-3　高级别浆液性癌（大体标本）

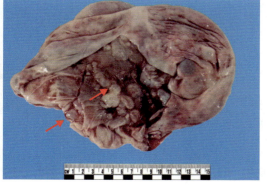

［肿瘤表面光滑，切面呈多房囊性，囊壁薄，内壁未见明显乳头（箭头示多房囊性结构）］

图4-4　卵巢黏液性囊腺瘤（大体标本）

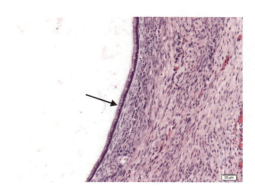

（箭头示纤维囊壁被覆的黏液柱状上皮）

图4-5　卵巢黏液性囊腺瘤（HE，100×）

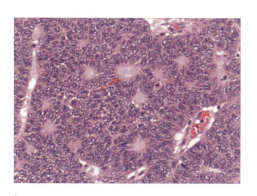

［光镜下显示肿瘤细胞大小一致，形成微滤泡结构（箭头示Call-Exner小体）］

图4-6　卵巢粒层细胞瘤（HE，400×）

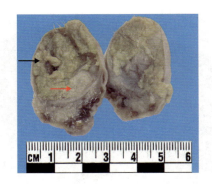

[肿瘤呈囊实性，囊内充满皮脂样物（黑色箭头所示）及少许毛发，可见头节（红色箭头所示）]

图4-7　卵巢成熟性囊性畸胎瘤（大体标本）

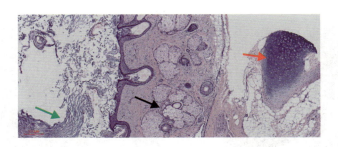

[纤维囊壁被覆复层上皮，囊壁内见皮肤附属器（黑色箭头所示）和软骨（红色箭头所示），腔内可见角化物（绿色箭头所示）]

图4-8　卵巢成熟性囊性畸胎瘤（HE，40×）

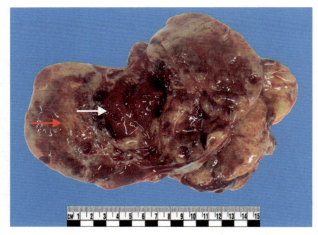

[肿瘤灰黄色，切面实性，伴出血坏死（红色箭头示坏死区呈黄色，白色箭头示出血）]

图4-9　卵巢卵黄囊瘤（大体标本）

彩 图

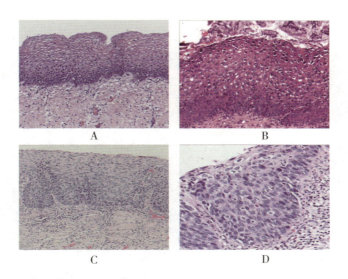

[A：正常子宫颈鳞状上皮（100×）；B：LSIL（CIN Ⅰ），中表层可见挖空细胞（400×）；C：CHSIL（CIN Ⅱ），异型增生上皮累及上皮全层 2/3（100×）；D：HSIL（CIN Ⅲ），异型增生上皮累及上皮全层 2/3 以上（400×）]

图 4-10　子宫颈

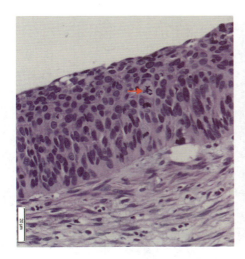

（箭头示异型增生细胞累及上皮全层，上皮中层见一病理性核分裂象）

图 4-11　宫颈原位癌（HE，400×）

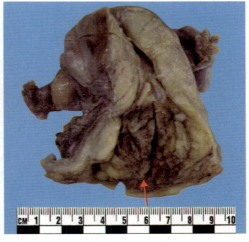

（红色箭头示肿瘤呈菜花状）

图 4-12　宫颈鳞状细胞癌（大体标本）

女性生殖系统与内分泌系统

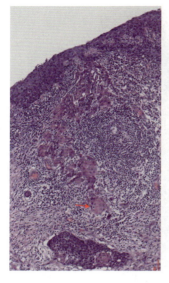

（红色箭头示宫颈固有层内小灶肿瘤细胞呈不规则小巢团状浸润，浸润深度不超过 5 mm）

图 4-13 宫颈微小浸润性癌（HE，100×）

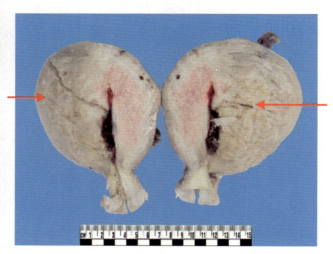

（红色箭头示子宫肌壁弥漫增厚，切面灰白，实性，质韧，可见点状出血点）

图 4-14 子宫腺肌症（大体标本）

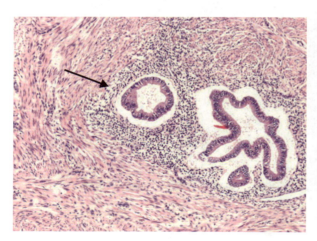

（黑色箭头示子宫平滑肌间见子宫内膜腺体和间质）

图 4-15 子宫腺肌症（HE，100×）

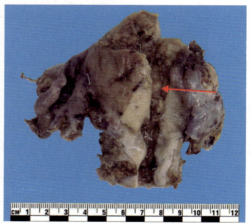

（红色箭头示子宫腔内充满乳头状生长的肿瘤组织）

图 4-16 子宫内膜癌（大体标本）

彩 图

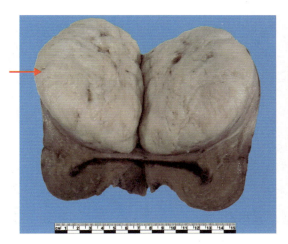

（箭头示子宫底部肌壁间平滑肌瘤，切面灰白、实性、质韧、编织状）

图 4-17　子宫平滑肌瘤（大体标本）

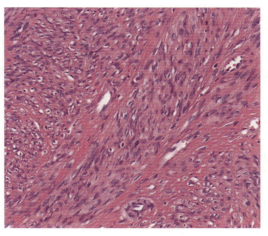

（肿瘤由梭形细胞构成，呈纵横交错排列，细胞无明显异型性，细胞核呈短杆状）

图 4-18　子宫平滑肌瘤（HE，200×）

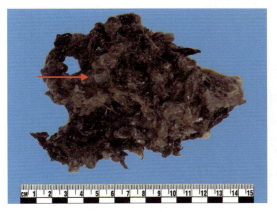

（箭头示水肿绒毛）

图 4-19　葡萄胎（大体标本）

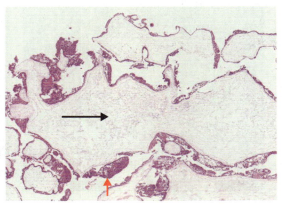

（黑色箭头示绒毛间质水肿，红色箭头示细胞滋养细胞和合体滋养细胞增生）

图 4-20　葡萄胎（HE，40×）

233

女性生殖系统与内分泌系统

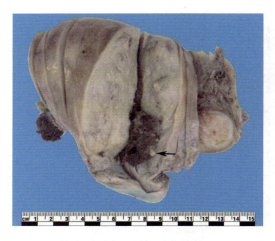

（箭头示子宫肌层间见水肿绒毛）

图4-21 侵蚀性葡萄胎（大体标本）

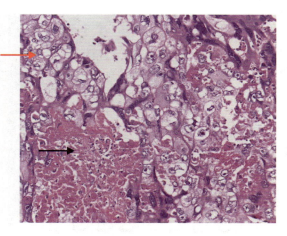

（肿瘤由合体滋养细胞样细胞和细胞滋养细胞样细胞构成，红色箭头示肿瘤细胞，黑色箭头示坏死）

图4-22 绒毛膜癌（HE，400×）

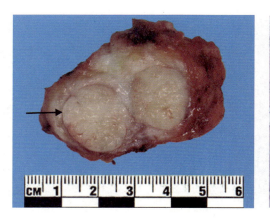

（箭头示切面呈现灰白色、边界清楚的结节状肿块）

图4-23 乳腺纤维腺瘤（大体标本）

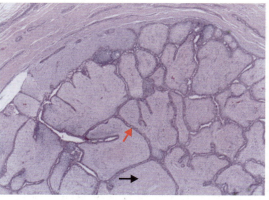

（黑色箭头示增生的间质黏液样变性，红色箭头示挤压导管呈裂隙状）

图4-24 乳腺纤维腺瘤（HE，400×）

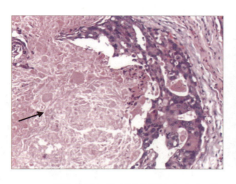

(箭头示细胞异型明显,中央可见粉刺样坏死)

图4-25 乳腺高级别导管原位癌(HE,200×)

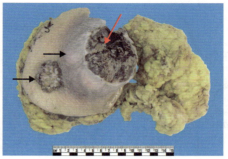

(乳腺巨大肿块,累及皮肤,红色箭头示皮肤表面破溃,黑色箭头示切面肿块灰白或灰褐,实性,质硬)

图4-26 乳腺浸润性癌(大体标本)

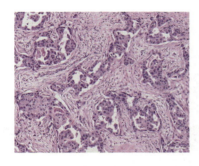

(增生纤维中,肿瘤细胞呈不规则条索状排列,呈"蟹足"状浸润生长)

图4-27 乳腺非特殊型浸润性癌(HE,200×)

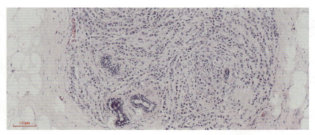

(肿瘤细胞呈单行排列,围绕导管呈靶环状排列)

图4-28 乳腺浸润性小叶癌(HE,40×)

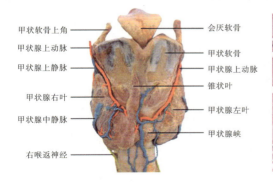

图7-1 甲状腺(前面观)

[资料来源:张传森、党瑞山:《人体系统解剖学实物图谱》(第2版),第二军医大学出版社2013年版]

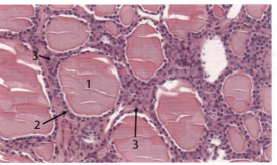

(1. 胶质;2. 滤泡上皮;3. 滤泡旁细胞)

图7-2 甲状腺(HE,400×)

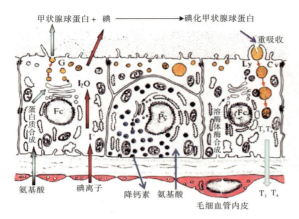

（G. 分泌颗粒；Cv. 胶质小泡；Ly. 溶酶体）

图 7-3　甲状腺滤泡上皮细胞（Fc）和滤泡旁细胞（Pc）超微结构及激素合成和分泌模式

[资料来源：李继承、曾园山主编：《组织学与胚胎学》（第 9 版），人民卫生出版社 2018 年版]

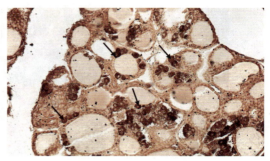

（箭头示滤泡旁细胞）

图 7-4　甲状腺（镀银染色，400×）

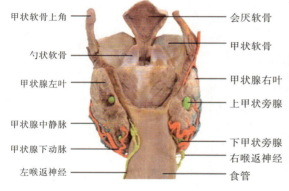

图 7-5　甲状腺（背面观）和甲状旁腺

[资料来源：张传森、党瑞山：《人体系统解剖学实物图谱》（第 2 版），第二军医大学出版社 2013 年版]

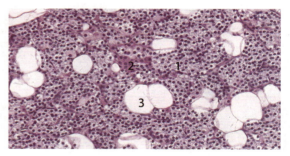

（1. 主细胞；2. 嗜酸性细胞；3. 脂肪细胞）

图 7-6　甲状旁腺（HE，400×）

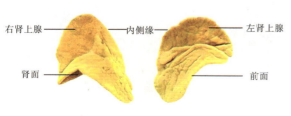

图 7-7　肾上腺

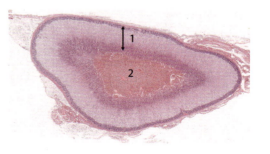

（1. 皮质；2. 髓质）

图 7-8　肾上腺（HE，40×）

彩 图

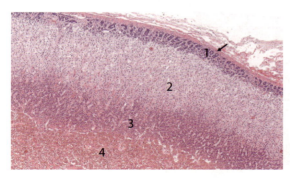

（箭头示被膜；1. 球状带；2. 束状带；3. 网状带；4. 髓质）

图 7-9　肾上腺皮质（HE，100×）

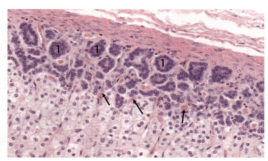

（1. 球状带细胞；箭头示血窦）

图 7-10　肾上腺皮质球状带（HE，200×）

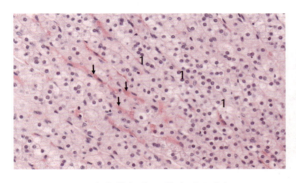

（1. 束状带细胞；箭头示血窦）

图 7-11　肾上腺皮质束状带（HE，200×）

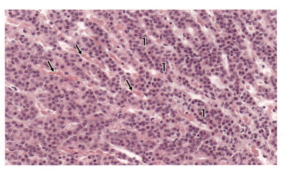

（1. 网状带细胞；箭头示血窦）

图 7-12　肾上腺皮质网状带（HE，200×）

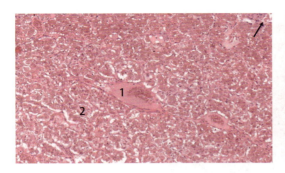

（1. 中央静脉；2. 髓质细胞；箭头示血窦）

图 7-13　肾上腺髓质（HE，200×）

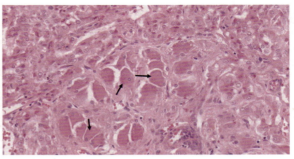

（箭头示交感神经节细胞）

图 7-14　肾上腺髓质交感神经节细胞（HE，400×）

237

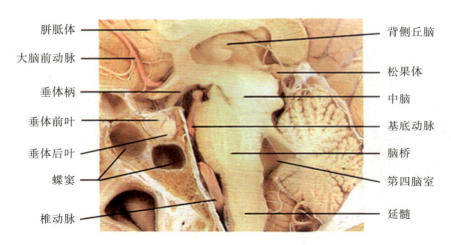

图7-15 垂体、下丘脑、松果体位置

［资料来源：张传森、党瑞山：《人体系统解剖学实物图谱》（第2版），第二军医大学出版社2013年版］

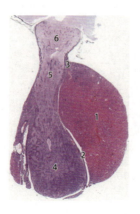

（1. 远侧部；2. 中间部；3. 结节部；4. 神经部；5. 漏斗柄；6. 正中隆起）

图7-17 垂体结构（HE，4×）

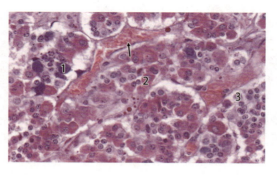

（1. 嗜碱性细胞；2. 嗜酸性细胞；3. 嫌色细胞；箭头示血窦）

图7-19 腺垂体远侧部（Mann氏法染色，400×）

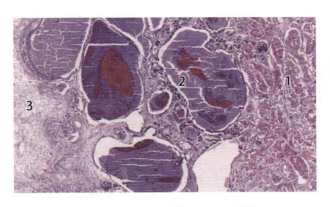

(1. 远侧部；2. 中间部；3. 神经部)

图 7-20　腺垂体中间部（Mann 氏法染色，100×）

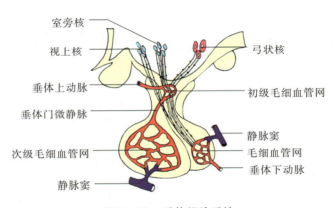

图 7-21　垂体门脉系统

［资料来源：石玉秀主编：《组织学与胚胎学》（第 3 版），高等教育出版社 2018 年版］

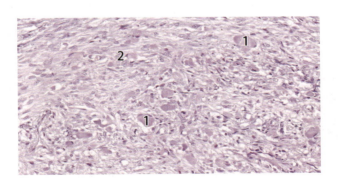

(1. 赫令体；2. 垂体细胞)

图 7-23　神经垂体（Mann 氏法染色，400×）

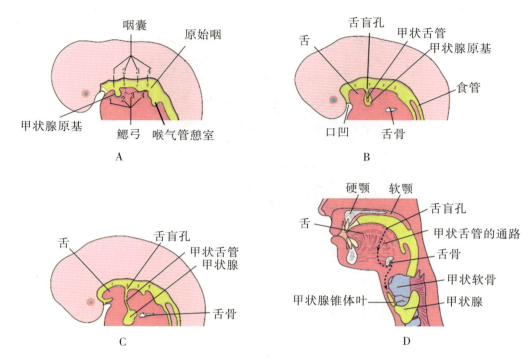

（A：第4周人胚；B：第5周人胚；C：第6周人胚；D：成人）

图7-24 甲状腺的发生（头颈部矢状面）

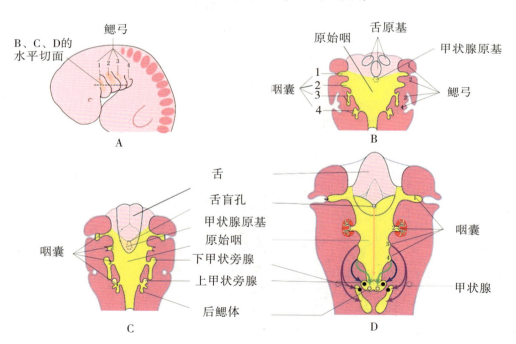

（A：第5周人胚头颈部侧面观；B：第5周人胚咽底壁观；C：第6周人胚咽底壁观；D：第7周人胚咽底壁观）

图7-25 甲状旁腺的发生

彩 图

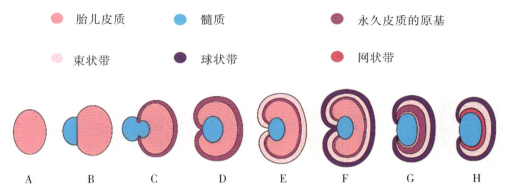

（A：第6周；B：第7周；C：第8周；D：肾上腺髓质形成；E：束状带出现；F：新生儿肾上腺；G：1周岁，肾上腺的胎儿皮质将近消失；H：4周岁，胎儿皮质完全消失，网状带出现）

图 7-26　肾上腺的发生

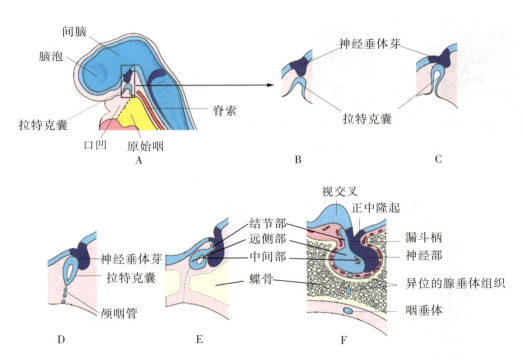

（A：第5周初人胚头颈段矢状切面；B—D：第5周至第8周，拉特克囊和神经垂体芽的发生；E：第8周末，颅咽管退化消失；F：新生儿垂体）

图 7-27　垂体的发生

女性生殖系统与内分泌系统

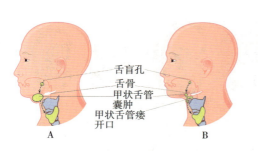

（A：甲状舌管囊肿；B：甲状舌管瘘）

图 7-28　颈部常见先天性畸形示意图

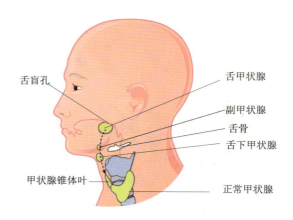

图 7-29　异位甲状腺

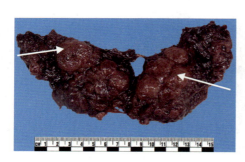

[切面呈多结节状，结节大小不等（箭头所示）]

图 9-1　结节性甲状腺肿（大体标本）

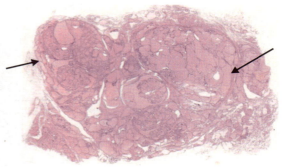

[甲状腺滤泡增生，滤泡大小不一，由纤维组织分隔成大小不等的结节状（箭头所示）]

图 9-2　结节性甲状腺肿（HE, 40×）

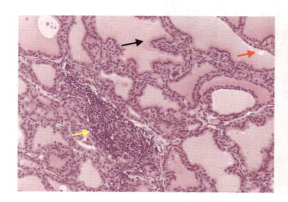

（黑色箭头示呈乳头状向腔内突出；红色箭头示滤泡腔内胶质稀薄，可见吸收空泡；黄色箭头示间质淋巴细胞浸润）

图 9-3　弥漫性毒性甲状腺肿（HE, 400×）

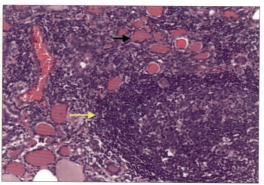

（黑色箭头示甲状腺滤泡破坏、萎缩；黄色箭头示大量淋巴细胞浸润，淋巴滤泡形成）

图 9-4　桥本甲状腺炎（HE, 100×）

彩 图

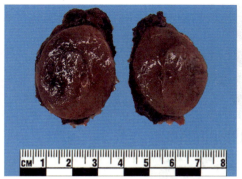

（肿瘤呈单个结节状，与周围组织分界清楚，有包膜，切面暗红或棕黄，实性，质软）

图 9-5　甲状腺腺瘤（镜下标本）

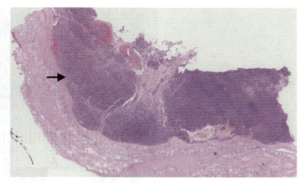

［肿瘤包膜完整，滤泡增生，呈膨胀性生长挤压周围正常甲状腺组织（箭头示由纤维组织包绕的增生滤泡）］

图 9-6　甲状腺腺瘤（HE，40×）

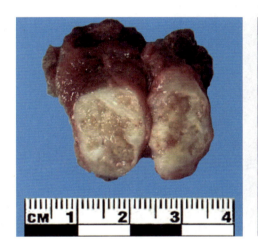

（肿瘤呈灰白结节状，与周围正常组织分界较清楚）

图 9-7　甲状腺乳头状癌（大体标本）

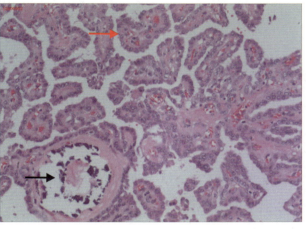

（红色箭头示肿瘤细胞呈乳头状排列，细胞排列拥挤；黑色箭头示间质可见钙化）

图 9-8　甲状腺乳头状癌（HE，400×）

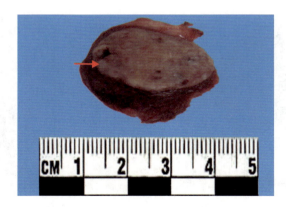

(箭头示肿瘤组织，切面灰白或黄褐色)

图9-9　甲状腺髓样癌（大体标本）

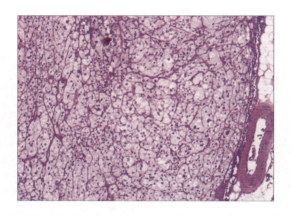

(肿瘤边界清楚，纤维包膜内肿瘤主要由网状带细胞构成，细胞核小，胞质透明，呈小巢状排列，巢周富于薄壁血管)

图9-10　肾上腺皮质腺瘤（HE，400×）

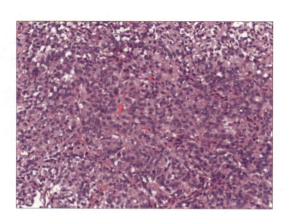

(瘤细胞大小、形态较一致，呈片状排列，间质富于纤维血管)

图9-11　垂体腺瘤（HE，400×）